U0140392

◎ 『苏州文化丛书』向世人展示苏州文化的综合实力，用以提高苏州人的文化素养，提高人的素质，用以吸引与沟通五湖四海的朋友。

——陆文夫

◇ 苏州文化丛书

吴门医派

Suzhou Culture Series

Chinese Medicine: Wu School

华润龄
顾珂溢 ◇ 著

苏州大学出版社
Soochow University Press

图书在版编目（CIP）数据

吴门医派 / 华润龄，顾珂溢著. -- 苏州：苏州大
学出版社，2024. 6. --（苏州文化丛书）. -- ISBN
978-7-5672-4728-4

Ⅰ. R-092

中国国家版本馆CIP数据核字第2024A66T81号

书　　名	吴门医派　　WUMEN YIPAI	
著　　者	华润龄　　顾珂溢	
责任编辑	谢珂珂	
装帧设计	唐伟明	
篆　　刻	王莉鸥	
出版发行	苏州大学出版社 （Soochow University Press）	
社　　址	苏州市十梓街 1 号　　邮编　　215006	
网　　址	http://www.sudapress.com	
邮　　箱	sdcbs@suda.edu.cn	
印　　装	苏州工业园区美柯乐制版印务有限责任公司	
邮购热线	0512-67480030　　销售热线　　0512-67481020	
网店地址	https://szdxcbs.tmall.com（天猫旗舰店）	
开　　本	890 mm × 1240 mm　　1/32　　印张　　11.5	
字　　数	273 千	
版　　次	2024 年 6 月第 1 版	
印　　次	2024 年 6 月第 1 次印刷	
书　　号	ISBN 978-7-5672-4728-4	
定　　价	49.00 元	

总　序

　　无论是从中国还是从世界来看，苏州都可以称得上是一座杰出的城市。先天的自然禀赋，后天的人文创造，造就了这么一颗美丽耀眼的东方明珠。

　　得山川之灵秀，收天地之精华，苏州颇获大自然的厚爱与垂青。自然向历史积淀，历史向文化生成。作为一个悠久的文化承载之地，苏州积淀了丰厚的文化底蕴，两千五百多年的历史风烟在这里凝聚成无尽的文化层积。说起苏州，人们不能不想到其园林胜迹、古桥小巷，不能不谈及其诗文画卷、评弹曲艺，不能不提到其丝绸刺绣、工艺珍品，如此等等。从物的层面上去看，园林美景、丝绸工艺、路桥街巷这些文化活化石，映显了苏州人丰硕的文化创造成果，生动地展示了其千年的辉煌。翻开苏州这本大书，首先跃入眼帘的就是这些物化的文化结晶体。外地人触摸苏州，大约更多的是从这一层面上去接受。这是一个当然的视角。再从人的层面上去看，赫赫有名的苏州状元，风流倜傥的苏州才子，儒雅淳厚的苏州宰相，巧夺天工的苏州匠人……在中国文化史上亦称得上是一大文化奇观。特别是在明清时代，其耀眼的光芒照亮了东南大地的星空，总为人们所津津乐道。从人到物，由物及人，这些厚厚实实的文化存在，就是人们在凝视苏州时所注目的两大焦点。当展读苏州这本大书时，那些活泼泼的文化人物与活生生的文化创造物，就流光溢彩般地凸显在眼前。作为在中国文化史上具有重大影响力的苏州地域文化，其文化的丰厚性不仅在于其（自然）文化生态的意义上，也不仅在于其具有诸如苏州园林、苏州刺绣这种物化形态的文化产品上，更在于其文化创造主体的庞大与文化创造精神的活跃，在于其文化性格的早熟与文化心理的厚重。自古以来，苏州就是一个文化重镇，散发与辐射出浓厚的文化气息。这里产生过、活动过、寄寓过数不清的文化名人，从文人学者到书家画士，从能工巧匠到医坛圣手……这里学宫书院林立，藏书楼阁遍布，到处都呈现出生生不息的文化创造与永不停顿的文化传播。这种文化承传与延递，从未湮灭或消沉过。

接近一座城市，就像是打开一本包罗万象的书；感受她是一种享受，而要内在地理解她，则又需要拥有健全的心智。读解一座城市，既是容易的，又是困难的，特别是在读解像苏州这样一座文化古城时，其情形就更是如此了。正是为了帮助读者去充分阅读与深入理解苏州这一文化存在，于是便有了这一套"苏州文化丛书"。

感谢丛书的作者们，他们辛勤的劳动，为我们提供了一套内容丰富的文本。之中，经过他们的爬梳与整理，捧献出大量的阅读资料，并且从其自身的特定视角出发，阐释了其对于苏州文化的认识与理解。作为对苏州文化事实知之不多或知之不深的外地读者来说，这等于提供了一个让其接近苏州文化母本的间接文本；对于熟知苏州文化的读者特别是本地读者来说，则是提供了一个"奇文共欣赏，疑义相与析"而便于展开共同讨论的文本。这对于扩大苏州文化的影响，对于深化关于苏州文化内涵的理解，都是甚有益处的。

有一千个读者，就会有一千个哈姆雷特。对于每一个文本的理解，都是一个独特的视角，都是一种个性化的文化理解方式。就"苏州文化丛书"而言，重要的不在于希望读者都能同意与接受作者们对于苏州文化的这种阐释，而在于希望他们能够从这些读解中受到某种启发，从而生发出对于苏州文化进一层的深入认识。正像有人所说的那样，你从这些资料中读出一二三四五，而他人则可能从中看出六七八九十。重要的不在于从这种读解中所得出来的结论，而在于对这种读解过程的积极参与，体现出对当下苏州文化的热爱。如果能在这种不断往复的文化探询中，达到某种程度上的视界融合，并对苏州现代化的伟大实践产生积极的推动作用，那么，这就正切合编辑出版这套"苏州文化丛书"的初衷与主旨了。

读解苏州，这是一项颇有意义的文化工作，既有其文化学上的意义，又有其重要的现实功能。读解苏州文化，并不仅仅在于发思古之幽情，更在于要在历史文化与现实发展之间寻找到一个连接点。纵观历史，苏州有着丰厚的文化底蕴；审视现实，苏州正率先进行着宏大的中国式现代化建设之实践。在这一历史与现实的衔接中，大力加强文化开发和文化建设，无论怎样评价其对于推动当下中国式现代化建设的重要意义都不会过高。而读解苏州文化，理解本地域文化的自身特点，正是建设文化大市的一项基础性的工程。文化苏州，文化兴市。文化——这是苏州的底蕴、源泉、特色和优势所在。中国早期资本主义的最初萌芽，为什么会萌发于明清时期的苏州一带？享誉中外的乡镇工业的"苏南模式"，为什么会出自苏锡常这一苏南地区？新加坡政府在反复的比较论证后，为什么会选择苏州作为其合作建立工业园区的场址？名闻遐迩的"张家港精神""昆山之路"，为什么能产生于苏州地域？在这里，人们可以寻找出许多别的什么理由，但有一点是共同的，那就是苏州有着非同寻常的文化沃土。读解苏州，就是读解苏州文化，不仅注目于其物质文化的层面，更是要从读"物"的层面进入读"人"的层面，读解其内在的文化精神，并在这种文化传承中实现文化的大发展，创立体现当代精神文明水平之"苏州文化模式"，从而推进苏州现代化建设之伟大进程。

书有其自身的命运；书比人长寿。"苏州文化丛书"首次出版时，是以二十世纪末的视角对苏州文化的一种读解，在某种程度上代表了我们这一代人对苏州文化的当下理解和集体记忆。她是一群文化研究工作者在世纪之交对苏州文化的整理和总结，当然也带有对二十一世纪苏州文化的展望与畅想。读解苏州，是读解一种文化存在，读解一种文化精神，而其"读解"之自身亦体现为一种文化创新活动。只要人们的文化创造活动没有停止，那么，这种读解工作就不会有止境。我们热切地期待着人们对她的热情关注、充分参与与积极回应。

值此"苏州文化丛书"修订出版之际，我们还要向丛书初版的组织者、主持者高福民先生和高敏女士，向支持与关怀丛书初版的梁保华先生和陆文夫先生，致以我们深深的敬意！他们所做的惠及后人的工作，为这套丛书打下了良好的基础，从而使这次进一步的修订完善成为可能。

陈长荣

（苏州大学出版社编审）

2024 年初夏

目录

contents

◎ 附 录 ◎

引　言

苏州名重天下。

苏州历史悠久，风物清嘉。巍巍山水名刹，辉煌的人文遗迹，深邃的园林古宅，迷人的小桥水巷，以及牵动人心的昆曲、评弹、江南丝竹、吴门书画，千姿百态，蔚为大观。脍炙人口的吴中医学位列其中。

千百年来，苏州历史上出现过众多名医，形成了独具特色的吴门医派，以至在中国医学史上有她浓重的一笔，留下了深远的影响，世称"吴中医学甲天下"。"吴中多名医，吴医多著述，温病学说倡自吴医"，这些特点也是吴医的精华所在。

中医学是我国特有的传统医学。她为中华民族的繁衍生息和健康生存作出了卓越的贡献，其进程极具历史内涵。中医学在悠远的中国传统文化背景下，经历漫漫长夜，从历史中走出来了。

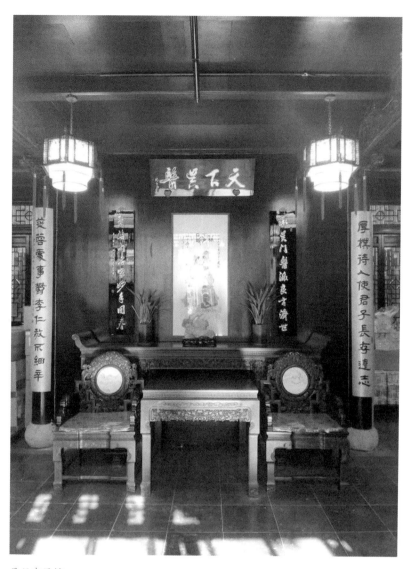

吴门中医馆

◎ 第一章 ◎

中华文明
孕育了传统中医学

吴 门 医 派 >>>

一、中医学的起源

中国医学的起源可以追溯到远古时期。

大约在四五万年前，原始社会进入氏族社会，由于生产工具与生产技术的进步，医药的萌芽开始出现。

《帝王世纪》载："伏羲……画八卦，……所以六气六府，五藏五行，阴阳四时，水火升降，得以有象；百病之理，得以有类。乃尝味

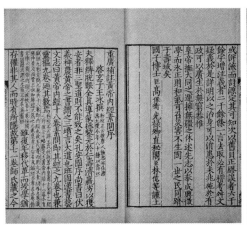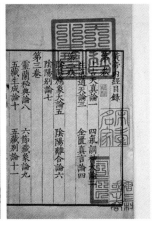

宋刻本 《黄帝内经素问》书影

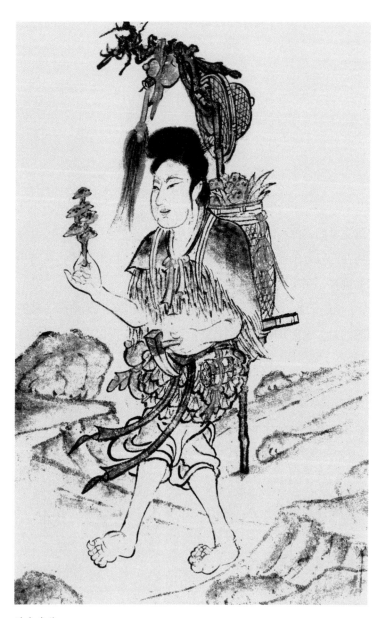

神农采药

百药而制九针，以极夭枉焉。"这表明当时的先人已经能够辨识若干种植物来做药用，并用石片、骨针等作为简单的医疗用品。

大约在公元前三千年，"神农……尝百草之滋味，水泉之甘苦，令民知所避就，当此之时，一日而遇七十毒。"（刘安《淮南子·修务训》）因此，神农尝百草的故事在民间广为流传。

到了约公元前二千六百年，黄帝问于岐伯等诸臣，作《素问》八十一篇、《灵枢》八十一篇，相传是《黄帝内经》① 的一部分。《黄帝内经》作为中医学的经典医籍，一直沿用至今，是研究中医学的蓝本。

以后经历了夏、商、周代，中国的古代文明逐步建立起来。中国人民在长期的生活和生产实践过程中不断增长对自然界的了解，对天文气象、农业生产、饮食烹调的认识的不断提高，推动了医药知识由低级阶段向高级阶段的发展。

医字的甲骨文为"毉"，从巫，说明了医学曾经经历过巫术占卜的时代。到了夏代，"仪狄作酒"，人工酿造的酒首先被用于治病（直接用酒治病或制造药酒），"酒为百药之长"。因此以后"醫"字又从酉，说明酒在医疗中的重要地位。

中药最早的方书是《伊尹汤液经》。伊尹是商朝的宰相，亚圣之才，擅用神农本草以为汤液。伊尹精于烹调，并由烹调而知道药性。所谓"药食同源"，反映了药物的发明及其应用与饮食的关系。伊尹汤液，就是我们现在常用的中草药煎服法，它是烹调与医药结合的产物。在汤液发明之前，服药只是简单地咬嚼吞服，并且大多使用单味药。将生药加水煎服，不仅可以使用多味药，还能降低生药的毒性，

---

① 书中《黄帝内经》《内经》、《金匮要略》《金匮》等皆为业内熟知称谓，不再一一注明全称、简称。

同时促进了后世复方药剂的发展。

有资料表明，殷墟出土的甲骨文卜辞中能够辨认出所记载的疾病已有二十余种，大体是按人体部位论述病名，并有了初步的疾病分类概念。

到了西周时，人们已认识到四季各有多发病，如"春时有痟首疾，夏时有痒疥疾，秋时有疟寒疾，冬时有嗽上气疾"的记载（《周礼》）。同时，周代使用的药物品种大量增加，用药经验日益丰富，逐步开始对药物进行分别归类。如《周礼》中有关于"草、木、石、虫、谷"五药的记载，《诗经》中则记载了葛、苓、芍药等五十余种药物，而《山海经》中记载的药物已多达一百余种，其中包括动物性药物、植物性药物、矿物性药物等，可治疗数十种疾病。

由于原始人对客观世界的认识能力有限，他们对自然界的风雨雷电、山洪地震等现象解释不了，又不能解释发生在人体上的某些疾病，在无意识的情况下以为有一种神秘的力量在支配世界，因此就产生了祈祷、求神等基本的原始宗教形式，巫就应运而生。巫掌握了祭祀、占卜的方法，因此就产生了以占卜来治疗疾病的巫医。东汉《越绝书》曰："虞山者，巫咸所出也。"巫医用祈祷、祝咒的方式治病，也曾掌握某些民间的药物知识和治疗经验，但终究是迷信，不利于医学的进步和发展。

春秋时期，名医扁鹊是医巫斗争中凸现出来的代表人物。《史记》中有许多关于扁鹊的史料，扁鹊同巫医进行了针锋相对的斗争，明确指出"信巫不信医"为不治。这对于以后医学的发展产生了积极的影响，并最终导致医与巫的分离，使中医药获得了独立发展，并出现了专职医生。从此，医药学在专职医生的掌握下从经验积累的实际出发探索病因，确立预防思想，建立了分科及以后的医事制度，为医学理论体系的形成开辟了道路。

二、道家哲学思想与道林医家

1. 道家哲学思想

中医学源远流长，她诞生在科学不发达的古代社会。从传统文化发展历史的角度来认识，中医学在形成和发展的过程中，必然会受到相当多的古代哲学思想的渗透和影响。中医学在其不断完善、逐渐进步的过程中，也处处闪耀着古代哲学思想的睿智和光辉。

春秋时期老子创立的道家思想，曾在我国社会中产生了深远的影响。老子的《道德经》是中国古代哲学史上的名著，他的理论属于唯物主义哲学体系。战国时期的庄周，继承和发展了老子的自然主义哲学，史学上称为"老庄哲学"。由于道家思想是较早产生的哲学体系，因此，在中医学形成过程中，受古代哲学思想之道家思想的影响最大。

老子在《道德经》中全面论述了"道"即自然这一重要的哲学命题。"道生一，一生二，二生三，三生万物。"（老子《道德经》）万物得道以生，物不离道也。道无所不在，道不离物也。可见道是自然的本质，而万物是自然的现象。老子的"宇宙起源论"讲述太空混沌的元气，分为阴阳，阳气轻清上浮而为天，阴气重浊下凝而为地。

于是，天地开辟出来了。

庄子进一步发展了老子的学说，认为"道"是万物的本源，"气"又是构成万物的要素。万物的生成与毁灭是"气"的凝聚或消散的缘故。所以庄子所谓的"道"也就是"气"。而且庄子发展了"气"的运动——气化现象。"人之生，气之聚也，聚则为生，散则为死。……故曰，通天下一气耳。"这样的认识就为中医学的气化理论的产生提供了借鉴和依据。

老庄哲学中又用"精气神"的存在形式来解释物质现象和精神现象。"精"是指"气"中更精微的部分，"神"是指人体生命活动现象的总称。这样就把道家的"精、气、神"的概念引入到中医学中来，构成了中医基础理论的重要内容。

中医学从"元气论"出发，根据自然界气候变化对万物的影响，形成了"五运六气"的学说。在人体的生理活动中，中医学将"气"当作生命本源，并用肾气的盛衰来说明人体生长衰老的生命过程。致病的外因，有六气（风、寒、暑、湿、燥、火）。致病的内因，则是"百病生于气"。病理上，有"邪之所凑，其气必虚""邪气盛则实，精气夺则虚"的理论。病机表述则有"阳气者，大怒则形气绝，而血菀于上，使人薄厥"的认识。诊断上，提出了应在"气血未乱"之际，"乃可诊有过之脉"。治疗上，当需"气味合而服之，以补益精气"。如此等等，"气"的概念渗透到了中医学的各个方面，构成了中医学说的理论基础。

阴阳，也是中国古代哲学的范畴。阴阳学说的确立，始于《周易》。老子的道家思想，就以"一"分为阴阳出发，发展了"阴阳对立"与"对立统一"的现象。"道生一，一生二，二生三，三生万物。""万物负阴而抱阳，冲气以为和。"老子的所谓"一"，即是气，"二"就是一分为二，"一气分为阴阳"，"三"就是"阴阳对立统一"的"和"，老子把这些皆统之于道。

到了秦汉之际，广为流行的阴阳学说渗透融入到中医理论体系之中。当时正值中医理论体系的奠基时期，因此，有人把阴阳学说与中医理论中许多具体的学说内容相互结合，熔铸成一体，这样就形成了既源于哲学认识，又不全是哲学认识的中医学的阴阳学说。

五行学说和阴阳学说一样，也是古代的一种哲学思想。五行学说认为世界上的一切物质都是由木、火、土、金、水五种具有具体形态的基本物质组成的，而且通过五种基本物质之间的相互滋生又相互制约的关系产生物质的运动和变化。五行学说作为当时的一种认识事物的思想方法，对中医学的形成和发展同样产生了较大的影响。

中医学中将人体五脏分别归属于五行，并以肝、心、脾、肺、肾相配木、火、土、金、水，以五行的特性来说明五脏的生理功能。例如：

木性曲直，枝叶条达，有向上、向外生长和舒展的形态。而肝喜条达疏畅，恶抑郁遏制，表现出疏通开泄的功能特点，故将肝木相配。

火性温热，其势炎上，有蒸腾热烈的气氛。心推动着血液循环全身，心的阳气的盛衰可表现在肢体的寒温上，故将心火相配。

土性敦厚，承载万物，万物赖土以生化，脾胃运化水谷，提供精微物质，以营养五脏六腑、四肢百骸，为气血生化之源，故将脾土相配。

金性肃降、杀戮、收敛，肺具有清肃之性，以降为顺，故将肺金相配。

水性滋润、寒凉，闭藏下行，肾主藏精、主水，肾精对机体的各个脏腑组织有滋养濡润的作用，故将肾水相配。

五行学说将人体的脏腑组织配属五行。在此基础上又进一步把自然界的五方、五时、五气、五味、五色等与人体的脏腑、五体、五官等联系起来，这样把五行中属于同一行的自然界现象与人体中的组织器官联系起来，体现了人与自然环境的统一性，表达了人与天地相应的整体观念。

根据五行学说的原理，中医学把人体脏腑组织以五行特性相配属后，又以五行的生克乘侮来分析研究脏腑、经络及其生理功能之间的相互关系。因此，中医学应用五行学说，必然是一脏受病，常可波及他脏，致使疾病发生传变。"见肝之病，则知肝当传之于脾，故先实其脾气。"当治疗肝病的时候，肝病会传变脾胃，在指导治疗时就要注意到健脾和健胃的方法。"虚则补其母，实则泻其子"是治疗疾病中多用的法则。

以上所涉及的元气论、阴阳学说和五行学说都是朴素的古代哲学思想，是老子总结了秦以前先人们的哲学认识所创立的"道"。在中医学发生发展之际，"道"渗透到医学领域中来，促进了中医学理论体系的确立、发展和成熟，并贯穿到中医理论的各个方面，最终成为中医理论体系的重要组成部分。两千多年来，医家们在医疗实践中反复运用该思想，解决了人们的病痛和疾苦。直到今天，中医临床医师仍在娴熟地应用，成为人类防病治病的有效的可靠方法。

人和自然的关系非常复杂又十分密切，还有许多问题有待于人们去探索，去认识。希冀更好地认识人的生命过程，不断完善医治人类疾病的实践行为，造福于人类。

2．道林医家

道家中有医学成就者不在少数。千百年来，他们在医学史上流芳传世。

（1）医药先驱——葛洪

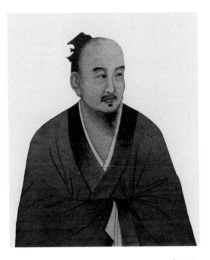

西晋人葛洪（约 281—约 340），是道家的一位领袖人物。他虽然不是一个真正行医的医生，但是一位影响很大的著名医学家。他的《金匮玉函方》一百卷，《肘后救卒方》三卷，是中医药史上具有重要意义的两部医学著作。

葛洪像

传世名作《肘后救卒方》一书是专供贫家野居、修道之士应用的方便的应急方书。全书记载的方药具有简便、实用、效验的特点。其中关于预防传染病（疫病）的内容很多。如对肺结核、马鼻疽、沙虱等传染病的认识已达到了很高的水平。如"伤寒时气温病方""大疫难治方"中对天花、霍乱等病的防治方药表明，葛洪对这些病的认识与现代医学已基本一致。葛洪关于用水银治疗皮肤病、狂犬病的免疫治疗、天花的发现及天花和麻疹的区别等，都是走在世界医学前列的成就。该书中有关于治疗疟疾"青蒿一握，以水二升渍，绞取汁，尽服之"的文字记录，指明了青蒿治疗疟疾是用低温萃取法的信息，一下子使正在研究青蒿素的屠呦呦及其团队豁然开朗，他们调整研究方法，由此打开了课题研究的新局面，大大提高了青蒿素治疗疟疾的疗效，达到国内外医学界治疗疟疾的最高水平，在国际上获得高度评价。2015 年屠呦呦成为中国科学家在中国本土进行科学研究而获得世界诺贝尔生理学或医学奖项的第一人，这是中国人发扬中医药的壮丽创举。

葛洪在另外一部著作《抱朴子内外篇》中，详细地记述了炼丹的过程和药物的制作方法，这是最早的一部丹书，在世界制药史上享有盛誉。同时还记载了一些药物的性质功能，如麻黄可以治疗咳喘，松节油可以治疗关节炎，雄黄和艾草有消毒作用，等等，十分简便、实用。

因此葛洪是中国古代伟大的道林医药学家之一。

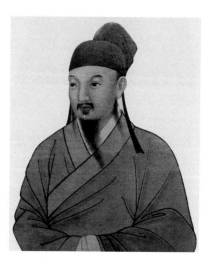

孙思邈像

（2）道医双卓——孙思邈

唐代真人孙思邈（约 581—约 682），是一位道林中的名医。孙思邈博涉百家，尤好老庄，长期隐居在终南山修炼道学，兼行医术。二十岁时，就成为远近闻名、具有丰富医学知识和高超医疗技术的医生。他曾到峨眉山炼"太乙神精丹"。唐朝太宗、高宗数次征召他到京城做官，他都辞谢不就。迨至宋时，孙思邈被追封为"妙应真人"。

孙思邈淡泊名利，乐于山居著述，研讨医理药性，行医于民间。

他的医学理论源于"天人合一"之说，以"中和"为摄生、卫生的根基，包含了丰富的辩证法思想。他认为，人命重要，贵于千金，以方济之，德逾于此，故以"千金"名书。主要著作有《千金要方》《千金翼方》等。

《千金要方》是我国最早的一部临床实用百科全书，包含有伤寒、针灸、妇科及药物学方面的知识。对糖尿病、甲状腺肿、脚气病、夜盲症等的描述和治疗，不仅在中医学，甚至在世界医学中都是开先河之学识。关于养生补益方法的创立和运用亦始自孙思邈。

孙思邈极其推重医德。他认为医生必须具备"不求名利，一心治病救人"的精神。他的名篇《大医精诚》《大医习业》是对医学道德的贡献，是后世习医者的楷模及师表。时至今日，还被作为医德教育的范本。

孙思邈的医学思想与丰富的实践在国内外都有很大的影响。后人尊他为"药王"，在陕西有药王山。北京白云观药王殿门前有一副楹联，上面写着："弃爵位著千金，精究医药行阴德；辞珠宝取仙方，济世救人心存慈"。高度赞扬了"药王"孙思邈的功绩。每年的二月初一，即孙思邈生日之时，不少地方都有庙会药市，历代纪念之事不绝。

（3）道医博物家——陶弘景

南朝齐梁时的陶弘景（456—536）是道林的一位学者，同时也是著名的医学家。

他的先祖是道教信徒，他少年时即追慕道学，研读过葛洪的《神仙传》，深受影响，后由于仕途失意而遁入山林。

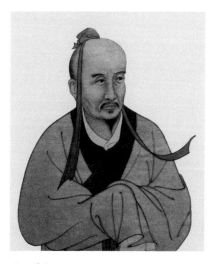

陶弘景像

陶弘景苦心经营数十年，创立了茅山道团，成为当时上清派的领袖。他始自儒学，后遁入山林，又兼习佛学，是一位集儒、道、佛于一身的人物。所以，他临终前遗嘱，以大袈裟蒙手足，明器有车马，道人、道士并在门中，道人左、道士右（明器属儒家之礼，道人指佛门僧人，道士为道教弟子）。

陶弘景的医学成就是中医药学知识宝库中的一部分。他总结了梁以前的本草学的研究成果和医药学的丰富经验。较有影响的医药著作有《补阙肘后百一方》《效验方》《名医别录》《本草经集注》等。他首先记述了槟榔可以治绦虫、瓜蒌是治疗糖尿病的特效药等知识。他所记录的大量有效方药对解除病人的疾苦，对中医药的发展都有重要作用。他的《养生延命录》里保存了大量珍贵的医药和养生资料，是对中医药学的有益贡献。

（4）韩愗

明代的韩愗是一位杰出的道林医生。著有《韩氏医通》一书，书中制方多简便有效，如三子养亲汤至今仍是常用的有效方药。其《杨梅疮论治方》内所列病因与治疗方法明晰，在梅毒传入中国的早期已有如此见解，殊为不易。现在泸州有仙顶山、飞霞洞遗址，相传是韩悉修炼之处。

自唐代孙思邈以后，道医行世，代有人出。如唐孟诜、王冰等，在中医学史上都是有影响的医家。及至当代河南浮丘山王万明、湖北武当山祝华英等都是享誉一方的道林医家。

在吴中地区活动的李家道的创始人李宽，也能"祝水治病……自公卿以下，莫不云集其门"云云（葛洪《抱朴子内篇·道意》）。

在中医学发展的早期，由于医和道的关系十分密切，道林中人懂得医学是常事，甚至可以这样认为，当时行医的人大都是道林中人。

翻开吴中医学的有关资料，较早行医于世的，是周代的沈羲，他是道家，治病有奇效。"学道于蜀中，但能消灾治病。"（葛洪《神仙传》）三国时吴人负磨镜局者，也能治病。"循吴中磨镜，遇人辄问得无有疾苦乎？有即出紫丸赤丸与之，病无不差。如此数年后，吴有大疫，先生家至户到与药，活数万人。后上吴山绝顶，与人语曰：吾还蓬莱山，为汝曹下神水愈病。既去，一日，崖头有水，色白，从石间流下，病者服之，果验。"（陈梦雷等《古今图书集成医部全录·医术名流列传》）负局先生也是一个道林医家。唐吴人周广，妙于医，是吴中最早的一位御医，他是隐士，但也可作为道家看待。

民间流传"十道九医"之说，道林中有如此之多的行医的人，这与道家的宗旨相关。道家并不排斥医药与技术，并且大量地吸收《黄帝内经》这样的医学理论以及民间的验方、偏方，以至《黄帝内经》也成了他们的经典，被收入《道藏》中。

道教是既入世又出世的宗教，出世为得道成仙，入世为济世救人。道家行医，救济众生就是入世的表现。因此，道教之所以在社会上流行，其中也有道家医术高明、治病热心的因素。

但道家掌握的医学理论知识，有时又会与鬼神之类相混杂，形成了别具特色的道家医学理论体系。在民间活动的道士有的懂得一点医术，掌握"一方一技"为人治病。而让人难以理解的符咒之类形式，不免有荒诞不经之嫌。

三、儒家思想与儒士名医

起源于荆楚文化背景下的道家思想，偏重于对人与自然关系的认识。起源于邹鲁文化背景下的儒家思想，则偏重于对人与社会关系的认识。所以"儒""道"两家思想代表了中国文化的两个源头。

自从汉武帝恩准董仲舒关于"罢黜百家，独尊儒术"的奏议以后，儒学取得了正统地位，长期以来被尊奉为正统思想，对中国社会的政治、经济、文化都产生了深刻的影响。因此，中医学在发展过程中，不可避免地被深深地打上了儒家思想的烙印。医学与儒学从此结下了不解之缘。

儒家的伦理观及道德原则有仁、义、礼、智、信、恕、忠、孝等。"孝"是儒家基本的道德原则。《孝经·开宗明义》说："身体发肤，受之父母，不敢毁伤，孝之始也。"为了行孝，必须全身而归。为免却"父母唯其疾之忧"，就必须保持自己身体的健康。因此，激发许多儒士去学习和掌握医术，有的甚至终身致力于医学的研究。

"为人子者，不可不知医。"明代医家王纶，进士出身，原为显官，后因父病而学医。汪机也是初习儒学，因母病而学医，成为著名的医家。以后的甄权、王焘、李逢吉……都是因高堂有疾而研习方书，自料药剂，成为一代高明医生的。

孝与忠是连在一起的。"孝以事亲，忠以事君。"疗君亲之疾，是尽忠孝之道。"君有疾，饮药，臣先尝之。亲有疾，饮药，子先尝之。"史传有"舐痔吮痈""割股疗亲"的记载，这是忠孝礼义的要求。因为忠孝行为的推行，医药大行天下。医术作为一种除疾患、利世人的方法，与儒家的仁义观、济世观是一致的。

宋代理学盛行，儒学通医，对医学重视的程度远远超过了以往任何一个朝代。宋开宝六年（973），宋太祖曾诏命对唐《新修本草》进行校勘整理、补正，名为《开宝重定本草》。天圣四年（1026），宋仁宗鉴于"世无良医，故夭横者众"，诏令医官校定古代医书，有《黄帝内经·素问》《难经》《诸病源候论》等的梓印。并在嘉祐六年（1061），就枢密使韩琦上书建议校定医书一事，仁宗诏令编修院成立"校正医书局"，专门从事医书的校订、整理、出版工作。今天我们看到的一些重要医籍，在一定程度上得益于校正医书局的功绩。

宋朝政府几次组织中医古籍点校的系统工程，这在中国医学史上是一件了不起的大事。有了古籍的点校，才有医学的普及，然后才有学术争鸣的活跃和医学的迅速发展。

北宋名臣范仲淹"不为良相，则为良医"的至理名言，首开先风，从儒家济世利人的思想观念来看，"为良相"与"为良医"本质上是一致的。因而才有范仲淹"良相良医"思想的传世。

自此以后，"达则愿为良相，不达愿为良医"，为儒者开辟了一条也可走向成功的通道。如明代医家张景岳，清代医家喻昌，由于仕途不达而转攻医学；明代医药大师李时珍"三试不售"，科举失利，而留心医学；明代名医王肯堂，由于官场失意，辞官还乡而以医为业。

他们最终都成为一代名医，为中医学作出了较大的贡献。

"医司人命，非质实而无伪，性静而有恒，真知阴功之趣者，未可轻易以习医。……盖医出于儒。"（李梴《医学入门》）这里，李梴又用"医出于儒"当作儒医不分的提法。由"君子不屑于医"到"先知儒理，后知医理"，客观地提出了为医者的必备条件，反映了在中国传统文化背景下中医与学养共存的整体性和必然性。

综观中国文学史，不难发现许多传世名著中都有关于医药的描述。虽然文人学士们并不是以医为业，但他们的传世之作对医学的贡献是不可磨灭的。

以著《淮南子》闻名的刘安，便有《淮南鸿宝方》传世。屈原诗作中涉及的中草药有五十多种，对每种草药的形态、栽培、采集、性味、功用等都有具体生动的描述。唐刘禹锡的《传信方》；宋司马光的《医问》，苏轼、沈括的《苏沈良方》，陆游的《续集验方》；明徐渭的《素问注》；清蒲松龄的《伤寒药性赋》《草木传》；等等，都是丰富多彩的医药篇章。似乎他们又都是十分高明的医家！枚乘《七发》是中国文学史上的名赋，却是以为王子治病作为贯串全篇的主线。张衡的《温泉赋》，嵇康的《养生论》，陆机的《瓜赋》，江淹的《黄连颂》，等等，无不充满了养生治病、集方用药的医学道理。在陆游的诗文中反映的医学内容十分丰富。他种药、采药、制药，还亲自行医。南宋淳熙二年（1175），他在任成都安抚使参议期间，痘疫流行，死亡人众，陆游身体力行，亲制汤药，放置药缸于街头，让穷苦民众随便取用。陆游也曾有诗作记述施药情况，"我游四方不得意，阳狂施药成都市。大瓢满贮随所求，聊为疲民起憔悴"。他还走村串乡为人治病。在《山村经行因施药》诗中云："驴肩每带药囊行，村巷欢欣夹道迎。共说向来曾活我，生儿多以陆为名。"历代小说资料，如《醒世姻缘传》《红楼梦》《镜花缘》《老残游记》等作品中都可见到不少的章回将中医药内容有机地组织到小说结构中去，用来表现故事情节或人物性格。

一部分读书人由儒习医后，终身致力于医学，他们有一定的学识修养，起到了提高医学、改进医学的作用。宋代儒学大有发展，医学也得到了长足的进步。

日复一日，年复一年，"医为儒者之事"的观念日益根深蒂固，元代时在"一官、二吏、三僧、四道、五医、六工、七猎、八民、九儒、十丐"官民十等中，读书人沦落为"老九"，而医的社会地位高于儒，这不啻是给儒者泼下了一盆冷水。以后，盛行以儒习医也就在情理之中了。这种儒医不分的状况，使"儒医"成为医家向往的美誉。

由儒习医，文人参与到医学之中，一方面扩展了医生的队伍，同时也有利于医学道德的提高。儒医把医术作为尽忠致孝、济世利人的手段，并没有过多地视为谋求实利的手段。他们从病人利益出发，恪尽职守，对道德修养的追求十分自觉、十分强烈。由此，推动了儒家思想对中医学的渗透。

医学既为仁术，又是文人必修之事，医学的社会地位进一步确立，并且由于儒士的直接参与行医，提高了医生队伍的文化素质和研究医学的水准。特别是那些知识广博的儒医，他们的天文、地理、博物、哲学等其他学科知识，丰富完善了医学理论，有利于中医学的进一步发展。而且儒医比较重视医籍的编撰和刊行，使医学广为流传。在我国医学史上，有较大成就且对后世影响较大的医家，没有一个不是有较高文化素养的人。晋朝高秀皇甫谧、元代滋阴派鼻祖朱丹溪、明代易学大家张景岳等人学医虽晚，却成就巨大。

当然，由于受到历史条件的限制，儒学所表现出的尊经崇古、囿于考据、少有新说的缺憾，又可能是中医发展跨不开大步的原因。数百年来，中医学一直难有新的创见，直至清代中期"温病学说"的崛起，中医学才有了一次崭新的发展。

四、佛学与著名医僧

1. 佛教医学文化

佛教由印度传入中国，同时也带来了印度的医学文化，也就是佛教医学文化。佛教文化中的魔鬼、神谴、因果报应等内容，对中国医学影响甚大。在印度医学中，多数疾病被认为由虫类所致，如认为麻风与食鱼与乳有关；而精神错乱是魔鬼所致，前世杀人者患贫血，前世放火者今世患丹毒，间谍者目盲，淫荡者得象皮病，等等，指为报应。

在史书中很少有真正关于专门从事佛教医学者的记载，但中医学家中援引佛教文化的大有人在。如晋朝陶弘景，他把葛洪的《肘后救卒方》改为《补阙肘后百一方》，他依照印度医学"四大不调论"凑补成一百一病方。又如唐朝大医孙思邈，极力主张接纳佛教医论，在其著作《千金要方》一书中，对"四大学说"颇有倾慕之意。他的著名篇章《大医精诚》，阐述了医学伦理道德精神，是我国中医学史上第一篇医德宣言书，可与希腊医学开山祖希波克拉底的誓言相媲美。孙思邈的医学道德观的核心思想体现了佛教的慈悲、报应学说。今人弘扬医德，多以此篇为示范。其中的大慈大悲、不杀生、不辞劳苦、不畏臭秽等或为因果报应，或为佛徒戒律，或为苦行僧所自奉行。

佛教文化在中国兴盛的标志是：历代王朝修建了大量的寺院，开凿了石窟洞穴。凿洞造像礼佛是为了施主的信仰和还愿。人们可以看到，在佛像的附近往往会配以药方，药方的内容往往是当时民间的医药验方。如龙门石窟等都有如此的碑记。药方刻于佛像洞窟，体现了佛教文化的内涵，体现了我佛慈悲、普度众生的精神。著名的敦煌医学，也有类似情况。在莫高窟千佛洞的藏经洞内保藏有大量的经卷，其中也有不少的医学卷帙，包括医经、本草、针灸和医方等，引起了国内外学者的重视，由此开展了关于敦煌医学的专题研究。但遗憾的是，发现的仅是一小部分，据说有相当部分流失于国外，未能归还。可知当时佛教医学的传布颇具规模，但其毕竟不可能取代或改造中医药固有的传统。中医学吸收佛教文化的一些内容使自己变得更加丰富，特别是在医药之外，一些别开生面的新疗法、新技术对民间医药风俗影响深远。

耆婆医方在唐代医家孙思邈的《千金翼方》一书中，列有专门章节，载方十一首，医论七首。耆婆是摩迦陀国国王的御医，是印度婆罗门的名医，被尊为医王。佛教兴起以后，又成为佛教名医的代称。佛教医学方剂拓宽了中医应用药物的范围。如中药阿魏、诃黎勒、郁金、豆蔻、龙脑、丁香等都是印度传入的药物。所以"耆婆医药"很有影响，其中可能也包括了西域及其他阿拉伯国家的药物。

最值得一提的是印度佛教医学中的眼科，其对中国医学的影响较大。我国的医学古籍中有魏晋时期传入的佛教医学的眼科专著，如《龙树眼论》《龙木论》等。佛家认为龙树大士能治疗眼疾，故眼科医书中多假托其名。白居易写过患眼疾的诗，"案上谩铺龙树论，盒中虚搋决明丸"。可见这些书在当时流传之广。不过，白居易没有刘禹锡幸运，他没有碰上一位"婆罗门眼医"为他治好白内障。刘禹锡《赠眼医婆罗门僧》诗中云："三秋伤望眼，终日泣途穷。两目今先暗，中年似老翁。看朱渐成碧，羞日不禁风。师有金篦术，如何为发蒙。"我们可以感受到刘禹锡应用金针拨内障术，治好眼疾后的兴奋心情。一千多年后，类似的情况又出现在毛泽东身上。1975 年，八十多岁高龄的毛泽东苦于老年性白内障不能读书，但又因为慢性支气管炎，咳嗽频频而无法手术。中国中医研究院的唐由之大夫受命以金针拨内障术为其治疗，取得明显成效。南洋岛国印度尼西亚前总统瓦希德目视不明，也是中国大夫金针拨内障术的受惠者。

宋代托名孙思邈的《银海精微》一书，以及宋元时的《秘传眼科龙木论》，葆光道人的《眼科龙木集》以及清代傅仁宇的《审视瑶函》等，这些都是中国医学与印度佛教医学结合并发展起来的眼科理论基础的著述。中医学对有效的医疗技术吸收不遗余力，可见一斑。

2. 著名医僧

追溯历史，在中国医学发展的漫长进程中，僧人是很重要的实践者和传播者。由于医学与佛学较早的交融，佛学中的诸多医学知识丰富了中医学的内容，并经融合而被应用。其中僧人起了巨大的作用。而僧医以一种特殊的社会身份扮演了中医文化传播的使者。

（1）唐僧玄奘、义净

唐代玄奘法师赴西天取经，不仅诞生了《西游记》的神话故事，而且他在印度、尼泊尔一带活动很多，以毕生精力，翻译经卷。在取回真经的同时，又把印度的医药知识一并带回，造福桑梓。

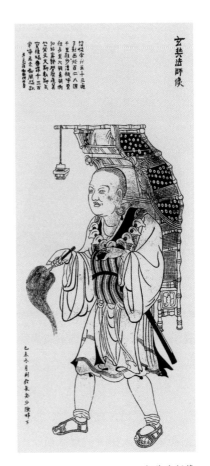

玄奘法师像

唐僧义净于 671—695 年间在印度度过了二十多个春秋。在此期间，他不但用自己掌握的中医学技术作为个人保健，治愈自己的疾病，而且向印度介绍中国医药学丰富的内容和医疗特点。他在《南海寄归内法传》一书中记述："若患热者，即熟煎苦参汤，饮之为善，茗亦佳也。自离故国向二十余年，但以此疗身，颇无他疾。且如神州药石根茎之类，数乃四百有余，多并色味精奇，香气芬郁，可以蠲疾，可以王神。针灸之医，诊脉之术，赡部洲中无以加也。长年之药，唯东夏焉。良以连冈雪嶒，接岭香山，异物奇珍，咸萃于此……。"可见义净和尚向印度人介绍过中医本草学、针灸学、脉学，以及延年益寿之术，内容广泛。义净和尚的中国本草药物的知识是很渊博的，对外来药物之产地也很清楚。他对中印两国的药材作了比较，说明了当时中国与印度之间的医药交流已很广泛，并且十分繁荣。

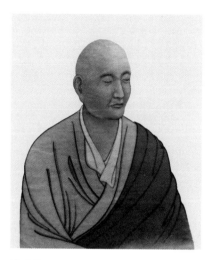

鉴真像

（2）鉴真大师

天宝元年（742）鉴真大师（688—763）应邀赴日弘扬佛法，并传授医药技术，这在中日医药交流史上留下了最辉煌的一页。鉴真大师率弟子数十人，六次渡海，至天宝十二载（753）到达日本，在奈良创建了唐招提寺。他在日本期间，曾为光明皇太后治病，并传授药物真伪的鉴别技术。其弟子法进向日本僧人惠山、圣一、行潜等传授了中国医术。鉴真因治愈皇太后的病有功，受赠"大僧正"，赐苫前水田一百町。他曾撰写《鉴真上人秘方》一书，已佚失。

特别值得一提的是，鉴真在日本亲自带教了一个医药方面的徒弟，叫韩广足，直接向他传授药物真伪鉴别技术。韩广足当时是日本全国医疗行政机关的最高负责人，年届七十岁，比鉴真还大三岁。这表明了日本朝廷当时非常重视中医学知识和鉴真大师的医药技术。韩广足随鉴真学习，使中医药学在日本医药界得到广泛传播。

公元 763 年，鉴真大师逝于招提寺。

（3）知聪和尚

在中医对外交流的历史中，吴中地区较早在海外从事中医学交流的使者，是一位高僧知聪和尚。梁代陈文帝天嘉三年（562），知聪和尚携带中医经典医籍《内外典》《本草经》《脉经》《明堂经》及其他医书一百六十多卷到日本。将吴中医学传至日本，这是我国历史上最早的一次对外医事活动。

3. 其他

僧人在中医药的内外交流中扮演了重要角色，他们把医药福泽天下作为佛缘功德。同时，僧人又是医药学的实践者，历史上僧人能医者不在少数。

在吴中，有一位僧人景隆，在修行念佛之余学习医学，能为人诊病用药，曾编集《慈济方》四卷，《慈惠方》一卷。清代吴僧离幻，本姓张，善鼓琴，也精于医。

本邑西山镇还有一位高明的僧医——慧峰法师。

慧峰法师（1885—1966），原籍是江苏如皋人，俗姓秦。由于自幼体弱多病，经星相家指点后，皈依佛门以保康健，入如皋定慧寺削发为僧。十九岁至南京宝华山受戒，法名慧峰。他在化缘云游的历程中常常看到一些人为疾病所苦而触目伤怀，于是就开始留意医学。之后曾经挂单南京栖霞山栖霞寺、吴县光福镇铜观音寺参禅悟道。至二十一岁应聘至洞庭西山法华寺为住持。

法华寺建于梁代大同二年（536），寺名由梁武帝敕赐。法华寺是西山十八寺之一，其建筑精巧，气势宏伟，寺内设纯阳殿供奉纯阳仙祖，以至该寺代有名医问世。如明清间的湘传法师、巨轮法师等，他们以高超的医术普济众生，救死扶伤，颇具声誉。这些早就深深地吸引了慧峰法师。

　　慧峰住持法华寺后，加意立志学医。曾从西山辛村费氏世医伯均先生为师。慧峰日间料理寺务，晚上在费伯均处学习。常常可以看到长夜里的乡间小道上，一盏灯笼伴随着他往返十数里，刻苦钻研，通宵达旦。数年后，慧峰悬壶应诊，以慈悲之心接治病人，细心认真，不计报酬。贫病之家，赠舍药剂；贫困亡者，代办棺木，一生施送无数。百姓十分景仰慧峰的医道。俗云：未经慧峰治过的病人死后，家属会十分懊悔；凡经慧峰治过而不能奏效的，家属则毫无怨言。由此可看到慧峰法师医道的至诚，百姓对慧峰法师的至爱之情。

　　慧峰一心济世治病，享誉太湖流域。他与当时的名流章太炎、李根源等过从甚密。李根源有赠联云："济世活人真佛性，超凡脱俗大道行。"章太炎的赠联是："乐哉斯游仰见明月，超然有悟时间清钟。"于右任曾有赠嵌名联："慧照有形皆实相，峰高无处着尘埃。"

　　中华人民共和国成立后，慧峰曾在西山乡医院应诊问病，施济百姓，以补西山地处偏僻、缺医少药之弊，一生以治病救人为快慰。

　　这是一段吴中近代少见的医僧佳话。

五、从巫医到职业医生的演变

原始人类由于对客观世界的认识能力有限，相信有一种神秘的力量在支配世界，因此就产生了祈祷、求神等原始宗教形式，于是巫就应运而生，应用祈祷、祝咒等方式治病的人就被称为巫医。在我国的西周时期，巫医在医疗活动中是占主导地位的。他们在用祈祷等形式进行医疗活动的同时，也能运用民间积累的医药经验治病。到了春秋时期，人们开始用古代哲学思想（包括儒家思想和道家思想）来认识自然，体现出朴素的唯物观念。因此，医学也接受并应用阴阳五行的唯物理论，第一部中医学著作《黄帝内经》就在这时诞生。以后，医药知识与宗教巫术渐渐地发生了分离，巫医的地位开始受到冲击。汉代时，医生逐渐形成了一种社会阶层，最后导致了专职医生的出现，宣告了巫术医学的终结。医和与医缓便是当时职业医生的代表。扁鹊就是一位游走于各地的职业医生。

由于朝廷王族与黎民百姓都需要医生，以后便有了官医与民间医生的区别。秦汉时期，就有太医令、太医丞等医官职称，属执掌医药行政的长官。"医工"则是指一般从事医疗行为的医生。隋唐时期有"太医署"的设置，开始有各级医官的分工，至金元时期，设立有

"太医院"这一部门。明代以后太医院医官分为院使、院判、吏目等，分别领受俸禄。

凡官医，一部分是太医院训练的医生，很多则是"征天下名医"而补充的。纵观历朝历代太医院，很少见培养出有突出成就的医生。究其原因，在于太医院的医学教育并不是为了发展医学，而是培养专为皇室服务的医生而已。我国古代名医，从扁鹊到李时珍，都来自民间，尤其是宋代印刷术的发展，书籍大量印行与传播，许多医家利用这样的条件，致力于医学传授，使民间医生的数量明显增多，物竞天择，名医辈出。

民间常把医生称为"郎中"。"郎中"始称于战国。在北方又称医生为"大夫"，也有称医生为"衙推"的，这是借古官名表示对医生的尊重。有些地方把医生称为"先生"，这是把医生尊为长者的称谓。有一种铃医，江南一带称为"走方郎中"，这是有一技之长，游走于各地，在民间行医的人。

医学的传承，在原始社会就有了萌芽，早期的传承形式是言传身教，模拟仿效。在感性的模仿中又不断丰富自身所获得的经验，并加以补充，代代相传，使医疗经验不断充实和系统化。在职业医生形成之后，医学知识和治疗技能被看成是谋生的手段，使传承的范围局限，形式上只保留了父子家传、师承相传和私淑传承等几种。

所谓父子家传，即职业医生把医疗经验作为家族中谋生的手段，父辈把医术传授给自己的子女，形成父传子，子传孙的世医。这种家传世医，有"医不三世，不服其药"的优势。所谓"三世"是指家传三世以上的医家，医疗经验丰富，用药调剂谨慎，治病效果较好，这比较符合病人求医的心理。"医不三世，不服其药"源自西汉《礼记》，是指必须熟读《黄帝针灸》《神农本草经》《素女脉诀》三部医书的医家。后世多有错注俗解，因此衍化为父子相承三世之医学世家。这种家传祖述成为千百年来中医传承中的主要形式。

师承相传中，老师在招收弟子时都有一定的条件，老师多为名医，要求弟子像对待父母一样侍奉老师，弟子在师从过程中有许多生活服务和劳作的义务。这种义务被视做对老师传授医学知识的补偿，代代沿袭，在近代中医界也比较普遍。

尽管有一些医生医疗技术也十分高明，精通医学知识，然而没有很清晰的师承脉络。为了顺应社会上盛行的师承风尚，于是出现了带有传奇色彩的从师过程。如"神仙传授秘方""异人指点医术"等，成为一种特殊的传承形式，在师授传承中，弟子遵守师说家训，不能随便篡改。老师的学术见识作为弟子的学术渊源，弟子的学术成就被认为是老师学术思想的延伸，虽然有所创见和发展，但门第不变，一脉相承成为中医学术上有鲜明特色的传承系统，进而发展为流派。

有一些学习中医的人，并没有明确的从师经历，或攻读医学经典著作，或研究某位名医的著述，或追慕某位名医的学识而学习掌握了有一家之长的医术，这称之为"私淑弟子"。他们在学术持有与学识运用上和从师相仿佛，有的还得到名医的首肯，这是传承学医的一种特殊的形式。

但在历史上确有一些名医，由儒学而通医，以自学而专攻，不愧为一代名医大家的，也不在少数。

一般对习医者来说，需具备一定的学养条件。《内经》中指出医生要有渊博的知识，"上穷天纪，下极地理，远取诸物，近取诸身"。学习中医除了必须掌握《黄帝内经》、仲景《伤寒论》、《神农本草经》以及各种重要医药经典知识外，还要通识诸子、五经、三史、天文等学科知识。即所谓"不明天地之理，不足以为医工"（朱丹溪）。由此可见古人对一名医生的知识结构要求十分严格。

至于通过学校形式培养学生，南北朝时就有端倪。北魏时设"仙人博士官，典煮炼百药"（《魏书》），"太医令秦承祖奏置医学，以广传授"（《唐六典》）。隋唐时的太医署，医学教育设施进一步完备，并有医、针、咒禁、按摩等四种分科。每科设博士授课，学制三至七年不等，教材包括《素问》《甲乙经》《脉经》《本草经》等，并有考试制度，择优选补官医，进入太医院。这是中医学史上比较早的专门培养医学人才的医学教育机构，并且一直沿袭下来。

近代史上，仁人志士在"自强救国"的长夜中，也"留心教育，刻意改良"，晚清医学馆的兴办就是一种医学教育形式。

医学传承中有家传师承、由儒习医、专攻私淑等形式。到了近代，中医教育逐渐居于主导的地位，清末民初开始了这方面的尝试，办起了中医学堂，尔后上海中医专门学校又开中医教育之先风。

西学东渐，20 世纪 30 年代，兴办学校进行中医教育达到了高潮。上海、北京、广东、福建、浙江和江苏等地都有中医学校诞生。

六、中医学术流派各领风骚

中医药学具有十分悠久的历史，它的形成和发展与人们对疾病的认识程度有密切关系，同时也受到历史上各种因素的影响。特别是各个历史时期学术文化的创立，诸子百家，学术争鸣，以至学术流派的形成，也影响到中医学的发展和学派的形成。

师承传授是中医学术流派形成的一个因素。扁鹊学医于长桑君，弟子有子阳、子豹诸人。仓公学医于公乘阳庆，弟子有宋邑、王禹等，名医辈出，师承各自，囿于一家之言，已有医学流派的雏形。

在医学理论发展中，出现不同的学术见解并各有发挥是中医学派形成的又一个因素。如对"命门"认识的争论，"三焦"界定的不同观点，师生相承，多有阐述，见解相异，导致了学派的形成。

更何况人的患病与病的变化，也是非常复杂的。自然气象，社会精神，各有不同。一种疾病也不是简单的一两个因素所造成。正因为有如此众多的因素和条件，所以医生对一种疾病的认识有时只能是宏观的综合。每个医生对某一种疾病，都是通过四诊（望、闻、问、切）的手段作出判断，但每个医生将所了解到的病情和症状体征进行综合分析时，由于掌握的情况侧重不同，病因病机的见解不同，主气主血、主寒主热的归属不同，重于肝肾或重于脾胃的倾向不同，等等，立法处方就有不尽相同的思路。尽管最后都能得到相同的效果，但从客观上说明了机体和疾病的复杂性。几千年来，古今中外还没有发展到一种疾病仅是以一种绝对的、唯一的见解，唯一的办法来解决的。出于这样的原因就出现了各家各派，由此传承衍生出各种学术流派。这就使在中医药学理论体系下产生的丰富多彩的学术思想，真正成为一个博大包容的伟大宝库。

在中医学数千年的发展史中，产生了众多的医家，形成了各具特点的流派。诸多学派的学术渊源都来自《内经》的理论体系和《伤寒论》的辨证论治思想，但又各有发挥。纵观诸多学派的学术贡献，学术认识的各有千秋，学术上的争鸣，它们促进了中医学的进步，使中医学的理论不断丰富，临床经验更加充实。

可以这样说，只有具有高度文明的中华民族，才会出现这样缤纷灿烂的奇迹。

"儒之门户分于宋，医之门户分于金元"。自金元时期刘元素的寒凉派、张子和的攻下派、李东垣的补土派与朱丹溪的滋阴派的问世，他们各有发明，引起百家争鸣。是时学术流派纷呈，施治方药已不再囿于经方的本来面目。但医学发展是应该以疾病为变化，以实践为依据，所以中医学才能推广与流传。

及至吴门医派，温病学派的问世，是吴中医学发展的必然，这最终成为一份恩泽于我们的历史遗产。

◎ 第二章 ◎

吴中医学的崛起

吴 门 医 派 > > >

一、吴文化与吴医

　　苏州具有古老的历史。据史籍所载，大约在公元前 11 世纪的商朝末年，周太王（周文王之父）之子泰伯、仲雍为禅让王位，由中原来到俗称"荆蛮之地"的长江下游江南一带。泰伯"断发文身"与当地土著部族一起生活，尔后成为部族首领，自号"勾吴"，由此开始了吴国的历史。

　　武王伐纣取得胜利以后册封泰伯、仲雍后裔。公元前 585 年，寿梦继位后，曾多次与中原诸侯会盟，促进了吴国与中原的交流。公元前 514 年，吴王阖闾夺取王位以后，实行了治国安邦的一系列措施，同时委派伍子胥"相土尝水、象天法地"，筑起了阖闾大城（苏州城的前身）。经过三年的励精图治，吴国经济与军事实力大增。从此开始争霸，战争不断。先伐齐国，后击楚师，最后败给了越国。

　　公元前 496 年，阖闾在携李（今浙江嘉兴）之战中负伤而死，夫差接位后继续厉兵秣马到处征战。先战胜越国，又北伐陈蔡，并屡次与齐争战。公元前 473 年，吴国最终为越国所灭，吴王夫差由诸侯霸主变成了亡国之君。

　　泰伯、仲雍奔吴所带来的中原文化与吴地土著文化交融，这是吴文化的嚆矢。寿梦以后，加强了吴地与中原的经济与文化的交流，吴文化受到了中原文化的全面影响。吴王阖闾修建都城以后，使之迅速成为政治、经济、文化的中心，促进了吴文化的进一步发展。以后吴文化与中原文化的差异逐渐消失，吴文化成为中华文明中的一颗灿烂明珠。吴文化在不断吸融中原文化的同时，也扩散辐射到中原地区及其他部族。

秦始皇统一中国后实行郡县制，划苏州为会稽郡，始设吴县。到了隋文帝开皇九年（589），废吴郡，因城西南有姑苏山，改称苏州，苏州的名称盖源于此。自隋至唐的三百年间，江南一带战乱较少，社会比较安定，农业和手工业均有很大发展，商业尤为繁荣。宋室南迁，偏安一隅，人文渗透，农业与手工业进一步发展，市面愈趋繁荣，诚然已是"江东一都会"。"上有天堂，下有苏杭"就是当时石湖老人范成大在《吴郡志》中对苏州的写照。苏州之繁华富庶，从流传至今的碑刻《平江图》中还能见其大概。宋末元初，金兵南下，苏州曾遭受到较大破坏。明末清初之际，清兵入关南下，苏州又经历了一次大的战乱。待到大清帝业坐稳江山，康熙元年（1662）重新修筑了苏州城，这大体上就是现在的苏州城址。

明清两代，农业、手工业的发达，商品经济的发展，使苏州进入了极盛时期，吴文化也鼎盛一时。

苏州地处太湖水系入海之枢纽，地势卑湿，"水自为患"，疫病容易流行，先民们在抗御疾病与虫兽伤害的长期过程中，积累起一些经验与方法，流传有各种民间的验方，这是吴医的发微。

"天下有学自吴郡始"，范仲淹创办府学，以后书院兴起，家学和私塾遍布城乡，因而培育的才智贤士，不胜枚举。自唐至清约一千三百年间，苏州籍状元几近全国状元总数的四分之一，共出文武状元五

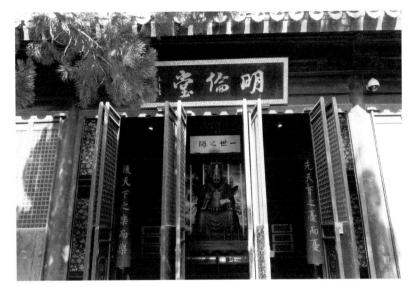

范仲淹创办苏州府学

十余名，为全国之冠。特别是清代，苏州连续不断地出了约三十名状元，无怪乎有人把状元也说成是苏州的土特产。学风沿袭，人才荟萃，直至当代中国的两院院士之中，苏州籍占据了一百多个名额，继续走在了全国前列。

儒学的大盛，使苏州的中医极负盛名。明清以来，人们将这里的中医称做"吴医"，并且一直保持有较高的水平，享誉天下。

元末明初时期，意大利旅行家马可·波罗曾到过苏州，在其游记中提到苏州"医士甚众"。他写道："他们中有很多医术高明的医生，善于探出病根，对症下药。有些人是以学识渊博著称的教授，或者如我们应该称呼他们那样的是哲学家，还有一些人或许可以称做魔术师或巫师……"。

二、吴医渊源

"吴医"这个名称，固然由"吴"地域名而来。但是吴医并非"勾吴"小国的土特产，它的鼻祖应是金元四大医家。

在中国医学史上，金元时期是一个发展的时期，学术争妍、百花齐放，涌现出刘（完素）、张（从正）、李（东垣）、朱（丹溪）四大家，他们各有擅长，对后世影响很大，尤其在南北医学的交流互动中对吴中医学的突起有很大的推动作用。

当时，吴中医家葛应雷与中州名医李判官来往中，交流默契、互生敬意。明人张昶《吴中人物志》中记述，"时浙西提刑李判官，中州名医也。尝因父有疾，能自诊之。复咨于应雷。闻其言论，父子相顾骇愕，曰：南方亦有此人耶？尽出所藏刘守真（完素）张洁古（从正）诸书，与之讨论，无不吻合。而刘张之学，行于江南者自此始。"由此，中原的医学文化南传吴地，在吴中医学的发展中，催生了葛氏世医第一家的诞生。

明王祎《论医》中说到："予观近时言医者，莫盛于吴中，而吴中世业医者，莫盛于葛氏。"明陆继也有"吴中以儒为医，而德被人者，世称葛氏"的描述。（陈继《葛彦和墓志铭》）

明朝正德年间御医、院判，吴县人薛立斋"历仕孝武两朝，视篆南北医院，尽阅中秘奇方，遍友海内名士，闻见宏博……研精覃思……遂能察见脉理，所投立效"。他曾校注王纶的《明医杂著》。明人钱海石在《明医杂著·注序》中述及"尝闻姑苏传刘、张医学，乃是葛应雷始，自后王安道、赵良仁辈，各著《会同》《医韵》《药要》等书，世所宝藏，则苏固有玄妙医派也。立斋崛起于后，渊源有自矣"。

明朝杨循吉在《苏谈》一书中记载，浙江浦江（今金华）名医戴思恭是吴医形成的引导者。

戴思恭出生在读书人家，受到诗礼的熏陶。但他十分仰慕当时杰出的医学家朱丹溪先生。戴思恭不辞劳苦，徒步到浙江义乌朱丹溪门下求教。朱丹溪（1281—1358）是金元时期四大医家之一，与刘完素、张从正、李东垣一起享誉杏林，是中医学滋阴学派的创始人。戴思恭从师学习，态度诚恳，得到了朱丹溪的赏识。

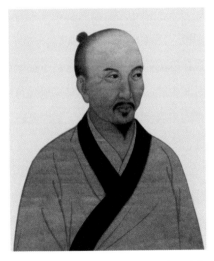

朱丹溪像

朱丹溪要求戴思恭学医从《黄帝内经》和张仲景的《伤寒论》《金匮要略》等医书入手。两年后，戴思恭再度拜访朱丹溪时，言语间朱丹溪发现戴思恭在医学上有了惊人的进步，其态度依旧诚笃。朱丹溪便把记载着自己治学心得和临床经验的笔记借给戴思恭，让他去进行研究。"自是识日广，学日笃，出而治疾，往往多奇验。"后来，戴思恭来到吴中悬壶行医。吴人来看病的，戴思恭每开一方，收受银子五两，由于效多桴鼓，一时声誉鹊起，求医者众。吴中有一个儒生叫王仲光，原来不懂医道，因为钦佩戴思恭的医术而去拜见他，向他请教学医之道。戴思恭说要熟读医书《素问》，王仲光就刻苦攻读三年。一日，戴思恭造访王仲光，谈吐之间，王仲光的医论学说使戴思恭吃惊不小，认为王的高论识见，自己已不能比及。戴思恭私下想来，恐怕影响到自己的前途，就登堂拜见王仲光的母亲，并与王仲光订下了交谊。当时，王仲光只是从书本上学到了医学知识，还不能看病人开处方。王仲光知道戴思恭藏有朱丹溪的医案十卷，但苦于戴思恭秘而不授。王仲光通过几天观察，知道了戴思恭藏书的地方。一日，在戴思恭外出的时候，王仲光拿了医案就回家。等到戴思恭回家后，发现医案失踪，十分气恼，深深地叹息说：可惜啊！恐怕今后受到先生恩惠的不仅仅是我一人了。王仲光研究了朱丹溪先生的医案后，医术大进，终以医名驰誉吴中。

明武陵顾从德在《重广补注黄帝内经素问》刻本的跋言中提到，"以德窃惟吴儒者王光庵宾，尝学'内经''素问'于戴元礼，可一年所，即治疗辄验！晚岁以其学授盛启东、韩叔阳，后被荐文皇帝，召对称旨，俱留御药院供御……"也就有了"故吴中多上医，实出元礼，为上古自来之正派以从授是书也。"的表述。

王仲光，名宾，号光庵，明初吴县木渎人。自幼即有志于周孔之道，在七八岁时即入乡校，识字以后他对唐虞三代以降，及至秦汉唐宋元六经贤传、诸子百象、阴阳历数、山海图志、兵政刑律及稗官小说等书，悉皆收览，无所不知。他立志隐晦不仕，且因母老不忍分离。有人劝之出，曰：吾惮为牺也。

王仲光曾在苏州城内设店售药，他一般不轻易为富人治病，但里巷中贫者求治，即往诊视，并施与药饵，不望责报。其医术和医书传吴人盛寅、韩叔阳。

王仲光曾寓居虎丘，题其室曰"三畏斋"，著述有《光庵集》十卷、《王仲光诗集》二卷、《吴中名贤记录》《吴中古迹诗》《虎丘山志》等。他又善绘事，尝于天平山画《龙门春晓图》，清初钱谦益在其《列朝诗集小传》中称王仲光、韩奕、王履为吴中三高士。

吴门医派是戴思恭来吴行医后开始形成、发展起来的。因为他是一个综合各家名医经验的杰出人物，所以在苏州中医学界声望较高。以后，由吴中"本土化"医家王仲光等的推动，数百年来出了不少名医，多有杰出之辈。"有闻名邦国者；有饮誉乡里者；有创造发明，著书立说而成为一代宗师者；有精于脉理，善诊妙治而留范千百医案者；有广注阐解经典者；有专论克治时病者；有精通诸科者；有独擅一技者。……总观诸贤，不惟医道高超，且皆医德隆厚"（吴怀棠《吴中名医录·序三》）。以后，遂发展形成了一个相当规模，且具相当影响的吴门医派。

"今吴中医称天下，盖有自矣。""于是仲光之医名吴下，吴下之医由是盛矣。"（杨循吉《苏谈》）杨循吉一语定音。真正以"吴医"广传天下者，应是清乾嘉年间名医唐大烈。他仿照清康熙年间吴医过绎之《吴中医案》旧佚，将苏州地区的三十一位医家的医论杂著汇编成《吴医汇讲》十一卷，刊刻印行，从此，"吴医"名称盛行于世。在历史进程中，明清时期吴地农业及手工业的发达，奠定了商品经济社会发展的基础，苏州逐步走入了繁荣时期，吴文化也鼎甲一时。自

"天下有学自吴郡始"以来，儒学大行，苏州中医也声名隆盛，这里的中医被称为"吴医"，享誉一方。

元明之际，吴中医家葛应雷受传刘张之学，戴思恭徙吴行医并传王仲光而使"吴中医称天下"，薛立斋作为"苏之医派崛起于后"的代表人物，至有清一代温病学派的兴盛，继则唐大烈成为吴中医学广传天下的第一人，前后四百多年间，苏州本土有水平的中医群体最后汇聚成了流派，已然成为社会共识，既承中原医学的南传，又受越绍医学的北推，吴中地区成为先进医学的交会点，逐步推进形成了颇负盛名并传承不衰的吴门医派，世人瞩目，彰显一方。以后吴中医学一枝独秀，具有"名医多、御医多、医学古籍多"的明显特点。

三、温病学说

　　我国自汉以来，各地不断流行瘟疫，即所谓"大兵之后，必有凶年；大荒之后，必有大疫"。这与社会发展、人口集中、环境卫生状况恶劣等因素密切有关。瘟疫一旦流行，死伤大批，民生凋敝。因此对瘟疫的研究自然成为历代医家的焦点。正史存录及有关史料记载，从汉、唐、宋、元至明、清历代，苏州及相邻地区曾先后发生过数百次的疫病流行。例如，在明代的二百七十六年中发生了六十四次疫病流行；清代的二百六十六年中大小疫病流行不下三百多次。例如，明永乐六年（1408），江西建昌，浙江杭州，福建建宁、邵武等地死者七万八千四百余人。

　　清雍正十一年（1733）镇洋大疫，继之江苏昆山、上海宝山大疫，死者无算。

　　先秦时的《黄帝内经》中曾提到"五疫之至，皆相染易，无问大小，病状相似"。先民们也特别关注到生命竞存中有一类对人类侵害极大的疫病。汉代张仲景被誉为"医中之圣"，他亦曾痛感于建安纪年以来疫病流行。他家是个大家族，原有二百多人，然而未满十年，却死去了三分之二。其中死于伤寒病的就有七十人。"感往昔之沦丧，伤横夭之莫救，乃勤求古训，博采众方"，撰著《伤寒论》一书。而且张仲景很自负地认为，"虽未能尽愈诸病，庶可以见病知源，若能寻余所集，思过半矣!"自《伤寒论》问世以来，历代医家无不奉为圭臬。伤寒是一切外感热性病的总称。以伤寒病命名，列治法三百九十七条，组方一百一十三首，用药九十七味，历经千百年，中医借此治病，屡治不爽。可贵的是《伤寒论》继《灵枢》之后又提到了温病，但出症状而无治法，且语焉不详。这可能与张仲景身处中原，鉴于天、地、人的条件，所见所闻以伤寒为主有关。但亦足以说明张仲景在丰富的临床中，或他同时期的医学信息中，也发现过有别于"伤寒"的"温病"。或许与伤寒相比仅见一二，但他终于未敢遗忘，更无主观舍弃，还是如实地把所见所闻录下，使后人能有脉络可寻。

吴中一带湖河渚泊，地处卑湿，水利资源丰富，一年四季气候分明，较之北方多温，这或许是吴中多温病的自然条件。因此，吴中医家也就有了更多的治疗温病的实践机会，构成了温病学说创立于吴中的必然因素。

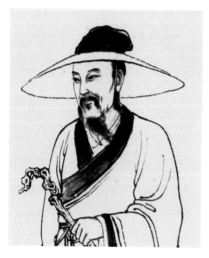

王履像

1. 王履与《医经溯洄集》

元末明初，昆山人王履继承先人的学识，在临床研究中承袭了《内经》中"冬伤于寒，春必病温"的思想，以感邪的即病与不即病，指出了伤寒与温病的不同之处。"夫伤于寒有即病者焉,有不即病者焉。即病者,发于所感之时。不即病者,过时而发于春夏也。即病者谓之伤寒,不即病者谓之温与暑。"其病因虽"不殊",但施治不得以混淆。明确提出了"温病不得混称伤寒"的观点,澄清了当时关于温病、伤寒的模糊看法,认为温病与伤寒是不同的两类疾病,在治法上则应"治以辛凉苦寒",有异于伤寒的"辛温解表",使温病在名称和治法上摆脱了伤寒的羁绊。自此,温病走上了独立发展的道路。王履一生著述较多,但仅留存《医经溯洄集》一卷。由书传人,以温病学说的先驱者名留青史。

2. 吴有性与《瘟疫论》

明崇祯年间,一场瘟疫席卷山东、浙江、河南、河北、苏南等地。疫情凶猛,"一巷百余家,无一家幸免;一家数十口,无一口仅存"。求神问卜,无济于事,疫病流行,益愈猖獗。这时"救命神医"吴有性飘然问世。

吴有性,字又可,吴县洞庭东山人。他目睹疫病流行的凄惨景象,深感自己的责任重大,决

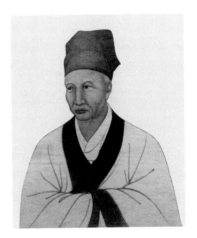

吴有性像

心放弃科举,绝意仕途,走上了医学研究的道路。他怀着极大的热情,置个人安危于不顾,深入疫区,登门串户,调查疫情,观察症

状，记录病情，然后进行分析研究，总结出了治疗瘟疫的经验。后来，在此基础上写出了《瘟疫论》一书，对瘟疫的预防和治疗作出了重大的贡献。

他提出"瘟疫之为病，非风、非寒、非暑、非湿，乃天地间别有一种异气所感"。即另有一种致病物质"戾气"，是造成传染病流行的原因。吴有性在长期的治疗实践中，观察到"戾气"有多种多样。感受不同"戾气"会产生不同的病症，并且他已经观察到某种"戾气"会侵入某种脏器组织。《瘟疫论》书中记载了与鼠疫、白喉、天花、麻风、梅毒、肺结核、流行性脑炎等相似的传染性疾病。在疫病传染途径上，他明确指出"邪从口鼻而入"，可通过空气飞沫或同病人接触传染。在疫病的流行特点上他已注意到散发性和大流行的区别和联系，并有很多合理的治疗原则和方法。

吴有性在传染病学方面的卓越贡献，开创了中医传染病学的研究。《瘟疫论》一书是我国最早研究瘟疫的专著。他提出的"戾气学说"为吴中温病学派的崛起奠定了基础。《瘟疫论》成书不到两年，就有印本刊行，嗣后各种版本络绎不绝。康熙年间，日本医家也翻刻了这部著作。

但是由于医家们的思想在根本上受到"尊经"观念的束缚，不敢直面温病。只是强调了温病与伤寒的不同，企图避免和《伤寒论》产生直接矛盾，所以一段时间来客观上延缓了温病学说发展的良好势头。

清初以后温病学说日趋成熟。迨至叶天士《温热论》的问世，宣告了温病学说理论体系的确立和吴中温病学派的诞生。

3.《温热论》及其他

叶天士是一个了不起的医学临床实践家。他继承师说，实践探索，大胆创见，敢为天下先。他认为伤寒一症由感受风寒所致，而温病的病因则是温热之邪。伤寒病邪从皮毛腠理而入，从足太阳经由表入里，循六经传变；温病之邪则由口鼻而入，"温邪上受，首先犯肺，逆传心包"，是犯上焦肺卫，由浅入深，循卫、气、营、血途径传变。伤寒之邪滞留，由寒化热入里，易伤阳气；温热之邪则热传速变，表里俱热，易损阴津。所以治法上，伤寒在表，用辛温发汗，疏散风寒；温病在表，则用辛凉轻清，透泄热邪，以顾护津液为主。

叶天士明确提出了温病学说中卫、气、营、血的辨证治法，这是一种学说的创新。"大凡看法，卫之后方言气，营之后方言血。"感受温邪之后，由卫、气、营、血四个层次表达了由浅入深传变的规律。制定了"在卫汗之可也，到气才可清气，入营犹可透热转气……入血就恐耗血动血，直须凉血散血"的治疗原则，广泛应用于温病临床。在温病的诊断方法上发明了察舌、验齿、辨别斑疹白㾦等体征，并且有较详细的记录和总结，为当时医家诊断疾病提供了宝贵的经验。

温病学说是一门与伤寒学说并列的外感发热病治疗学，是吴中医学的标志性学说，并且对中医学的发展具有巨大的影响。吴中医家周扬俊的《温热暑疫全书》、薛生白的《湿热论》、缪遵义的《温热朗照》以及邵登瀛的《四时病机》等研究温病学的专著先后纷纷问世，掀起了从事研究温病学说的高潮，吴中地区成为当时温病学说研究的中心。从此，温病学说广为流传，播扬大江南北。江苏淮阴吴鞠通的《温病条辨》创三焦辨证，广其义；浙江会稽章虚谷的《医门棒喝》

畅其识；海宁王孟英的《温热经纬》传其学，这些都是中医学史上有较大影响的温病学著作。

4. 清代吴中名医叶天士

叶桂（1667—1746），字天士，以字行，清康熙年间人。号香岩，晚号上津老人，世居苏州阊门外渡僧桥下塘。先世自歙迁吴，占籍吴中。祖父叶时，字紫帆。父叶朝采，字阳生，都精通医术。叶天士十四岁丧父，后从学于父亲的门人朱君，未及弱冠，便已经通读《内经》《难经》以及中医各家著作。叶天士读书不仅一读就通，而且有些见识甚至超过老师，所以挂牌行医不久，就已经很有名望了。叶天士看病切脉望色，如见五脏，处方用药不拘泥于一知只见，师古不泥，兼收并蓄。

清康熙年间，正是吴中名医辈出的时期，叶天士只要听说某人善治某病，就会真诚地以弟子之礼去请教学习。"转益多师，集众美以成名"，叶天士从十二岁到十八岁的六七年间，前后造访了十七位师，一时传为佳话。

叶天士神悟绝人，博古通今，对于医术，尤其精到。他三十岁不到便盛名于世，当时大江南北学医的人都以叶天士是自己的老师为荣。叶天士的子孙后裔都继承家业，五世相传。众多私淑者中，最有成就的是吴塘（鞠通）、章楠（虚谷）、王士雄（孟英）等，后来也都成为名闻于世的吴中名医。

叶天士治病往往有出奇制胜之处，对于疑难杂症，以他平日娴熟的医术使病人得救。有时就在别的医生所开的处方中略作变通，改变

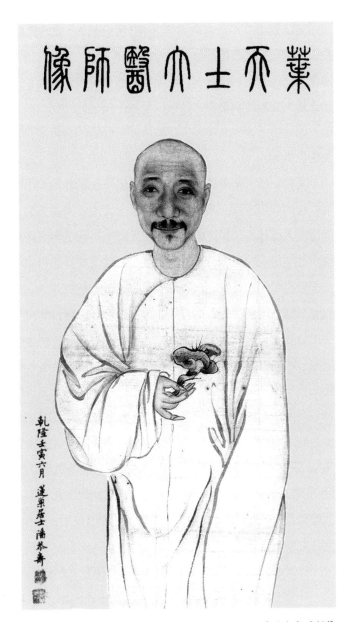

叶天士大医师像

服用方法就很有效。有时甚至不用任何药物，而只要病人静静地休息，用适当的饮食调养作为有效的治疗方法。当有的病人自己还没有意识到已经患病的情况下，叶天士就能预见洞知，告诫病人，有时能神奇地预先判断病情在十数年以至数十年后的变化情况，无不一一应验。因此，叶天士名噪天下，各种关于他的传奇故事，也在民间广为流传。例如：

某日，叶天士乘轿经过闹市，看见一伙送葬的人，叶天士注意到在棺材的底下有鲜血滴下数滴。叶天士大声呼叫送葬的人停下来，并问棺中人是什么时候死的？答是昨天晚上。问是男人还是妇人？答是临产的孕妇。叶天士就吩咐他们快回，说是或许还可以救活。死者的丈夫哭泣着叩谢请救，然后随叶天士的轿子赶快返还。一路上围观的人越来越多。回到死者的家中，就叫人打开棺材，叶天士按了患者右手的脉后说可以救活，并让人把尸体搬回到床上，脱去殓服。叶天士取出一枚长针，解开死者胸前衣服，当心一针，"哇"然一声，一个婴儿就分娩下来了，女人也恢复了呼吸。围观的人无不佩服叶天士的神奇医术。有的人问叶天士：你是怎么知道她还没有死的呢？叶天士说：刚才看见棺材底下滴下的血是新鲜血，所以知道人还没有死。后来按了脉后，知是腹中的胎儿将母亲的胞络绕住了，而胞络与心相近，孕妇是因心痛而晕厥过去的。所以用针刺胎儿的手，胎儿因手痛而缩动，所以一下子就分娩下来了。胎儿出来后，母亲也就救活了。此法之难在于掌握针刺的分寸。

叶天士话还没有说完，围观者中有一年轻人伸出手来请叶天士诊病。叶天士诊视良久，对他说，你应该赶快回家，今天晚上必定要死。周围的人听了十分吃惊。有人不禁问道，你这样判断的根据是什么？叶天士说，你们看他完全像一个健康的人，但我以脉理分析，他的肠子已经寸断，哪会有不死的理由。这个年轻人是产妇家对门店内的伙计，当时看见大家都一致称赞叶天士神奇的医术，心里有些不服。他是刚吃罢中饭从柜台内跳出来，推开众人进来请叶天士诊脉的，当时只是想戏弄叶天士而已。他没有想到吃饱了饭是不宜跳跃的，饭后跳跃则易肠断。当日晚上年轻人果然死了。于是一时盛传叶天士"对已经死的人能断脉复生，对健康的人能预知其死"，名声播扬方圆数百里。

又一天，叶天士徒步自外面出诊归来，途中骤雨急下，道路被冲坏。有一熟悉叶天士的村夫背着叶天士渡水。叶天士对他说，你明年今日会病死。现在若及时治疗，尚可以救活。村夫听后并没相信。过了一年，村夫头部出了很多疮疡，就急着赶到叶天士家里求治。叶天士只是给了他一些钱叫他回去，并断言不会活过明天酉时。第二天事情真的这样发生了。

又一次，叶天士乘轿行至乡村间，正巧看到一个在采桑叶的少妇。叶天士就叫轿夫上去搂抱少妇，少妇不知就里，十分气愤，大骂轿夫。她的丈夫也扭住轿夫殴打起来。叶天士急忙从旁解劝道：这个妇人痘疹已发到皮膜间，因火气太盛，痘疹发不出来，是我设法让轿夫激怒她的。今天晚上痘疹可能会剧发，如果不这样，性命就很危险了。后来果然是这样，妇人也就很快康复了。

吴县木渎有一个富家的儿子，也是痘疹闭而不出。家人想到只有叶天士能治好儿子的病。然而，木渎距苏州城太远，恐怕请不来叶天士。他们听说叶天士喜欢斗蟋蟀，于是就买了数十盆蟋蟀放在家中，并重金请人以斗蟋蟀为名将叶天士骗到木渎来。待叶天士到了木渎，就请他为小儿治病。叶天士开始不愿诊视，诱他来的人对叶天士说，如果你能治好小儿的病，那么这数十盆蟋蟀全部送给你。叶天士听后十分高兴，就要求富家准备十几张新的干净桌子，将小孩裸卧桌上，用手翻转小孩，如果桌子热了就换一张，如此一张张桌子翻遍，到了半夜痘疹一下子都发出来了，终于幸免一死。

还有一个故事，说叶天士有一外孙才一岁，患痘闭不出，他的女儿抱其回家求父亲治疗。叶天士一时觉得难以下手治疗，女儿于是十分愤恨地说道，父亲经常说痘无死证，现在外孙得了痘疹，难道就不能活吗？那我就先死吧！说着欲以头撞墙，被阻后又拿了剪刀欲自刎。叶天士看到这样的情况，迫不得已，沉思再三，吩咐将外孙脱去衣服关在一间空屋内，自己却外出与别人游戏去了。女儿想看看儿子，门却打不开。几次三番叫人去催父亲回来。而叶天士玩兴正浓，没有回来。女儿伤心得直哭。到了夜深的时候，叶天士方才回家，然后打开空屋，看到小孩痘疹遍体，粒粒如珠。其实叶天士是借用空屋蚊子较多，用蚊虫叮咬皮肤的方法帮助痘疹发出，真是用心良苦啊！

还有一次，叶天士的邻居中有一产妇难产已经几天了，别的医生看过后开了方子。产妇的丈夫拿了药方去请教叶天士，叶天士看后要他在方子中加上梧桐叶一片同煎。产妇服后胎儿果然立即娩出。后来，有人效法叶天士的方法。叶天士听后笑着说：吾当时用梧桐叶，因为那天正好是立秋日，过了这个节气，加梧桐叶有何用呢？这是叶天士巧用"立秋叶落"因时制宜的好方法。

有一个男子，二十多岁，他的父亲是某省制军（当时对总督的称呼）。一日男子两目红肿，痛不可忍，请叶天士诊治。叶天士看病后说，目疾不足虑，当自愈，但愈后七日内，足心必生痈毒，一发则不可治。因为平时叶天士决死生如烛照，不会相差很大，这男子听了这样的说法，不觉恐惧不已，惶惶求救。叶天士说，现在不用急，你先用我拟的散毒方法，如果七日内不发，方可再议。男子急着求方，叶天士却嘱咐他先息心静坐，以左手擦右足心三十六遍，以右手擦左足心三十六遍，每日七次。俟七日后，再来诊治。男子茫茫然疑虑不定，但只能如法去做。如此七日后，就请叶天士复诊。该男子说，目疾正如先生所说的已经痊愈了，不知道痈毒还是否会发？叶天士笑着说，前几天我说发痈毒的话是戏言。因为你是富贵中人，事事如意，所怕的只有死，因此只有以死这件事才能说动你。这样一来其他的欲念就会断绝，使注意力全部集中到足心。手擦足，则心火下行，目疾自愈。不然心越躁，目越痛，即使每天服用灵丹妙药，也不会有效果的。男子听后，恍然大悟，笑着重谢叶天士。

叶天士的母亲年龄大了，一次生病，叶天士每天用药治疗，却始终不见效果。然后他请遍了苏州城内外名家，会诊后也无效。他母亲的病情一天天加重，叶天士终日忧心忡忡。他问仆人，苏州是否还有学问深而没有名望的医生。仆人说，后街有一位章医生，平日自夸技术比你还好，但是请他看病的人寥寥无几。叶天士听后十分惊讶，说道能口出大言的，必定有真才实学，赶快去请他来。仆人奉命到章医生家，章医生向仆人详细询问老夫人的病势以及叶天士又为什么这样急迫等情况。仆人说，太夫人生病已久，服药无效，病势日增，主人终日彷徨，口中念叨"黄连"二字不已。章医生听后，心中已经有所明白。到了叶天士家中，看过病人，章医生提出要看以前所服的药方，并沉吟良久后说：药与症是相符合的，理宜奏效，但太夫人病情是因为热邪郁于心胃之间，药方中需加黄连一味，始能奏效。叶天士听后，跃然而起说，我也已经考虑再三，想用黄连这味药物。但家母年事已高，恐服后影响真火，故不敢贸然用它。章医生说，太夫人两尺脉长而有神，本元尚且坚固，况且有这样的病症，还需用这样的药物来治疗，用了不会有何妨害的。叶天士十分赞赏，如此用药以后，一剂而安，再投而愈。叶天士以杯缎百金厚谢。以后有请叶天士看病的人，叶天士常常会说，章某的医术超过我，可以请他治疗。

扬州有一个叫程信的医生，叶天士曾经看到过他开的方子，很欣赏他的水平。若有扬州来的病人，叶天士就会对病人说江北有程信这样的名医，没有必要远道而来叫我看病的。这真是叶天士的大家风范。

同行之间，为了维护自己的声望，妒忌之心每每有之，有关叶天

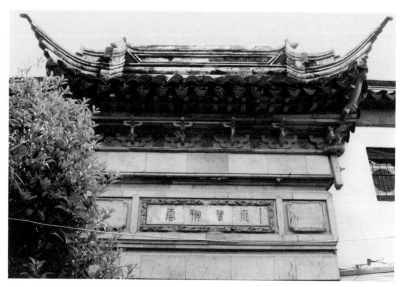

叶天士故居（倪浩文摄）

士与薛生白的龃龉之词的传说亦曾在民间流传。

薛生白，也是吴中名医，与叶天士齐名，但他俩相互妒忌。生病的人到叶天士处看病，叶天士必然会问，有没有请薛生白看过。到薛生白处看病时，薛生白也必然会问，有没有请叶天士看过。

某日，有甲乙二人赌食寒具（馓子，一种油炸面食），甲吃了七十份后，觉得难受，就承认自己赌输认罚。乙见甲认输后十分高兴，一时逞强，把全部寒具都吃掉了。刚吃完不久，便觉得有痰上涌不适，就请叶天士看病。叶天士看过后说，已经无药可救。病人又再到薛生白处请他诊视，薛生白说法也与叶天士一样。病人的家属苦苦哀求薛生白设法救治。薛生白忽然想起就问道，有没有请别的医生看过。病人说请叶天士已看过了。薛就问，叶天士是如何说的？回答说与先生说的一样。薛生白想了一下说，如果果真是这样的话，那么就留下来，我想办法试试，如治疗好也是你家运气亨通。说完，薛生白就进入内室。过了一会儿，他手里拿着一种纯白的药汤出来，要病人服下。然后再给一种黑色的药物服下。不久，病人腹中响如雷鸣，大泻而愈。后来，叶天士听到了这件事说，我怎么会不知道这种治法，只是不乐意治疗而已。因为病者过食寒具，充塞不化，理应用消导的方法。但又恐怕他不胜药力，必先要让病人服人参后以固其元气，然后方能有效。因为考虑到病者穷困买不起人参，所以对病人说自己无能为力。实际上，开始时薛生白也是这个意思，断为不治。只是由妒忌心理出发，就自己准备了参汤给病人服，所以见效。

事后，叶天士觉得很气愤，书写了"踏雪斋"几个大字挂在门口。薛生白听到后笑着说，人们常说叶天士不通情理，今天看来果然如此。说罢自己也写了"扫叶庄"几个字挂起来。

陆以湉在《冷庐医话》中记述有这样一件事："乾隆间吴门大疫，郡设医局以济贫者。诸名医日一造也。有更夫某者，身面浮肿，遍体作黄白色，诣局求治。薛生白先至，诊其脉，挥之去，曰，水肿已剧，不治。病者出，而叶天士至，从肩舆中遥视之，曰：尔非更夫耶？此薰驱蚊带受毒所致，二剂可已。遂处方与之。薛为之失色。因有扫叶庄、踏雪斋之举。二人以盛名相轧，盖由于此。"

叶天士在从师过程中，与薛生白曾同出吴中名医王子接（晋三）门下。薛生白与叶天士是同时代人，年岁稍逊于叶天士。他出身于诗书人家，素有学养，博学多通，诗文甚富。只因母病，究心医学，治多奇效。虽以医闻名，但"不屑以医自见"，所以尽管医名与叶天士齐，但在学养、识见及学术风格方面均与叶天士不同。叶天士为时医，以时病见长。薛生白为儒医，于儒文为擅。叶天士年长而敦厚伦纪，薛生白少盛而放诞风雅。

1986 年，在纪念叶天士诞辰三百二十周年学术研讨会期间，苏州市中医学会会同市文管会，根据有关资料，经实地勘察与寻访，初步认定叶天士故居在阊门外渡僧桥下塘 48～54 号的古建筑院落内。

叶天士故居坐北朝南，东西三落，前后七进，为明清时建筑，现虽有破落毁损，但规模结构、厅堂居室之遗风犹存。"一脉运河游龙舟，七里山塘到虎丘。"阊门下塘，渡僧桥一带，应是当年商业繁荣之地，是水陆要津，叶天士设诊行医于此，是十分符合情理的。叶宅现已作为名人故居列入苏州市文物保护单位名录。

◎ 第三章 ◎

吴中名医

吴门医派 >>>

一、吴中世医

　　世称"医不三世，不服其药"，人们历来都很看重世代相传的医家。这些世代相传的医家主要是以父子嬗递、族裔沿袭、数世相传，乃至十数世、数十世传承的。但是能绵延不绝，传承至今的，真属凤毛麟角，这是一种值得研究的历史文化现象。

　　有关资料表明，宋元以后的明清时期医家世传较为多见，首先，这可能与资料存见所及有关。其次，元朝抑文废儒，导致科举萧条，仕途衰落，"第以见用于世，而科举废矣，于是益取医家之书而读之"，发生了儒学世家向医家的嬗变。明朝时的户籍管理制度受元代的影响，朝廷为稳定社会局面，把户口分为民、军、医、儒等类别，而且规定，各户必须承袭父业，不能改变，否则治罪。由于"九儒十丐"的流风，由儒而医是十分时尚的变化。因此，医学之家形成了一脉相承、世代沿袭的现象。

　　明清两代，吴中地区的经济与文化都有很大的发展，一大批著名医家面世以后，亦多世代传承，所以吴中医学先有名医多，继而有世医多的特点。

1. 宋代世医第一家——葛氏世医

《吴中名医录》中有关于名医沈良惠的记载，他由汴迁吴，高宗曾赐书良惠，吴人遂以良惠称之，自宋入元至明，其家代有名医。这是关于吴中世医的较早记述。

宋代吴中世医之家还有葛应雷，葛氏医学在吴中影响很大。明代王祎在《论医》中说到"予观近时言医者，莫盛于吴中，而吴中世业医者，莫盛于葛氏"。"吴中以儒为医，而德被人者，世称葛氏。"（陈继《葛彦和墓志铭》）葛氏家族当是显赫于吴中的鸿儒名医世家。

葛应雷，字震父，别号恒斋，宋元间苏州人，生于宋景定五年（1264）。祖思恭，官至宋宣议郎（从七品下的文阶官），医术显名于时。父从豫，官宋进义校尉，为人清正儒雅，博极群书。尤精医学，名于宋末。

应雷幼年习儒，兼受家学，亦留心于医。宋亡后，弃儒而专攻医学，以家藏《灵枢》《素问》诸书，研读覃思，深窥奥旨。其处方制剂，独具风格，皆出群辈。见世之言医者，拘方执论，而莫究其原委；宣泄补益，守护攻伐之法，不识时用，于是著《医学会同》一书。该书推五运六气之标本，察阴阳升降之左右，定五脏六腑之虚实，以合经络气血之流注。使学者知疾病之候，死生之期。应雷尝自匾其斋曰"恒"，谓医不可无恒也。大德十年（1306），荐授平江医学教授，升任全郎，江浙官医提举。至治二年（1322）以内艰归，执丧哀毁，至治三年正月十八日，竟卒于家，享年六十岁。泰定元年（1324）春，二月十八日葬于吴县至德乡望保墩先域之次。所著《医学会同》二十卷已散佚。

其弟葛应泽居杉渎桥故里，亦以儒通医，为平江路官医提领，匾其医室曰"复生堂"。其座右铭为：济世之道莫大乎医，去疾之功莫先乎药。由当朝周丞相书。著有《葛应泽诗文集》十卷。

葛应雷子葛乾孙（1305—1353），字可久。他生有奇气，仪状伟特，膂力过人，为人倜傥温雅。未冠时好击刺战阵之法，后折节读书，却入试屡下。据吴县光福人徐显在《葛乾孙传》中说，葛乾孙在二十岁以后，曾做过一段时间的地方小吏。在应进士考试时，行为放纵，奇志大言，出语惊人。这有违应考规矩，照例不能录取，但主考官看他是个学识武功兼备的人才，劝他循规蹈矩并答应录取他为第二名。葛乾孙却说，此不足为也，吾怎愿醒醒从谀，离析经旨，来迎合主考官的要求。从此以后，葛乾孙弃绝仕途，不再应试，转而继承家业，研习岐黄之术。

先由其父取医书授之，乾孙稍治辄精。他又兼通阴阳律历，星命之术，为人治病，常见奇效。很多在其他地方不能治好的病人，皆往葛乾孙处求治。因此他名重南北，与当时浙江义乌名医朱丹溪齐名。

葛乾孙曾治过一富家女，病者四肢痿痹，目瞪不能食，众医治罔效。葛乾孙命悉去房中香奁流苏之属，掘地为坎，置女其中。久之，女手足动，能出声，投药一丸，明日女自坎中出矣。盖此女嗜香过度，而脾为香气所蚀，故得是症。

朱丹溪尝治浙中一女子瘰瘵，且愈，颊上两丹点不灭，朱丹溪自感技穷，谓主人曰：须吴中葛公耳；然其人雄迈不羁，非子所致也，吾遣书往，彼必来。主人悦，具供帐舟楫以迎。比至，朱丹溪语其故，出女子视之。葛乾孙曰，法当刺两乳，主人难之。葛乾孙曰，请覆以衣。援针刺之，应手而灭。主人赠遗甚丰。葛乾孙笑曰，我为朱先生来，岂责尔报耶，悉置不受。

葛乾孙，勇士言其长于武，士子言其长于文，方士言其长于医。实际上葛乾孙是文武医药皆精之才。

传说，葛乾孙曾路遇一人，极明医理，精通方脉，授秘方于他。以后葛乾孙用以治劳损吐血，活人无数。晚年，葛乾孙将异人所授之方，整理成书，即为《十药神书》。他在自序中说，"余自髫稚，学业医道，考究方脉。三十余年，遍历江湖，多学广博者，不过言语文字形容之耳。及至用药治病，皆不能捷，是以日夜苦思用心，务在中病。后遇至人，同处三月，斯人极明医道，精通方脉，用药如发矢，无不中的，余曰必神人也。遂拜为师，得授奇方一册。阅之，或群队者，或三四味者，皆余目观至人用效者也。使予如久旱逢霖，夜行得月，心中豁然。自此回至吴中，一用一捷，无不刻验。信乎奇方可锓梓者也。余以三余暇日，将至人所授奇方，并日用决效之法，类成一帙，名曰《十药神书》"。

《十药神书》是我国第一部论述治疗劳损吐血的专著，其病症大体与现代医学的肺结核病相类似。这本书中论及用药治病之方，因其疗效确切可靠，得到了明清医家的推崇，并在临床广泛应用。

《十药神书》卷帙不多，方共十首，以天干次序排列。如甲字十灰散，乙字花蕊石散，丙字独参汤，丁字保和汤，戊字保真汤，己字太平丸，庚字沉香消化丸，辛字润肺膏，壬字白凤膏，癸字补髓丹。专治肺痨吐血之症，在病的发展规律过程中，用药循序渐进，每有一方之效。唐宋以来，对肺痨病尚未有系统完整的治法。《十药神书》问世后，确立了一套可以遵循的治疗法则。

元至正壬辰年（1352），由于元王朝的腐败统治，农民起义越演越烈，战火燃遍全国。正月，葛乾孙与朋友徐显同游苏州开元寺，对徐显说"吾闻中原豪杰方兴，而吾不及预，命也。夫今兹六气淫厉，吾犯司地，殆将死矣，如斯必于秋"。这番话是葛乾孙的肺腑之言，他颂扬农民起义军为"豪杰"，包含了他对自己不可能参加那轰轰烈烈的起义运动的慨叹。他预知元王朝气数已尽，将要灭亡。是年秋七月，葛乾孙谈笑自若，偃然而逝，终年四十九岁。

后人为了纪念葛乾孙，在苏州沧浪亭内五百名贤祠碑刻中供奉了他的遗像，并有赞语曰：洞明方术，世业知医，咸池运厄，未究厥施。

民国初期，名流吴荫培创立"吴中保墓会"，曾在苏州胥门外至西跨塘一带，发现过葛应雷、葛乾孙的墓葬，然几经变迁，现已难觅踪迹。

葛乾孙子葛晋，孝敬淳谨，能继家业。

葛应泽子葛仲正（1303—1373）为人厚重，有长者风。每旦迎疗者填户外，至不能容履。出诊肩舆历视唯谨，不问能报否，率与善药。其子、侄、甥、婿与弟子从仲正为医者甚多，人辄曰是葛君所传也，争相致之。

葛仲正卒后葬长洲县武丘乡桐泾。有子复、泰，孙旭、继，世其业。

2. 相传绵延八百年——郑氏妇科

自宋代以来，昆山郑氏妇科已相传二十九世，香火绵延八百年，堪与上海青浦何氏二十九世医相媲美，成为中外医学史上的奇迹。

昆山郑氏祖籍河南开封，为周宣王弟友郑桓公后裔。宋建炎三年（1129）郑忆年率百余口随高宗南渡，定居昆山，遂占昆山籍，是为迁昆始祖。郑忆年五世孙郑公显得其妻之外祖父薛将仕所传医术，专精女科，得能世传。

薛将仕，名辛，号古愚，昆山人。精于医术，尤擅女科，治多良效，名闻遐迩，人称薛医产家。因无子嗣，传医术于女婿钱氏，钱氏复传医术于女婿郑公显，郑氏遂世业女科。薛将仕为郑氏女科世医之始祖。后裔累世，代代相承，足可称吴中著名世医之家。其医学经验，经整理成医著的有《女科万金方》《薛氏产女科真传要旨》等传世。这些医著医方，郑氏后人视若传家至宝，秘不示人，代代手抄相传。并不断增益，修改整理，每次镌版仍钤印"宋薛将仕撰"字样，以遵先祖之礼。

郑氏世家，以医为家业，历代相传，无有间息，迄今八百余年历史。其裔孙有的因儒学交辉得就功名；有的以医官行世受宠朝廷；更多的是克承世业，隐于医而名于世者。

如七世孙郑壬，精医术，名大著，明洪武正统年间荐征为太医院医士。

八世孙郑文康，明正统十三年进士，名儒名医。

十一世孙郑宗儒，明中叶太医院院判；郑云，任太医院医士。

十二世孙郑若皋，任太医院吏目。

十四世孙郑玉玲，明末太医院医士。

十五世孙郑之郊，明太医院御医。

其中以医术传承家业，文字记述较多的是儒医郑文康。

郑文康，字时义，号介庵，明永乐成化年间人。少攻儒业，正统

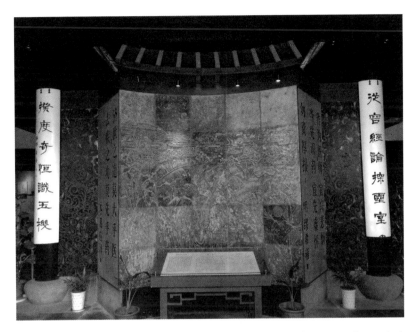

苏州中医药博物馆内吴中名医塑壁

三年（1438），二十七岁时，中试举人。再十年登正统十三年进士榜，
（三甲五十六名）授官观政大理寺，尚未满月即乞归养亲。未抵家而
父亡，四年后母又病卒。郑文康悲恸十分，数年成疾，遂不复仕进。
郑文康身长伟躯，目光炯炯。日取群经子史披阅，无书不览，虽病不
少休。筑书院于家庙旁，开门授徒讲学。秋霜春露，常偕同乡里名士
耆老寻访郊外断碑荒冢，多有搜述。擅诗文，数千言操觚立就，有
《平桥稿》《介庵杂编》《平桥漫录》等诗文集。

　　郑文康在攻研儒学同时，又继承世传女科医术。品剂草木，药香
常达户外，每年经其诊治而愈者，不可胜数。

在苏州沧浪亭五百名贤祠碑刻中有文康公像。铭曰：谈忠论孝，菲史枕经，平桥遗集，浚发性灵。

十五世孙郑之郊，字宋孟，号心苓，明末清初人。博学多识，尤精医术，匕匙所投，无不立效。因此，医名满天下。南至闽浙，北达齐鲁燕赵，以及辽蓟，皆来延聘，终岁无停撤。明天启四年（1624），征授太医院吏目，疗疾多奇效，不久晋升为御医。

曾有阉魁魏忠贤有疾招诊，之郊乃大义凛然，称疾不赴，旋即辞职归乡。曾修祖墓，重建薛将仕祠。

十六世孙郑伯昌，字倩文，号缵苓，明末清初人，之郊长子。好古力学，少时游学杭州，补庠生。学使洪承畴以高才目之。其后，被荐应贤良方正，力辞之。既不仕进，唯以医术行世。虽医技颇高，刀圭所及多奇中，然遇一病仍必细细商度研究。常道：从医者，关系到病人之生死，岂可不谨慎。因此业益精，远近求医者如赴市。他对贫民及荒村僻壤来邀诊者，即予出诊，还对贫困者给予资助。故贫病患者，视其若父母。而富家大户来延请，则未必能马上即到。他为人敦本务义，遵祖爱亲。崇祯十四年（1641），岁大荒，经其倡议城内多设粥厂济贫。乙酉年（1645）适世变，其叔郑之祁殉难时，郑伯昌正避难于太仓直塘，他闻讯后，冒着战火入城收殓其叔遗骸，并抚养其叔遗孤堂妹至出嫁。其以仁心笃伦纪，以仁术抉衰病，以仁言教子弟。然又耻以善自居，辞谢举乡饮大宾。他独立重建家祠和家学于春和里。居恒耽思典籍，搜罗编校先生遗书，寒暑不辍，著有《学圃集》六卷。康熙四年（1665）冬，偶发痰疾，竟于十一月二十日端坐而逝，终年七十四岁。

郑氏女科传至二十八世郑绍先（1920—2004）。郑绍先少承家学，研习《女科万金方》等祖传医著，深得奥旨。1935年入苏州国医专科学校学习。他行医六十余年，为全国首批继承学术经验的五百位老中医专家之一，是江苏省名老中医。在从医生涯中，他精研中医理论，潜心探幽索隐，深得祖传医术及秘方要旨。又融合现代医学知识，有丰富的临床经验，成功地走出了一条既有继承又有发展，别具一格的郑氏妇科新路。

20世纪六七十年代以来，郑绍先对子宫肌瘤、卵巢囊肿、盆腔肿块、青春期功血等许多妇科疾病，进行了长期的探索和实践，攻克了一个又一个难题，学识颇丰，学术造诣亦高。

传人郑天如，为二十九世孙，续为学术继承人，世承祖业，发扬光大。

3. "中吴卢扁"——韩氏世医

久负盛名的还有吴中韩氏世医。韩氏先祖韩琦原籍河南安阳，元代时迁居苏州乐桥。韩琦是宋朝天圣间进士，历官陕西经略安抚招讨使，与范仲淹同名于时。边人有谣曰：军中有一韩，西贼闻之心胆寒；军中有一范，西贼闻之惊破胆。朝廷倚以为重。英宗即位，拜右仆射，封魏国公，卒后谥忠献。其家以售药为业。宋时严禁私家市药，独韩家因国公名，仍得售药，当时谓之"韩府药局"。由此，后代俱以业医面世。以医名于世的韩凝幼禀家学，精于医术，有"中吴卢扁"之号。张士诚据吴时，欲收引士类，韩凝隐居不出。

韩氏家中藏有元代医家罗天益的《卫生宝鉴》善本，韩凝补其缺略，正其讹误，后由其子韩夷刊行。韩凝弟韩冲，亦有医名。韩凝子奕、夷俱世其医业。

韩奕,字公望,号蒙斋。少因目疾,巫得蒙卦,知目不可疗,遂匾其室曰"蒙斋"。入明之后,绝意仕进,博学工诗,继父业,大精医术,与名医王宾友善。他与王宾、王履三人被称为吴中三高士,盛名于时。

韩奕端重简默,虽居闹市而乐于遨游,放浪山水之间。褐衣芒履,一童相随。往来山僧野客,家常累月不归。或时藉草而坐,傲吟长啸,人莫测其意,欣然古风。

明建文初年,郡守姚善闻其名,欲造访之,终不相见。韩奕作寿藏于支硎山下,王宾曾为之记。韩奕精于本草及饮食烹制,著有《易牙遗意》二卷。今存见《夷门广牍》《韩山人集》刊本。姚广孝序其诗曰:公望为人端雅纯正,读书穷理,诸子百家,靡不博究。虽居市廛,如处山壑。

韩奕子韩有、孙韩充,俱世医业。

韩夷,亦名彝,字公达。韩夷少小失母,其父韩凝命韩奕育为后,故名贻孙。明洪武年间为府学正科,永乐年间官承德郎。由堂兄韩奭荐举为御医,后陞太医院院判。一日,明成祖患腹痛,韩彝奏曰,须用雷丸、大黄、木香等峻猛之剂。服之果下虫六十二条。盖韩彝知道皇上嗜食水芹,容易生虫,积久乃成此病。明成祖病愈后,赐裘马等物,以后欲再予隆赏韩彝,报上韩奭之子韩传。韩传则初授为南儋卫军,后又被授为御医。韩奕病卒时,韩彝陈情,得假归葬,仍给葬费。明永乐十一年(1413)韩彝随驾北巡归来后,病不能朝,上命中贵视病,既殁,悼叹赐葬,祭视三品。韩彝之子韩布,传其术,世其业。

韩奭，字公茂，韩冲之子。禀学于堂兄奕。明永乐初年，任燕府良医正。从明成祖征战，后擢院判，升院使。上问其有弟否，答以有弟贻孙，尝师事臣。召授彝为御医。赐第致和街，寻陛院判。奭肩随彝，上命并行，超陛奭为院使。当时韩奭医术可与名医戴元礼相埒。后随驾北巡，永乐九年（1411），归京卒，三品钦葬。其子韩传，孙韩来鹤，俱精医术。

韩来鹤，名籍琬，康熙年间人。少攻举业，有声乡校，诗书文章皆精诣有法，屡试不举。来鹤以其读书余间，通其家学，著《伤寒意珠篇》二卷，阐发仲景之书。刑部尚书昆山徐乾学，因其家系世医，学有渊源，盛赞其术。

韩克缵，名襄，韩奕子，精医术，与吴中名人祝枝山、文徵明友善。

韩氏世家，学有渊源，十数人四传其业，皆精医术。既出朝廷名臣，又一族三人以御医供奉太医院，诚吴中显赫望族。

4. "七子山顾"世医

苏州顾氏医学世家，以"七子山顾"医名悬壶于世，在吴门医派中占有一席之地。

"余家业创自隋代，相继承数十代于兹矣。"（顾允若《游艺室医案》自序）

目前有文字可考顾氏医学传承始自晚清七子山人顾德昌。顾德昌（字庭纲）生平不详。世居苏州城西南郊七子山天医峰下，后曾在七子山西跨塘行医，医术精湛，求治者接踵于门庭。顾德昌有《手批叶香岩先生医案存真·附马祁王三家医案》及《顾庭纲医案》存世。子树屏，孙祖同、祖楷均继承家学。门人张金鉴尽传其学，亦有医名。

顾德华（1816—1868），字鬟云，清代妇科名医，以《花韵楼医案》名闻医界。曾祖介标，祖兆熊，父开均都是名医。其夫程文治（字羹梅）师从陈莘田，以医为业，德昌与德华系同宗异支兄妹关系。

顾德华自幼体弱多病，吴中名医皆有延请。十六岁时得伤暑症，药石罔效，延绵匝月，几近不起。家人终日祈求，昏昧中似得神明相助，幸获转危为安。病后每以方书自遣，读罢《内经》诸书，知医道精深。庚子年（1840）二十四岁时罹患咯血之症。就医于毗陵（今江苏常州）李青崖。经青崖先生调治后得愈。由此，德华立志学医，随先生侍诊左右。二年后吴中地区三阴症患者众多，更有族中妇人得之半载不愈，德华遂返乡设诊，为亲朋乡人救危解难，一一均得痊愈，自此声名鹊起。道咸间，吴下士大夫皆争相延诊，而钦仰之。

《花韵楼医案》是存世较少的由女性医家撰写的女科医案。"盖医案，汗牛充栋，大都统治男妇杂病为居多，而专治妇科则甚少"。全书验案二十九则，处方一百二十二首，近万言。成书于咸丰年间，当时即有抄本流传。后经同乡张元瑞整理，于1935年录入裘吉生《珍本医书集成》一书，正式刊行于世。书中验案涉及女科的外感、内伤等病。析证详明、论述精练、组方严谨，"其论治透彻，立方平和，洵是经验之作。方之现今女医中实罕有与匹。"全书仅为一卷，但文字简约，语义深刻，反映了顾德华的治病指导思想和丰富的临症经验，述及女科又旁通诸法。治疗特点为重视脾胃，脏腑兼顾。尤注意调护，学术价值值得肯定。顾德华"知医者偶一道及，每有欲求不得之惑。"行医处方善于总结，取长补短，开出富有特色的药方，获得非同一般的功效。另有《调治伤寒论》《花韵楼诗》等著述。

顾允若（1886—1937），字恩湛，祖同子。克绍家学，其一生的医学成就使"七子山顾"医名广大，声誉远播。

允若自幼习举之业，"赴童子试"不中，后诏停科举，便随父学医。"余垂髫之日，常令兼读医书。""夙夜将旧有之医书深思熟读，尤时在家君案右，审症辨脉，不遗余力。"（顾允若《游艺室医案·自序》）"将家藏医书无一不读，寒暑无间者数年。"（顾允若《游艺室医案·朱学鋐序》）又年，父亲罹患喘疾，允若便奉命代父应诊，一时能救危厄，起沉疴，饮誉乡里，病患接踵而至。乡里有病求治者，不待告语而推测其病况，无不合，投剂亦无不效。丁未年（1907）吴地温疫蔓延。允若移诊姑苏城区，迁城以后，经验益富，学识日进，得心应手，无间遐迩，贫病乞诊尤加体恤。

允若擅长内科，尤能治疯痨臌膈等疑难杂症。平生古道热肠，名噪江浙。允若主动参与中医社会活动，曾任吴县医学会副会长。在苏州富郎中巷西口43号设诊，同时，还应邀定期到上海出诊。自1925年开始，上海诊所固定在上海白克路（今凤阳路）老修德里。以后转移医务，主要在上海行医，每月逢一、十也会到苏州富郎中巷应诊。由于长期以来诊务繁忙，两地奔波，辛劳困顿，健康每况愈下，不幸于1937年去世，时年五十二岁。

允若一生学验俱富，诊治之余，笔耕不辍，在当时的中医药刊物上屡屡发表文章，参与探讨学问，交流学术。在为门人宋爱人《明辨伤寒百证》撰写序言中记述了顾氏门人弟子清晨讲学时的场景，"门弟子倚立而听者约十数人，有执经而问焉，有握管而记焉，又有屏息凝神切记于心，而若有所领会焉。"又如在《习医法》中论及"医之

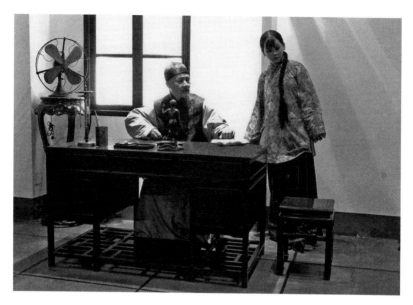

古人门诊蜡像

探测病情，不外望闻问切四诊而已。"临证时"须识得脉病证治之名、体、性、用。如用某药为名，出处为体，气味寒热为性，汗吐下补为用之类，一一明了于胸中，然后可以言医。"允若有《游艺室医案》《顾氏医径读本》存世。

《游艺室医案》一卷，是一本医案医话类著述。成书于光绪二十六年（1900），全书载有内、外、幼、妇各科医案。顾氏博览医籍，尤好李东垣、朱丹溪、叶天士之学，学养积累丰厚，学识思路清晰。以擅治疯痨臌膈诸症著称于时。后世奉为治"杂病"的大家。

允若针对时俗循循善诱。提出发问"医学之浸衰，即在于药性歌诀之盛行。世之医者，岂有于药性歌诀中而能产生杰出之人才者哉。"

对当时医家急功近利、不求甚解的流俗提出了中肯的批评。所以顾氏为使"上不失古圣经典之学，下不失近代诸家之作，融合一炉，毋稍轩轾，此本篇医径读本所由作也。"基于上述深思熟虑的认识，构划了课徒的医学门径。《顾氏医径读本》就应运而生了。

《顾氏医径读本》六卷，高足弟子咸襄编辑，积数十寒暑而成。成书于1934年，全书分为《内经辑要》《伤寒辑要》《金匮辑要》《妇科辑要》《儿科辑要》《疡科辑要》等卷。力求学有系统，教有法则，直取《灵枢》《素问》，下取近代，务尽实用，文字通俗，立法矜严，是当时医家案头必备，而且得到推崇的医学读本。

允若有女乃大，子乃绩、乃德均承家业。乃绩弘扬传承尤为身体力行。允若后，乃绩由沪返苏，以"七子山顾"之医名，于苏州富郎中巷老宅重新光耀门庭，济世利生。乃绩多病，于1952年早逝。生前未遑著述，传有门人整理的《顾乃绩医案》。有门人姚一航，健在。姚一航有门人顾为贤、金庆雷，以传其学。

乃德有子为贤，是顾氏医学家族中的最后一位守望者。问业于姚一航。曾有志于整理顾氏存世的大量医籍，并征集到姚氏的《顾庭纲医案》与《顾乃绩医案》抄本。为贤立志未酬，于20世纪80年代病逝。家族中传承数代的医籍与著述，全部散佚。自此"七子山顾"之医学家传再无后人。

允若门人甚众，有门人程思白、宋爱人等，在中医学界皆有成就。

"七子山顾"医学世家在吴中医学发展中有较大的影响，值得我们重新审视、加以研究。

5. 常熟裴麦粉——裴氏儿科

据 1961 版《支塘小志》记载，裴氏先祖裴昌原精于儿科，曾任明初太医院医官，自浙江海盐迁常熟赤砂塘（今支塘）行医，裴家桥由此得名。传至清代的裴蕙芳，已历十世，"专治小儿疾病"，闻名于乾隆、嘉庆年间。裴蕙芳在继承家传辨治儿科诸疾的二十四秘方基础上，为方便患儿服药，常嘱病家将药物研粉，和以麦粉、食糖等给患儿服用，深受病家欢迎。裴氏家传经验方如治疗疳积的"鸡肝散"、治疗肠炎的"茯神散"及治疗百日咳的"清肝散"等，用之辄验，病家呼其为"裴麦散"，称裴蕙芳为"裴麦粉"，"裴麦粉"之名由此日盛。裴蕙芳医术精湛，远近闻名，求治者日以百计，同里诗人姚柳堂《支塘百咏》中有"农船脱口载村鬟，水面相逢话偶攀。李嫂张姨才熟悉，裴家桥去看儿还。"裴蕙芳医德高尚，遇穷人辄施药饵，或丙夜篝灯叩门延请无不立赴，绳床土锉，溲秽狼藉，未尝蹙额。

第十一世传人裴应钟（1838—1887），字菊村，在弱冠之时就有悬壶济世之志，遂师从父亲裴蕙芳习医。裴应钟潜心研习《灵枢》《素问》等中医经典，悬壶数载即有医名，看诊时切脉望色，听声写形，洞见症结，"五脏九露之微，四籍六淫之变，无所不察"。尤擅儿科，即沉痼阽危，一经救疗，莫不应手立愈。声誉日隆，远近争延之。一时皆以今世和缓相传（春秋时名医有医和与医缓）。为方便患儿服药，他继续沿用父亲的方法，将家传肥儿丸、追虫丸等改丸为粉，专治小儿疳积、蛔虫、便泄、腹痛等症。将药碾磨成粉末，加减定方，不留一渣一滓，药力较大，祛病更速，老百姓亦称裴应钟为

"裴麦粉""裴氏儿科"正式形成。乡民老农至今犹能道之一二。

裴应钟秀硕无须,性刚倔强。凡官宦士绅求治者,非兼金不应。而劳苦贫困不能措药者,乐为诊治,给以丸散,更周给之。四乡襁负而至,摩肩接踵,殆无虚日。其住宅临河,筑有水码头,每日晨,农船蚁集,天未明即开始应诊,自朝至暮,中午亦无稍暇进餐,只能退之屏门后立而食之。至四乡出诊,或有农人拦舆求治,田头河畔,都给切脉开方。深夜叩门,即酷暑严寒,应诊给药,亦无怨言。出诊回家,常已是黄昏夜深。晚餐毕,静坐一室常将日间所处方案逐一研讨,疑难重症,则反复深思。若有一味不妥,深夜亦必遣人前往,务令安全有效。中年后体力渐衰,而病家愈集,不能稍卸仔肩。光绪十三年(1887)秋日,赴乡应诊,于路旁如厕,寒气侵袭肠道,患赤白痢下,经多方疗治,莫挽沉疴。为治人病而己病,救人死而己死,年仅五十三岁。

裴应钟子裴锡堂(十二世)、裴玉堂(十二世),同治、光绪间良医,在常(常熟)昆(昆山)太(太仓)一带颇有名望。裴锡堂子裴瑾怀(十三世),清末民初人,秉承家业,善治儿科,又涉疑难杂症、温病及精男妇大方,有《裴瑾怀医案》留世。裴锡堂与支塘邵氏名医邵绶臣交善,常一起会诊。

传至第十四世裴雁宾(1899—1962),其医名更甚,时人有"裴鸿三帖药定生死"之说。裴雁宾谙熟《内经》《伤寒》之旨,旁涉各家学说。尝谓:"仲景方可治伤寒,亦可治温病,开后世之法门;后世方可治温病,亦可治伤寒,补仲景之未备。"裴雁宾认为经方时方各有千秋,不能以偏概全,如治疗恶寒、无汗之外感风寒者,可予麻黄汤解表散寒,素体羸弱不耐辛散之人,方中可去麻黄而以荆防代之，又或以人参败毒散加减出入。治疗腹痛、便结之阳明腑实者，可予承气类荡涤下滞。气血不足之人，可予黄龙汤类攻补兼施。裴雁宾曾告诫门人弟子："必须以古人为吾用，切莫为古人所囿。"裴雁宾用药既有吴门"轻灵"之风，又善用"重剂"力挽狂澜，对附子、大黄等"虎狼之药"的运用更是炉火纯青。某年有一患儿已病多日，前医用麻杏甘石法，病情不减，先生诊之曰："此方治风温肺闭，以舌红苔白为征，斯儿舌苔垢腻，挟有痰浊，当上病下取。"即于前方中加黑丑、大黄等药，一下而解。中华人民共和国成立初期，常熟严某某，不满十岁就患了脑膜炎，医治无效，病家无奈只得求请裴雁宾诊治。裴雁宾仅开了三帖中药，患儿竟然奇迹般地转危为安。患儿成年后与一位校长结为连理，如今，他们老夫妇两人，身体硬朗，精神抖擞，常念起六十多年前的这一段经历。同邑陶君仁治疗小儿疳积恒以补养收功，而裴雁宾则每用消积之法奏效。一次陶君仁询其原委，裴雁宾云："无他，君所治者，多属城市中人，平日娇生惯养，虚者为多，当用补养；而我所见者，多为农家子弟，调护不周，病多食伤、虫积，不得不以消积为主。如与君易地而处，则君必不常用补，而我亦不专主消积之法矣。"

　　裴雁宾出诊备有快船一艘，快船有划工三人，船橹两支。遇到病家需上门急诊，裴便带上两三名学生，乘着快船出诊。哪怕遇到病情危急的患者需要出诊，他走路总是不徐不疾，不慌不忙，颇具名士风度。据乡人回忆，裴雁宾看病有个特点就是唱诊。只见他（大先生）凝神端坐于病床前，望闻问切，捋须凝思。学生们（小先生）各备纸笔，围坐在裴雁宾先生旁、病家侧。裴雁宾诊毕，并不忙着说出诊疗方案，而是让学生们轮番试诊。试诊结束后，裴雁宾先生就用抑扬顿挫的"唱词"报出药方："×（男）左，……（诊案），拟××方加减，×药×钱，×药×钱……（诊方）。"这时，学生们凝神屏气，快速记录，病家则在一旁躬身聆听。那一唱一记，就是平常所说的口传心授。在这样的传授中，学生们得到了充分的锻炼，学业获得长足的进步。裴氏中医曾盛极一时，求治者远近百里，每日备礼敦请，舟车出门或步行前来，络绎不绝。黑夜登门延请，无不立赴，贫病施药，名满百里之外，十几代行医均以"半积阴功半养生"为目的，名满吴门。

裴雁宾行医四十余年，席无暇暖，日诊百病，面无倦容，因诊务繁忙，无暇著书立说，早年医案大多毁于兵燹，仅有门人整理《裴氏秘方》《裴雁宾医案》等。裴雁宾逝世后，门人弟子等将平日跟师手抄医案汇集成《裴雁宾先生医案》一册，经孙宝楚、周本善系统整理后，发表于《吴中医学研究》杂志。此外，本邑老药工陶启涵收录了裴雁宾在 20 世纪 50 年代的诊病资料，厘定成册，名之《裴雁宾医案》。

裴雁宾有及门弟子三十余人，长子俊文，传其衣钵为十五世传人。

裴氏儿科被列入苏州市级非物质文化遗产名录后，其挖掘、保护、整理工作也在有条不紊地进行着。裴氏门人孙宝楚、周本善等毕生致力于促进裴氏儿科的传承与发展，系统总结了裴雁宾治疗热病、杂病及儿科病证的经验，向读者展示了以裴雁宾为代表的裴氏儿科深厚的家学渊源与高超的临床技艺。在裴氏当年行医的小镇，有医家肖继贤仍在默默传承着裴氏儿科之道，守护着一方百姓的健康。

6. 白塔港世医——闵氏伤科

吴门医派的伤科中，闵氏与葛氏（葛云彬）、楚氏（楚纫佩）三分天下。

闵氏先祖世居昆山新阳白塔港村（今昆山玉山镇白塔村），祖上务农为生。迨至清嘉庆年间，闵籍以医名世，是为闵氏伤科始祖。

闵籍（1801—1874），字坚亭，从小喜好习武，经年苦练，益精武艺，又悉心研究治伤术。在帮助官府收埋暴露尸骨时，有心探研，对人体骨节部位熟视详明。由于有家传治伤秘方，故而治伤技术越来越高。后来又与一山东高僧结成莫逆之交，受到高僧指点，高僧传授其点穴术，赠以治伤秘方，对闵籍看病治伤大有裨益。不久开始专业伤科，就医者应手辄愈，名噪苏沪之间，世传"白塔港伤科"。

闵籍晚年得子，乃传医技于长女闵姊，再由闵姊传弟思启。

闵姊得父传授，随父襄诊，医技日进。后嫁苏州思婆巷殷氏，即在殷宅悬壶应诊，治伤每获良效。一次，有从树上跌落致尾部脊椎脱位而求医者，闵姊看过病人，嘱两人将病人左右扶坐长凳上，自己由屋外快步进入，一脚猛踢脱位处，就此立竿见影，病人担架而来，立行而归，见者无不叹为绝技。闵姊有子企范、仲良，侄震贤均传其术。

思启，由父传姊授，在白塔港老宅承父业行医，由于精于武术，尤其擅长柳枝接骨秘技，医名因之卓著，病者常常盈门，名播江浙一带。光绪十年（1884）青浦金泽镇适受风暴成灾，倒塌房屋不计其数，居民断肢碎骨数以百计。青浦知县延请思启前往救治，多能应手奏效。县令欲厚酬之，思启以风灾被害惨酷，坚辞不受，乡民无不称颂其大医美德。

光绪二十五年（1899）思启举家迁居苏州，在娄门内仓街 89 号开业应诊。思启性格慷慨尚义，常救济贫困者，虽然每以收入万金，散尽并无难色。遇到求治者因斗殴而致伤者，必然正言厉色，予以斥责。收费时则一文不能少，以示惩戒。思启卒年六十一岁。子三，万青、采臣、蕴石，俱继其业。

思启长子万青，自幼从父学医并随父迁居苏州设诊行医。后迁上海白克路（今凤阳路）永年里 479 号设伤科诊所发展业务，惜英年早逝。以侄廉伯（采臣长子）为嗣子。廉伯从父学医，父病逝后接替应诊，不幸又患上肺结核病亡故，年仅二十三岁。

采臣，随父迁居苏州，民国初返回昆山行医。采臣能灵活应用祖传治伤绝技和秘方伤膏药医治跌打损伤、骨折脱骱、扭腰伤筋，疗效卓著，各地求治者接踵而至。1929 年与同邑名医戴轶凡等一起赴沪出席"全国医药团体代表大会"，抗议当局政府"废止旧医"案。平时热心社会公益事业，深得人们赞赏。采臣雅好昆曲，亦昆剧名票，擅长丑角。1937 年 11 月，日本飞机轰炸昆山县城，南街闵宅被弹击中。采臣被倒塌的房屋压伤一足，急赴苏州胞弟蕴石处医治，避难于吴县光福。翌年春赴沪养病，次年病故。他生有五子均继伤科祖业。其四子幼遽之子闵华，在昆山市中医院骨伤科任主任，诊务隆盛，享誉一方。

蕴石，随父迁居苏州后，在苏应诊。临症运用祖传医技和秘方伤药，疗效显著，诊务繁忙，享誉苏城。子石生继其业。闵石生于 1956 年参加临顿路联诊工作，一度被下放到吴江县黎里卫生院，1980 年返平江区人民医院开展伤科业务，1987 年退休。石生子大权、大联，承继父业，从事骨伤科临床医疗工作。

7. 阊门西街——金氏儿科

阊门西街金氏儿科也是称著于世的儿科世家，在苏州几乎妇孺皆知，“小儿有病，到西街去看”在老百姓中广为流传。

金氏高祖金孝文在清咸丰年间因避战乱从安徽徽州迁居苏州，在阊门西街悬壶，重振家业。

孝文子耀文传承其业，诊务繁忙，名噪苏州，是金氏儿科中较有成就的一代。当时西街一带开业的医生比较集中，如内科曹沧洲、叶孝维也设诊西街。但门诊量最大的当属金氏儿科。金氏诊所病人接踵而至，一时车马络绎，充塞街坊。金耀文与曹沧洲性情相悦，敦厚诚笃，成为莫逆之交。曹沧洲奉诏入京为慈禧看病，金耀文为之饯行，待曹沧洲告归故里时，耀文已成故人，沧洲不禁悲恸万分，并隆重祭奠。

民间曾有一个传说，西街附近有一座神仙庙，神仙吕纯阳看到西街金家如此兴旺，想去探个究竟。一天，吕纯阳抱了一个小孩去找金耀文看病。金耀文按脉诊视后，一语不发，并在处方上写下“非仙即妖”四字，一语道破。吕纯阳十分高兴，在金耀文身上一捋，其须发即刻变成一半白一半黑，成为耀文特征。俗传小儿生病到金家门槛上坐坐也会好的。金耀文曾被列为“江苏晚清名医”之一。

耀文子浩文，浩文子昭文，都克传家业。在金氏诊室两旁挂有银杏水牌，本色黑字，刻写有“金孝文痧痘幼科”“孝文孙耀文子金浩文痧痘幼科”“耀文孙昭文弟绍文痧痘幼科”字样。

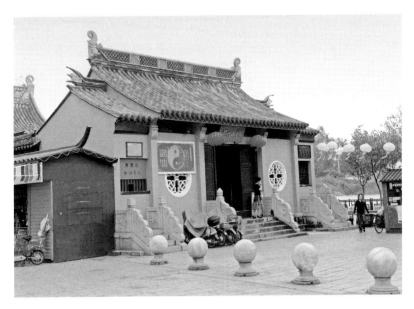

如今位于南浩街的神仙庙

　　金昭文（1892—1965）则是中华人民共和国成立前后名闻遐迩的一代名医。学术上具有典型的吴门温病学派特点。针对小儿起病迅捷、禀赋稚嫩的特点，用药轻清，药味精练，就效价而言则是简便廉验，往往一帖药仅是一角几分而已。当时苏州人有"城外程文卿（程文卿也是名医黄一峰的老师）城内金昭文"的赞誉。中华人民共和国成立后，北京筹建中国中医研究院，征召各地名医。金昭文与名医钱伯煊、葛云彬于1955年奉调进京，金昭文被聘为卫生部中医研究院中医药研究委员会委员，兼任附属西苑医院小儿科主任。两年后罹患疾病，回苏治病休养。

　　金绍文（1913—1993），昭文胞弟，承传医业。从私人开业医生到成立联合诊所，兄弟二人一起创业。昭文入京后，绍文担纲诊所业务，门诊量达到一天一百多号，使诊所的业务蒸蒸日上。后来诊所又扩大发展，由几个联诊合并成立了金阊区人民医院。金绍文工作兢兢业业，享誉苏州，他是江苏省首批名老中医之一。尽管他在"文革"中备受冲击，但仍一如既往，心怀中医事业，并以政协委员身份参政议政，为中医药事业呼吁提案，为搞好中药材的规范与管理作出了贡献。

金绍文在儿科临床中就小儿科常见的腹泻、麻疹、哮喘、疳积等病均有药到病除的疗效。他研制的"羚珠镇痉散"作为新药生产，有较好的疗效和推广应用的价值。

金昭文子金士喜，绍文子金士璋以及六代传人金传湘现都在中医临床上尽心尽责，治病救人。其中五代传人金士璋，中学毕业后即师从苏州名医吴怀棠学习中医，后随黄一峰侍诊。他长期从事临床医疗工作，有丰富的诊治经验，对中医学研究有较高造诣。即使在"文革"期间他仍热衷于学习中草药知识，在苏州首先推广应用连钱草（金钱草）治疗胆结石，用蜀羊泉（白英）、木莲（鬼馒头）治疗肿瘤，以及将紫珠草用于治疗上消化道出血等病症，都获得一定疗效。金士璋医术高超，在病人中享有盛誉，也得到了政府的多种嘉奖，曾被评为江苏省名中医、江苏省卫生系统先进工作者，并多次立功受奖。于2012年4月病逝。

8. 小日晖桥一根针——尤氏针灸

药石针砭是中医的治病手段，中医出现分科后，针灸自成体系。

1972年，美国总统尼克松访华时，就是中医的一根银针解决了随行记者的病痛，从此打开了中医走向世界的大门。国外的人们从针灸开始认识中医，迄今已形成了方兴未艾的世界中医热。

针灸是能与内科、外科鼎足天下的中医专科，民间对针灸治病有一种亲近感。苏州的老年人大多能记得苏州小日晖桥尤氏针灸的盛事。

胥门外"小日晖桥一根针"由来已久。始祖尤松泉（1847—1911），吴县西华（今镇湖）官山人。十三岁时师从外祖父许竹峰，深得师授，不久悬壶问世。光绪六年（1880）迁居苏州胥门外小日晖桥26号，定居开业。松泉精于针灸，对疯痨臌膈（内科四大顽症）、文武痴癫、妇女经带及疑难杂症均有丰富的临床经验，往往手到病除，一时诊务繁忙，名噪苏城。

清光绪三十三年（1907）吴县县令金元烺患病，因仰慕尤松泉医名，拟请诊治，而误请了另一尤姓者。数诊之后，病不见减，后知非松泉本人。待请得尤松泉诊之，数针之后，霍然而愈。金元烺由此想到百姓如果误请庸医，不啻混淆视听，且耗财伤身，遂出示晓谕，以明真伪。告示署有"赏戴花翎，卓异加三级，候补直隶州知州，即补吴县正堂金示"字样。正文"为晓谕事照得，针科系古方法，若能揣摩成熟，按日按时施针，定能手到病除。今有苏州尤松泉医士，在胥门外小日晖桥弄悬壶应诊，远近皆知，为吴中针科独步。近有尤少峰者，在附近冒名捏医，贻误病者，实属非是。今晓谕尔等就医，必须认明尤松泉本人，年已六旬。而尤少峰，年仅三十，一望即知，希勿自误，切切此示，宜各凛遵。光绪三十三年十二月二十四日立"。此告示用宣纸书写装裱后，悬挂于尤宅二门，一时传为佳话。

松泉宅心仁慈，念及同道，数天后即将告示深藏箱箧。此举被金元炀得知，经报请苏州府后，将告示勒石并砌于尤氏大门内墙。此碑落成，轰动苏城，一时"尤松泉针灸石碑"家喻户晓。松泉因为碑石无法掩藏，没过几天就用铁锤敲去碑面上"尤少峰"几字，以明初衷。

近百年来，尤氏针灸世代相传，以松泉仁心仁术为镜鉴，视告示石碑为传家之宝，教育子孙门人。然而在"文革"浩劫之中，告示原件不知去向，石碑碑文被毁。到 1993 年秋苏州城区地块改造时，尤氏故居被拆除，石碑不知所终。

尤氏针灸久负盛名，但松泉对针术精益求精，治活者众，被百姓传为"针仙"。

有祁陶甫者，年二十，得伤寒后转成痨瘵，病体难复，诸医束手，经松泉针治旬日而愈。

有一浒墅关席商张培之，曾设肆于苏州阊门外吊桥堍。光绪年间患伤寒症，噤口不言，医药罔效。在危绝中邀松泉往诊。松泉视病后曰，此病若能开口即愈。但因诊治过迟，须三针方能开口。如再迟两小时，将不可救药矣。松泉下针至第三针时，病人张口呼痛而口开，不数日病即痊愈。

清光绪年间，有一富绅，虽眠食如常，忽一日失音，百药罔效。后经医生断为"此有疾，结在肺管，阻其音，非药力所能化"，嘱病家邀松泉针治。松泉针取"肺俞"一穴，少顷病者猛嗽一声，吐出稠痰而愈。

宣统三年（1911）夏疫疠流行，松泉虽年逾花甲，犹悉心研究针治时疫之法，并取得成效。一日松泉出诊盘门外巴里村，针治一患时疫的老妇，不幸被染，翌日即一病不起，终年六十四岁。

松泉有四个儿子：少泉、筱泉、绥泉、圭泉，先后继承父业，尤氏针灸以至名闻遐迩。筱泉、绥泉、圭泉都因健康原因中年早逝。少泉及其子皞民作为长子长孙肩负起了继承家业的重任。但少泉去世时，皞民仅十二岁。祖父松泉以花甲之年收孙为徒隔代亲授。皞民因家学渊源，自己又勤奋钻研，并经父叔辈指点，针术日进，不久即脱颖而出，诊务日隆，门庭若市。十六岁时就有"小先生"之称呼。

尤氏针灸传至皞民已属第三代。在叔、父相继离世的情况下，尤氏针灸传人仅皞民一人。他不辱祖训，苦下功夫，积累临床经验，探索历代各家针灸之术，医道技法渐臻完善。他的针术既继承于祖父，又有创新开拓，形成了自己的针灸特点。他讲究"子午流注针术"，选穴严谨；强调辨证论治，认为中医治病，原则要坚定，方法要灵活，根据疾病的不同情况和病人的不同体质采用相应的手法。他主张针灸医生以针灸为主，药物只可偶然辅之。他治疗的病种有中风、痿痹、癫狂、经带、肠胃、咳喘、经筋肌肉酸痛等，对癫狂、经带等尤有独到之处。他善于研究一些疑难怪病的针灸治疗方法。皞民施行针灸时以针与灸并重。他进针的手法是以左手中指重压穴位，右手指持针，以极小幅度捻转进针，指力柔中有刚，故进针时无痛感，捻转角度既小且慢。他的手法具有少、浅、轻、慢的特点，形成了吴门针灸流派特色。如遇有寒湿痹痛者，他就留针于穴，用艾绒如红枣大小，捻在针柄上点燃，作温针灸，一般一壮即起针。如针头面部穴位与诊治精神病患者时，都用温针法。凡遇风湿痹痛、流火等病，常用粗毫针点刺穴位，再加火罐吸拔，以活血祛邪、通经化瘀。皞民注重针灸的开穴法。在循经取穴时，必先取主穴，然后取他穴。如心胸不舒的

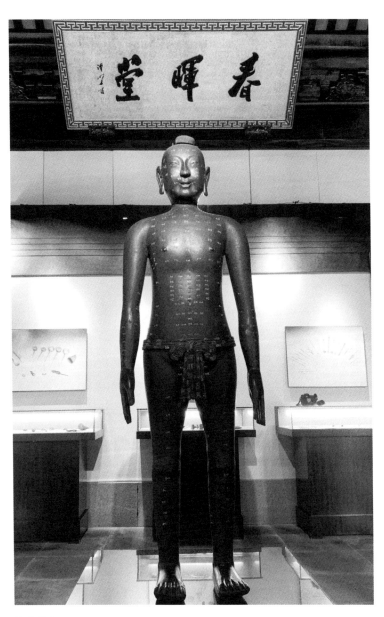

针灸铜人

病人，必先取"内关"穴，头面病必先取"合谷"穴，偏头痛必先取"后溪"穴等。把握好开穴法，则针灸治病的效果就会更好。皞民致力于针灸之业，打破了"传子不传婿"的戒规，除传授子、女、媳、婿外，还培养了十余名门人。

皞民承传家业一如先祖，极重医德。对待病家无论富贵贫贱，一视同仁。他收费低廉，对穷苦病人常免费舍诊。有一次一个乞丐前来求治，蓬头垢面，鹑衣百结，一身臭味。皞民亲自为他解开衣服，悉心治疗，不但不收他一文钱，还请他吃饭，送他钞票。"善人"的名声就此传开了。他行医四十多年，以高尚的医德、高超的医术为人称道。他常常警示后人"无医德有医术是市侩，有医德无医术是庸医，二者俱备方为良医，二者俱无实为小人"。他还告诫子女"以医敛财必败，甚至祸及子孙"。因此"小日晖桥一根针"名满苏城，与"大日晖桥一把刀"的中医外科名医陈明善遥相呼应，称道于世。

中华人民共和国成立后，皞民与名医曹鸣皋等筹备苏州市中医协会，并向市政府申请以自己的诊所作为苏州市卫生局第二十五特约免费门诊所，为贫困百姓免费治病。后又与外科名医陈明善一起筹建泰让桥联合诊所，放弃优厚收入，带领全家参加，走集体化道路，开创中医界新风。

不久，皞民积劳成疾，突发中风之症，但他稍有好转就带病上班应诊。1959 年 2 月，皞民再次中风而不治，享年六十一岁。皞民逝世后，他的子女共撰挽联一副以志行义：

> 一代名医，生于忧患，死于安乐；
>
> 四世家传，创业维艰，得党乃昌。

笔者曾对尢姓右上角没有一点，望文生疑。后由尢氏传人怀琛先生，道出了其中原委。尢氏祖籍福建，本姓沈，曾有宗祠称"世德堂"。沈氏在当地为官时被奸佞陷害，遭朝廷缉捕，沈氏被迫携带眷属出逃，无奈中易姓改名。把"沈"姓去掉"氵"旁，把"宀"拉平，变成"尢"姓。迁徙辗转之间，尢氏宗族在吴兴、无锡、吴县、上海等地留下了后裔。曾祖尢松泉在 1847 年出生于吴县西华（今镇湖）寺桥头尢家墙门，在光绪六年（1880）迁居苏州。今天镇湖虽有尢氏族人，但由于百家姓上只有"尤"姓，因此都姓了有点的"尤"了。

第四代传人怀玉、怀琛、怀瑚、怀琦、怀珍、怀玢以及大多婿媳都承家业，从事针灸临床，这是尢氏针灸兴盛的一代。尤其是怀玉，他努力将世传针术水平推向了新的高峰。

怀玉（1923—）十四岁即从父皞民学习针灸，十八岁悬壶行医。中华人民共和国成立后，为发扬祖国医学遗产，作为针灸科主任担纲起苏州市中医院初建时期针灸专科的大梁。怀玉讲究"子午流注"针法，谨慎选穴，注重手法。他认为针灸对人体能起到调节作用，补其不足，泻其有余。因此可以治疗很多疾病，如支气管炎、消化道功能紊乱、痢疾、精神病等。有些危重病症如单纯性阑尾炎、中毒性菌痢等，用针灸治疗也有很好的疗效。但针灸最显著的效果是止痛，所以能在民间广为流传。

1964 年，怀玉受国家委派赴蒙古人民共和国任针灸专家。1976 年，任南京中医学院国际针灸班讲师。

怀玉通过用心研究和临床积累，发明了许多推陈出新的针灸手法。他曾受有关方面指派，向苏州针灸名家殷铁珊学习针法，他打破门户之见，不耻下问，融会贯通，吸收充实，颇有所得，丰富了苏州针灸学术流派的内容。他认为针灸治疗方法，既有治"标"的效果，又有治"本"的作用。针灸中有两个关键问题：一要辨证正确，取穴得当。选穴时发挥中医"异病同治"与"同病异治"的法则，对某些穴位的针刺方法应根据具体情况有所变动，且以四肢"五输穴"为主，配合脏腑等穴。二要讲究针刺手法，即针刺的刺激量。包括即时刺激量和刺激总量两类。即时刺激量是指解决当时病痛的刺激量；刺激总量是指解决疾病整个过程所需的刺激量。在一般情况下，即时刺激量一次用足，即刻会收到止痛的效应。但是病人表现多有正虚邪实的症状，应根据病人的正虚程度，祛邪不能太过，以免邪虽去而正不复，导致邪气复至的不良后果。当反复针刺后，其刺激量逐日增加，积聚到了可以达到消除病因病灶时，也就达到了"经脉畅通，阴阳平衡，气调而止，病痛自去"的效果。

现在，怀玉、怀琛等传人及其门人，发扬祖传秘要，医术精湛，在我市针灸界颇负声望。有的曾到坦桑尼亚、伊朗、马耳他、新加坡等国开展针灸医疗，传播中国人民的友谊。他们虽然已陆续进入退休年龄，但还都在门诊临床上开展并指导针灸治病与保健的新探索。

尤氏针灸的第五代有小姝、小鹤、小龙等，也都活跃在针灸临床上。他们从小耳濡目染父辈的针灸之术，受到治病救人的熏陶。从20世纪60年代起开始学习家传针灸技术，直到80年代正式从事针灸专业工作，与父辈们私人开业经历有所不同的是，尤氏第五代姐弟们在医院内有机会接触到更多的病种。这为他们继承前辈经验，扩展针灸治病适用范围，发展尤氏针灸创造了良好的条件。长江后浪推前浪，可喜的是已有尤氏第六代传人醉心于针灸之学，祝愿尤氏针灸在苏州这方土地上生生不息，发扬光大。

　　据《吴中名医录》所载吴中世医之家还有不少。例如：元代太仓名医郁德之，三世相传。元末明初吴县名医倪维德亦为世医之家。元末常熟名医陶植，也有三世传承。元代苏州名医陈世成，五世递传。明代太仓名医周祯，也是世传医业等等，在此不一一详加介绍了。

二、苏州儒医

1. 儒医概述

儒医，指读书人出身的医生。儒学之士，因为都读四书五经，博览经史子集，所以凭借满腹经纶的学力，对子、集中医部的典籍亦有涉猎，因此文人熟稔医学者不少。

无论是失意仕途由儒转而习医的，或因父母疾病先儒后医的，或显于儒而隐于医的能儒能医者，当"知医成为儒者之事后"，儒医便成为文人追求的一种境界。后人也越来越认同"儒医"，认为其堪称医林中的佼佼者，也就与医工医匠之类的时医有所区别对待了。正如明代宋濂所言："是故医之良虽不必尽儒者，而儒者为医，吾知其必良也。"

有的名儒一旦行医后，是能称之为一代名医，但他们不以医名世。他们在医理、学识上的见解以及医疗实践的水准，比一般庸医要高明得多。他们虽然没有以医为业，但是他们的医学著述和对医学的贡献是可以称得上名医的。

从宋代起，大儒通医的学风日盛，儒士习医成为一种时尚。历史上诸多饱学之士，学者文人亦能识医用药。因此，我们可以在一些传世的文学作品中见到医药内容的描述，如果仅仅从医学角度去理解，我们不得不佩服这些文人的医学水准之不同凡响。严格意义上这些作品的作者是不能被称为儒医的，但他们都真实地从大学问家出发，研究过医学，是懂医的人，以儒通医，这是不容置疑的。至于他们有否行医经历，有待于有兴趣的研究者去考证。例如：发愤读尽天下书的苏东坡，不但喜爱谈医，而且对医学养生研求精深，与医家们交往甚多。他认为人世间无所谓长生不死之法，养生者不外乎慎起居饮食，节声色犬马，能以逸待劳而已。在他谪居黄州时，当地流行瘟疫，他的一张"圣散子"秘方，救活了很多病人。他著述《东坡家藏方》，后人将他的《苏学士方》与沈括的《良方》合辑为《苏沈良方》十五卷。苏、沈两人皆不以医显名，但都通医理。

明代吴门才子唐伯虎，博学多才，风流倜傥，诗书画绝佳，也通岐黄之术。一次，他在参加好友祝枝山五十寿宴时，开出治疗祝枝山儿子小便癃闭病的药方，出手不凡，药到病除。

明末姑苏词人冯梦龙是一位杰出的小说家，毕生从事通俗文学的搜集整理和编纂工作，他编纂的《喻世明言》《警世通言》《醒世恒言》影响很大。同时，他又是一位对医药研究较多的人。他曾鉴定过唐昌胤的《辨证入药镜》一书，在中国医学史上也有笔墨。

吴中名士俞樾是一位颇有影响的经学家，他博通群经，善诗能词，重视戏曲小说的研究。在杭州讲学时，对《内经》文字多有精辟考据，著有《素问按语》四十八条、《内经辨言》一卷、《枕上三字诀》一卷等。

曹雪芹是一位伟大的文学家，一部《红楼梦》影响了中国无数代人，在中国文学史上占据重要地位。大凡读过《红楼梦》的人都会被他精深宏博的医药知识所折服。虽然迄今为止没有发现曹雪芹有何医学著作传世，同时也没有资料证明他有行医经历，但以他在《红楼梦》中的有关描写来看，曹雪芹在医学方面的造诣也具有相当水平。在《红楼梦》中涉及疾病与医学知识的描写多达三百多处，医学术语一百六十余条，病症一百一十四种，出现中药方剂四十五首，药物一百二十七种，提到的医生有十四人，并且记有完整的病历十三份，相关中医药文字有六万字左右，这是一部丰富的中医药研究资料。因此，把曹雪芹视为清代的一位医生也不为过。《红楼梦》一书表现了文学与医学的完美结合。

清代著名文学家蒲松龄也是一位中医药科普工作者。他的短篇小说集《聊斋志异》，以神仙鬼怪来讽喻世人百态，并在中医药方面，发挥了极高的文学功力。如在《聊斋志异·梅女》一节中记录了一种高超的按摩术。蒲松龄还有行医的经历，能用近百种常用中药解决病者的痛苦。在《草木传》一书中，以清肺汤治疗痰热喘嗽，用拟人化的手法，尤多引人入胜之笔。把十二味药组成一张完备的治喘良方，在文学家笔下勾画得惟妙惟肖，读来顺畅晓明，令人叹为观止。

宋元以后，儒医成为吴中医学的特征之一。儒以医显，医以儒贵，以儒通医成为一时遗风流传。如宋元时的葛乾孙，明初的王履、王宾，以及稍后的缪希雍、王执中，清代的王晋三、缪遵义、王丙、柳宝诒等，不胜枚举。下面专篇介绍薛生白、徐灵胎和章太炎三人。

2. 风流倜傥的薛生白

薛生白（1681—1770），以字行，名雪，号一瓢。清康乾年间吴县人。因为母亲年迈多病而究心医学。薛生白曾"两征鸿博不就"，一旦行医于世，医名与叶天士相比肩。

薛生白家居苏州南园俞家桥，其为人放诞风雅，命其居处为"扫叶庄"。庄内花竹林泉，环境幽雅。其庄门首有"堪笑世人无拘盗，何妨自我作中医"，"九重天子垂请问，一榻先生卧白雪"楹联，可见其自命不凡之志。

由于他淹贯经史，娴习古文，对中医学的经典古籍尤多精研。

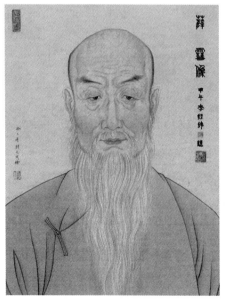

薛雪像

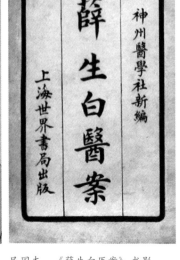

民国本 《薛生白医案》书影

《素问》、《灵枢》、《难经》、《伤寒论》以及《金匮要略》等无不通晓，他深厚的学养水平，广引博采，触类旁通，因此对经典学说的理解多能独出抒见。

《医经原旨》六卷，是薛生白对《黄帝内经》的阐述发明之作。"鸡窗灯火，数更寒暑，彻底掀翻，重为删述"，发煌古义，融会新知，把医学经典重新辑集，保留精华，删除繁文，使内容更精练，更符合医学临床望、闻、问、切的实际应用。从《医经原旨》的著述中可以看出他的学术功底和实事求是的学术精神，以及对前人学说研习总结以后的发现、突破与创造。

《湿热论》一卷，是薛生白研究湿热病的经验之作。他认为"湿热之病，不独与伤寒不同，且与温病大异"。这是他在临床对湿热病治疗实践中总结出来的真知灼见，全卷"随所有得，随笔数行"，虽不满万字，但条分缕析，对指导临床十分实用真切。一段时间来，吴中医家案头都把薛生白的《湿热论》与叶天士的《温热论》视做姐妹篇，认为是治疗温热病的必读医书。

薛生白学识卓著，验之临床亦见效，他对中医望、闻、问、切的四诊方法运用自如。他说"望闻问切，谓之四诊，而望色居四诊之先，未有独凭一脉可以施疗者"。所以在诊治疾病中，他又十分重视望诊。

袁枚是他交往密切的友人。《随园诗话》中曾记述袁枚亲眼见到薛生白将一张姓厨师之事。此人得狂易之疾，常见日光为雪，而且进食不多，腹中剧烈疼痛，诸药不效。薛生白将张某的脸上下看了一遍，说这是"冷痢"病，不必诊脉，可以用刮痧方法一刮而愈。病家就按照薛生白的吩咐，刮痧后果然出现有一巴掌大的黑瘢，病就此霍然而愈。

由于他的识见老到，所以断病如神。他曾经治疗过一个在苏州经商的福建人，当时福建商人的病情已经到了十分危急的程度，便求请薛生白去诊治。薛生白诊视后就明确说，这是不治之症。这时，商人借住客栈的主人说，既然是死生由命，但只求能延长他的日子，等他的儿子赶到后，我可以把经手的账目交代清楚，使我们不会有牵累。薛生白听后，沉思片刻说，那就试试吧。随即处方用药，等到服下药后，病人的情况真的有了好转，十三天后已经能坐起，等到他的儿子赶到后，薛生白私下对客栈的主人说，这个病人今天晚上就会死的。主人听了十分惊骇。薛生白说道，我当时只是答应你，想办法延长他的日子，并没有说能救治他呀。果然这个病人没过半夜就去世了。

一次，薛生白受袁枚约请为他的一个叫王小余的伙夫治病。王小余一病不起，行将掩棺。这天待薛生白赶到，天色已经很晚了，就叫人燃烛诊视。薛生白看过以后笑了笑说，已经死了，但是我就喜欢与鬼神争战，今天或许能够得胜，让我一试。于是拿出了一粒药丸，让人用石菖蒲捣汁调和，叫身边的轿夫撬开病人的牙齿，把药汁灌入口中。当时王小余已经目闭气绝。药汁灌下后，只听到王小余喉中汨汨有声，似咽似吐。薛生白嘱咐，要有人好好的看护，到鸡鸣天亮时，病人会有起色的。果然到了鸡鸣时，王小余已能出声，于是再服了两次药，王小余的病就痊愈了。

袁枚多次亲眼看到他治病的神效，所以对他的医术极为推崇。薛生白对袁枚说："我之医如君之诗，纯以神行，所谓人在屋中，我来天外是也。"

薛生白一生博学多才，但又虚心好学。在他八十四岁高龄时，还自己动手刊刻名医李念莪的《内经知要》一书。"余久遭老懒。自丙子（乾隆二十一年，1756）岁后，竟作退院老僧，绝口不谈此道矣。一日，偶然忆及云间李念莪先生所辑诸书，惟《内经知要》比余向日所辑《医经原旨》尤觉近人。以其仅得上下两卷，至简至要，方便时师之不及，用功于鸡声灯影者，亦可以稍有准则于其胸中也。"由此可见其学以至老的治学精神。他慨乎流弊，亦曾无情地贬斥时俗，"古人爱才如命，其人稍有一长，即推崇赞叹，不避寒暑。今人则惟恐一人出我之上，媢嫉挤排，不遗余力。虽有著作，视此心术，天将厌之，尚希垂后乎？"他自己就是这样疾恶扬善，身体力行的。

尽管薛生白有如此的医学成就，但他却"不屑以医自见"，仅是隐托于医。吴中名士沈归愚绝口称赞薛生白，将薛生白与明初吴中高士王宾相比，"吾友薛子生白，游横山叶先生之门。自少已工于诗，既长托于医，得食以养，有司欲荐之出，不应。是生白隐居与光庵同，养亲与光庵同，能诗而以医自晦与光庵同。而工八法，解绘事，至驰骋于骑射刀鞘之间，又有能光庵之所不能者"。

薛生白堪与叶天士齐名，清人黄退庵说"二君皆聪明好学，论人工则薛不如叶，天分则叶不如薛"。后人亦有"叶为时医，薛为儒医"之说，如此评价，似为公允。

薛生白少年时学诗于吴江叶燮，又工墨兰，善拳勇，诗文甚富。薛生白以医自晦，不求闻达，性情孤傲，"有公卿相约请，不轻易往赴"，友朋交往，风流倜傥。所交游者皆文坛名流，如沈归愚、袁枚之辈，诗酒流连，极一时之盛。薛生白的诗文著作有《一瓢诗话》二卷，《一瓢斋诗存》六卷，《扫叶庄诗稿》《吾以吾鸣集》等。

3. 名世鸿儒徐灵胎

徐灵胎（1693—1771）出身于文苑之家。曾祖徐韫奇博古好学，而积书数千卷。祖父徐釚也是名士学人，曾参加纂编《明史》。父亲徐养浩毕生攻读诗文。在如此家庭优裕、文字显达的环境中，自小聪颖的徐灵胎博览群书，精通儒学，对天文、历算、水利、兵法等学问都有研究。但因"家严见背，诸弟连摧"，家族中多人患病夭亡，于是他就家藏医书丰富的条件，刻苦研习医学，由此不屑于功名利禄，从而成为医学上很有成就的一位亦儒亦医的"名世鸿儒"。

徐灵胎研究医学推崇汉唐本源，他说"逮晋唐以后，则支流愈分，徒讲乎医之术，而不讲乎医之道，则去圣远矣"，"一切道术，必有本源"，"未有目不睹汉唐以前诸书，徒记时尚之药数种，而可为医"。他以理论研究精深见长，把文学、哲学等知识融会在医学之中。由于他的素养深厚，造就了医学造诣与文化修养的统一，是一位比较典型的儒医代表，在吴中医学史上与同时代的薛生白堪称儒医伯仲。

他接受"医为儒者之事""以不知医为耻"的风尚影响，认为"人之所系，莫大乎生死"，"医药为人命之所关"。他对时医中"唯记通治之方数首，药名数十种以治病"的一些人鞭辟入里，故编著了《兰台轨范》八卷，取《金匮要略》、《伤寒论》、《千金方》和《外台秘要》等汉唐时期经典医籍的经义，取录诸方，试多有效，不悖理法方药，行医作风严谨。

叶天士是吴中医学史上温病学说的倡导者，徐灵胎是他的诤友。两人"生年相近，居地相邻"，徐灵胎年少叶天士二十六岁。徐灵胎曾花了较大功夫评批叶天士的《临证指南医案》。其文字犀利，语言

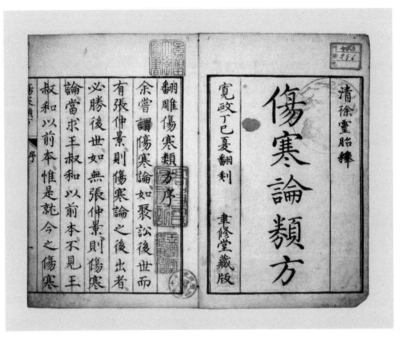

清刊本　徐灵胎《伤寒论类方》书影

率真，思路清晰，褒贬分明。他赞赏叶天士"学有渊源，心思灵变"，"不失古人之法"，"按语和平切实，字字含玉真言"，评价较高，对叶氏的才学、医道十分服膺。在治学上，徐灵胎是"伤寒派"，叶天士是"温病派"。由于学养不同，徐灵胎对叶天士的指责难免有过激偏颇之辞。如说"方不切病"，"此老议论有时极明确，而立方往往相犯"等语，但这恰恰反映了徐灵胎的学识。徐灵胎也有很多对叶天士的倾慕相从之情，他曾记述道："忆及初至郡中治病，是世喜用唐人方，先生见之诣人曰，有吴江秀才徐某在外治病，颇有心思，但药味甚杂，此乃无师传授之故。以后，先生得宋版《外台秘要》读之，复谓前人曰，我前谓徐生之方无本，谁知俱出《外台》，可知学问无穷，读书不可轻量也。先生服善如此，犹见古风"。徐灵胎毕竟具备较高的理论水平，崇古尊经之中，对叶天士的评论又都中肯允当，如说"阅历既深，言皆老当"，所以能得到后世的推崇，阅者无不称服。

徐灵胎看到"从医之人，大概皆读书不就，商贾无资，不得已而为衣食之计"。其时，社会上也有一种把医学视为"下业""贱职"的看法。"医，小道也，精义也，重任也，贱工也。……道小，则有志之士有所不屑为。义精，则无识之徒有所不能窥也。……任重，则托之者必得伟人。工贱，则业之者必无奇士。"（徐灵胎《医学源流论·自序》）因此，徐灵胎虽然在医学上有很高的造诣，但仍十分强

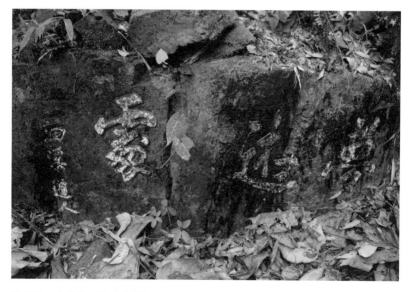

徐灵胎·梦游处（倪浩文摄）

调自己的儒者身份，不愿意把自己当作职业医生，这就是他成为儒医的处世观念。

徐灵胎是一位饱学之士，所以对社会表示出极大的关注。这些情感都在他留下的道情中宣泄。道情是一种长短句文体，可以"自由自在地说话，随心随意地歌唱"（刘大杰语）。在清代康乾年间，道情文风盛行，北有郑板桥，南有徐灵胎，一时世皆称道。徐灵胎存世的三十九首道情远远超过了郑板桥的十首。且其涉及广泛，内容丰富，是文学史上道情作品中的佳构。"辞近旨远，最为雅俗共赏"。后人评论他"一生以医术救世，更以道情来挽救世道人心"（其孙徐培语）。

徐灵胎与吴中名医叶天士、薛生白、尤怡等都是同时代人。尤怡是他的契友，他们在交往中互相尊重，切磋学问。徐灵胎先后为尤怡所著撰的《金匮心典》与《医学读书志》两书作序。

在徐灵胎的交往友朋中，有朝官重臣，有名儒学人，皆一时名流。大学士袁枚亦为徐灵胎的好友，曾两次造访徐灵胎。徐氏曾为之治疗臂痛之症，"叅门延请，一见如故，欢谈竟日，并相赠丹药"。

徐灵胎在"六十自寿"道情中，道尽一生坎坷与失志。甚至家境一度困窘时，君子固穷，属守孝道，令人肃然起敬。

4. 国学大师章太炎

客籍苏州的章太炎（1869—1936）不仅是位国学大师，亦曾有医名于世。秦汉以下，历代医著，他都浏览殆遍，对中医学探绩研精，也给人治病，所拟药方，说理断病，有独到见解。他曾用"越婢加术汤"治愈过肠痈，用"四逆汤"治愈过霍乱。民国先驱孙中山为国呕心沥血，患了失眠症，章太炎用"礞石滚痰丸"治好了孙中山的顽疾。章太炎还曾为因"苏报"案投入狱中的革命家邹容切脉诊病，处方施药。

他曾经说过"我家三世皆知医"。章太炎在写读之余，多喜欢谈论中医药，并撰写有关医药方面的文稿，他对中医经典医著《伤寒论》更具卓识。他的有关医学论文、讲演文稿、论医书牍、医学考证以及医学文苑的诸多文字中，对《伤寒论》的论述文章占有相当多的篇幅，足见其对仲景服膺至诚，研究至深。

章太炎曾受聘于苏州、杭州的国医学校讲学，多以《伤寒论》及"评价金元四大家"的内容为题。他曾在山西、浙江、上海等地的报刊上发表论文数十篇，可谓发前人之奥义，开后学之坦途。

他在上海寓居时，中医师陈存仁前往拜访，两人畅谈中医之事，滔滔不绝，竟终日无倦容。名医陆渊雷曾为文追忆："先生辄引与论医，竟日不倦，时聆精义妙理，则退而震惊，以为中医之发明家，前无古人。"章太炎对中医有高深的造诣。他说：中医药来自临床实践，信而有征，很合乎科学。

他与苏州耆宿李根源（号印泉）关系极好。某年，李老患脑疽，病情严重。章太炎便写信给印老的孙子，探问其疾病症状，讨论治疗方法，还推荐医生，赠送药剂。自当年的二月一日起至五月七日止，这一段时间里，共发出亲笔信十三封，信中情词殷切，十分感人。印老脑疽愈后，将这些信函裱制成一卷册页，传为医林佳话。

章太炎晚年定居苏州，受聘为苏州国医学校名誉校长。一时游其门下者多为医林俊彦，如唐慎坊、王慎轩、陆渊雷、章次公、祝味菊、叶熙春等，又与范文虎、恽铁樵、余云岫、王一仁等多邮札往来。章太炎与上海名医恽铁樵友善。1925 年，他们在上海组织了"中医通函教授学社"，第一年创办就有中医通函学员二百五十名，最多时有六百余人。章太炎编写的《杂病新论》《霍乱论》《伤寒论要义选刊》等作为授课教材。入学者遍及神州及南洋诸国，还有很多遥从者。有一段时间，恽铁樵来苏养病，寄寓章宅。恽铁樵逝世后，章太炎写了一副挽词："千金方"不是奇书，更赴沧溟求启秘；"五石散"竟成末疾，尚怜《甲乙》未编经。语言恳切，引典老到，足见其医学功底之深厚。曾有人问章太炎，先生的学问是经学第一，还是史学第一？他朗笑三声答道，实不相瞒，我是医学第一。

在上海中医药大学图书馆保存有章太炎的《手写古医方》一册，十分珍贵。其中有章太炎亲手从《外台秘要》《苏沈良方》《和剂局方》《普济本事方》等古医籍中抄录下来的三百多个方子，并有亲手写下的按语，以及他的两篇未刊手稿《治鼠瘘方法》和《精神病治法》。从按语的文义来看，他所抄录的方子大部分在发表的医论中有过引用，这是一份有关章太炎医事活动的颇有价值的史料。

三、吴门御医

1. 御医概述

《史记·刺客列传》有"侍医夏无且"的记载。秦时的侍医即是后来所称的御医,这是关于御医的较早记载。御医供事太医院,一旦受到皇上的恩宠,荣华与富贵便接踵而来。但平日在宫内则诚惶诚恐地生活,还不时伴有凌辱及煎熬。

春秋时的文挚,因治齐王病无效,被活活鼎烹致死。扁鹊因受太医李醯妒忌而被暗杀。淳于意因行医得罪权贵,被诬问罪。华佗因不愿侍奉曹操而被投入狱中,终至被杀。太医程延诊治魏帝病时认为本无病,只是吃枣过多,因而被杀。御医秦鹤鸣拟用刺头部出血法治高宗头风,武则天怒而欲将其斩首。太医李玄伯,原被皇帝宠信,因调丹剂,懿宗服后背部生疽,李玄伯及所有方士均被诛。同昌公主的死,懿宗认为是因韩宗治、康仲殷两医官用药无效,因此将他们投入监狱,并株连两家大小三百余口。宋代仁宗征诏单骧入京治病,无效,单被判罪,并株连了两个儿子。金海陵王完颜亮之子矧思阿不的死,被归咎于太医谢友正及其乳母,故而均被问罪杀死。明恭肃贵妃万氏死后，曾为她诊治的太医均被捕问罪。清御医治皇族病，不愈或死，轻者令自裁，重者斩，至少入狱。清朝太医院调制药剂，一服由御医、院判与太监分尝，一服进呈，如稍有差错，则以"大不敬"论罪。所谓"大不敬"属"十恶"罪之一，与谋反、叛逆等同罪，因而必死无疑。

清末戊戌变法失败后，光绪被慈禧幽禁，忧郁成疾。青浦名医陈莲舫曾五次应召为光绪帝治病。陈莲舫入京后，先到太医院学习礼节，然后由太医院四名御医陪同，为光绪诊脉。当时慈禧太后坐上首，光绪皇帝坐下首。每班御医进诊，由内务大臣带领，行三拜九叩礼后，跪在光绪身旁，中隔一张茶几。光绪将手搁在茶几上，然后由太医院御医先诊左手，应召者先诊右手，然后左右调诊。病情可以细问，而舌苔只可略看。四班诊毕，即退至御药房赐膳。吃完御膳，主治者起草方药，御医们就此互相讨论。第一稿商定后，由太医院誊写三本分别呈交慈禧、光绪及隆裕皇后。看后如无异议，又誊写数本，发于六部九卿细核，然后才让光绪服药。从九月初二开始，每天如此。唯初一、月半停诊。

太医院的医官侍奉权贵，总是战战兢兢的，唯恐稍不留神出差错而被治死罪。在处方时为求得一致，常推一年长的医官为主医。凡用温凉攻补之剂，皆以年长医官手持钮珠某粒为信号，各个医官均视之为准，且所处之方，必精究出处，以免被批驳。

在这种状况下诊病的御医，精神紧张，备受约束，如临深渊，如履薄冰，难以放手发挥，所以无法在学识上有所创新。

2. 历代出自吴中的御医

世称吴中多名医。因此，吴医被下令征诏或举荐入京，在朝廷内宫行医的御医很多；升迁太医院院判、院使的也不在少数。据初步统计，吴中进京的御医不下百数十人，仅明代御医就有七十多位，这是吴中医学的又一特点。

唐代周广，是吴中医学史上第一位有记载的御医。周广精妙于医，受望色秘诀于同郡名医纪朋，在谈笑间即知疾深浅。唐开元中，召至京师供职。有一宫人每日晨则笑歌啼号若狂疾，且足不能及地。周广诊视后曰：此必因饱食促力，复仆于地而然。饮以云母汤，令熟寐。寐觉失所苦。后问病人得病时的情况。宫人说：太华公主载诞三日，宫中大陈歌吹。此宫人主讴，欲其声清，尝食豚蹄羹遂饱。当筵歌大曲，曲罢觉胸中甚愤。戏于砌台，乘高而下，未及半，复为后来者所激，因仆地，比苏，即病狂，自是足不能及地。上惊异，礼敬之，欲授以官爵，固请还吴中。

盛寅（1375—1441），字启东，裔出宋文肃公度，由杭迁汴，再徙吴。其祖于元末迁居苏州平江路。历元到明，衣冠不乏。其父盛棣，字景华，尝游吴中，得异人异引法。盛寅少年时从吴门医派创始人王仲光学医，为戴原礼的再传弟子，尽得其学。永乐初，为府医学正科，因治内侍蛊症有奇效，得到明成祖赏识，召入便殿诊脉。盛寅奏上脉有风湿，帝然之，进药果效。授太医院御医。洪熙初年，掌太医院事，赐敕褒嘉。

一日，盛寅入御药房，忽头痛昏眩欲绝，群臣束手，莫知何疾。敕募人疗治，有草泽医请见，投药一服，逡巡即愈。上奇之，召问所用方。对曰：盛寅空心入药室，卒中诸药之毒。能和诸药者，甘草也。用是为汤以进耳，非有他术。上诘寅，果未晨饔而入。乃厚劳其人。

明仁宗在东宫时，有宫妃张氏，经期十月未至，众医皆谓有妊，盛寅独谓有血疾，当用利药。出言病状，妃遥闻之曰，医言甚多，有此人何不令早视我疾。及疏方，乃破血之剂，东宫怒不用。数日病益甚，令盛寅再视，疏方如前。东宫虑堕胎，械寅以待，是殆磔死。盛寅之被系，阖门惶怖。既三日，服之血大下，病旋愈。红仗前导，赏赐甚厚。正统元年（1436）盛寅还乡，六年后卒，年六十七。盛寅以儒医际遇文皇（正统），为太医院御医，宠眷隆极，莫与为比。曾有家祠在娄门外下塘，祀其宗英十人，名"十贤祠"。

盛寅为世医之家，一门数人御医任职太医院。盛寅弟盛宏，字叔大，精于医术，与兄齐名，亦荐授太医院御医。盛寅子盛僎，字汝能，承父业习医，勤学有行谊。盛僎次子盛皑，字用美，幼承家学，又改儒学，早岁应举不遇，遂业医。术精湛，存心仁厚，士大夫皆礼重之。明成化初年，被征召入太医院，将擢用，以母老告归，行医乡里。盛皑子盛乾，亦善医术，有父风。

明吴县名医钱瑛祖孙三代亦均授御医。

钱瑛，字良玉，宋国医钱仲阳之后，钱宗道之子。世传小方脉（儿科）最精，相传已经有三百多年。明宣德年间，钱瑛被征召入太医院。

宁阳侯孙生九月，惊悸，数啼而汗，百方罔效。钱瑛后至，命坐儿于地，使掬水为戏，惊啼顿止。人问之，曰：时当季春，儿丰衣垂帷，不离怀抱，热郁难泄。使近水则火邪杀，近土气而脏气平，不药自愈。

钱瑛有子恒、恺、悌、惺，恒子纯，皆世其业。钱恒授御医，弘治十八年（1505）进院判。钱纯字汝砺，仕为院判。

明昆山名医卢志，世代为御医。

卢志，字宗尹，号丹谷。家系世医，自曾祖卢佐以下，俱官太医院。卢志得家传，学有渊源，精《素问》、《灵枢》和《难经》诸经，淹通诸家之义，洞悉包络，治病历验不爽，为时所重。弘治中，应名医诏至京。途经徐沛间，遇一异人，短蓑敝笠，与卢志谈论运气主客、正对之法，大有会悟。卢志任职太医院判，供奉御药房，奉旨纂修本草。

当孝贞皇太后、昭圣皇后有疾，卢志诊视立愈。赐绣衣一袭，宫中呼为卢胡子。后授御医致仕，赐金绮三品服。正德年间，武宗南巡有病，召卢志诊视。卢志告诸大臣，言冬得夏脉，于法不治，果如其言。

卢志谈脉理，独明标本。年逾八十，衣冠皓伟，掀髯话生平治疾事，津津乐道。

明代吴县名医薛铠、薛己父子两人都为御医。

薛铠，字良武，素业儒，为郡学生。明弘治年间召为太医院医士。薛铠疗病必本五行生克，不按方施治，所著述甚多，编《保婴撮要》二十卷，足为后世法程。薛铠认为破伤风由脐带传染，可用烧断脐带方法预防。论乳下婴儿有疾，必调治其母，母病子病，母安子安。且云：小儿苦于服药，亦当令母服之，药从乳传，其效自捷，皆亦人所未发。后又赠授太医院院使。

薛己（1487—1559），字新甫，号立斋，性敏颖异，过目辄成诵，尤擅精方书，于医术无所不通。每为人治病，察色辨脉，变药立方，增除横出，优游容易，俟其自愈。不示功，不计程，期在必起，精绝于医者所不能及。由于父亲薛铠是当朝名医，闻名于时，又任职太医院，薛己承继医业后，先在正德时任太医院御医，继而擢院判，至嘉靖间进授太医院院使，通内、外、妇、儿、眼、齿、本草等科，尤精于疡科。主张治病务求其本原，提倡用补真阴真阳的方剂。在疡科方面，主张要明本末虚实，才能用药，对于疾病的记述和治法有一定的独创之处。他编辑和校刊医书较多，包括伤寒、针灸、妇产、外治、本草等科，流传较广。生平治验，散见于各书中，可谓广博。唯立法处方，偏于刚燥，其用古方，加减出入中有至理；执六味（丸）、八味（丸）以通治天下之病。

明代长洲（今江苏苏州）徐镇，少年即有医名，崇祯皇帝以马逸伤，诸尚药以非世业莫能治。召镇治之而奏效，授官至九列，以后又有子孙世以其术仕太医院。

又一长洲人刘观，字士宾，家世以医显。父刘毅，字彦敬，为燕府良医，事太祖于潜邸，侍太宗左右，后坐事谪戍没。刘观承祖业，精医术。永乐初，征召为太医院御医，赐居第，凡中外使者亲藩，公卿贵戚近臣，有疾多命往治。后升太医院院判，掌管太医院事，扈从北征，归卒。刘观子刘溥，克继其业，官太医院吏目。

元末明初昆山名医何顺中，一生任职太医院达四十年之久。自他的曾祖何子云而上七世，皆高科显官。先祖何塾，是宋端平二年（1235）进士，仕致朝散大夫。从何子云得岳丈刘国瑛的医术后，下传三世，至何顺中益精其术，故被征入太医院，王公贵人有招延之者，必专敬乃往，若以势位临之，弗能致也。然何顺中性嗜酒，靡日不饮，靡饮不醉，醉则喷嚏连十未已，至嚏，共知其醉。何顺中为客则不辞主，为主则不留客，颓然就榻，鼻息辄震惊人。年七十余，修眉长髯，颜如渥丹，其亦有道士欤。其家虽贫极，然谨于义利之辨。故饭恒不足，而独酒有余。其子何泽，颇有父风焉。有赞曰：耻机变而争巧，贱龙断以私登，揽诗酒而寄傲，操匕勺以擅能。此太医垣三朝之士，而宋进士五世之曾也。

3. 徐灵胎

清代吴江名医徐灵胎曾两次奉召进京为皇室治病，成为乾隆年间一位著名的御医。

徐灵胎（1693—1771），又名徐大椿，原名大业，字灵胎，晚号洄溪道人。徐氏的祖上是宋代南渡时从江西迁到浙江嘉善魏塘的，至明代正统年间迁往吴江南麻村，再迁西蒙港。至徐灵胎的曾祖徐韫奇始迁居吴江县城的西门下塘。徐灵胎于清康熙三十二年（1693）出生于西门下塘之毓瑞堂。

乾隆二十六年（1761）春，天子闻其善医，召之，将授以官，辞免。乾隆三十六年（1771）冬再召，卒于京师，终年七十九岁。诏赐之金，赠儒林郎。

徐灵胎生有异禀，长身广颡，聪明过人。少年时从文，二十岁考中秀才。还习练武术，留心过水利，并且通音乐。他最初学医是因为三个弟弟病卒，老父悲悼得疾，终年进药。正如他自己说："余之习医也，因三弟患痞，先君为遍请名医。余日日与讲论，又药皆视制，医理稍通，既而四、五两弟又连病卒，先君以悲悼得疾，医药以事无虚岁，家藏有医书数十种，朝夕披览，久而通其大义，质之时医，茫如也。乃更穷源及流，广求博采，几万余卷，而后胸有实状，不得已于言矣。……"

乾隆二十五年（1760）九月，大学士蒋文恪病，上谕中堂，当诏吴江徐灵胎诊治。徐灵胎自己正抱病在身，一再称辞。到乾隆二十六年（1761）正月，皇上乃下廷谕，命抚军陈公即送徐灵胎赴京，当时徐灵胎病亦渐愈，乃就道疾至。到京，即命与施、孙两太医同拟方。这时，蒋公病已不可治。灵胎因奏曰：过立夏七日则休矣。皇上嘉其朴诚，上谕秦大司寇文恭曰：徐灵胎学问既优，人又诚实，不知能在京效力否，命入太医院供奉。秦公传旨，徐灵胎自揣年老多病，万难效力，即请秦公转奏。是晚，上命视大司农李公疾，明日又命入圆明

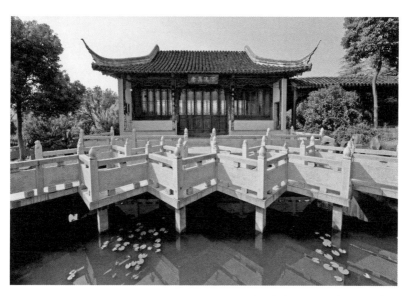

位于苏州城隍山移址重建的洄溪草堂

园，前后六次为皇帝家属视病，于五月初四允准放归返里。

徐灵胎载誉归里，名闻遐迩。他厌倦于无尽的应酬，向往能有一个清静的地方著书立说，得其所哉。访得吴县七子山墩下有画眉泉，风景幽雅，环境优美，因此筑室其间，名"洄溪草堂""半松书屋"，怡然有终老之志。徐灵胎曾亲撰《画眉泉记》以志其事，并亲笔正书，由他儿子榆村收藏。嘉庆二年（1797）叶逢金补绘画眉泉图并题词，这幅珍贵的手迹与图题经后人裱成一册，现存上海医史博物馆。

徐灵胎孜孜研求，旁搜远绍，取古人之书重集之，节其冗，取其要，补其缺，正其编，其成书十余种。如《内经诠释》《六经病解》《医学抉微》《药性本义》等，皆抉"内"（经）"难"（经）之精髓，而发前人之未发，补时子之不达，且文雅约而义简赅。可见这段时间是徐灵胎最舒心的日子。

乾隆三十六年（1771）十月二十五日，奉旨复召入都。当时徐灵胎正卧病在床，强起进京，徐爔随侍。中途，病体渐有好转，精神转旺，餐饭有加。至腊月初一抵达，精力益衰，但还与人从容议论阴阳生死出入之理，过了三天，自知不起，遂作了一副墓前对联"满山芳草仙人药，一径清风处士坟"。至夜，谈笑而逝，年七十九。皇上深表哀惜，赠儒林郎，赐金归葬。翌年春，由徐爔扶榇旋里，十月葬于吴县越来溪之牒字圩。然而家事连年不利，遂重复觅地，于乾隆五十七年（1792）迁葬于吴江大境字圩新阡（今吴江区八坼乡凌益村田心里）。1984年吴江市在凌益村外乌金浜畔原址重修徐灵胎墓。加高封土，墓地扩为二亩（一亩约等于六百六十七平方米），四周植树，重建牌坊及石碑，作为江苏省文物保护单位。重修后的徐灵胎墓葬有四柱三门牌坊令人瞩目，披以横额"名世鸿儒"。墓联之一即"满山芳

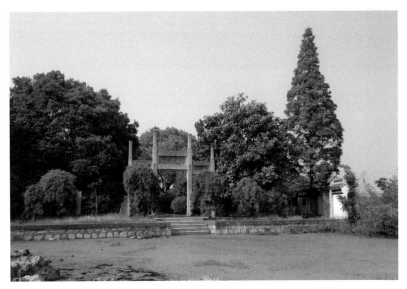

徐灵胎墓（倪浩文摄）

草仙人药，一径清风处士坟"自撰联。之二为"魂返九原，满腹经纶埋地下；书传四海，万年利济在人间"。

徐灵胎前后行医五十年，经验丰富。他的好友大文学家袁枚赞曰：每视人疾，穿穴膏肓，能呼肺腑与之作语。其用药也，神施鬼设，斩关夺隘，如周亚夫之军从天而下。

一位名医，尤其是一位御医，身后都会有动人的故事与传说。

徐灵胎在名士沈德潜未达时，诊其脉而知其必贵。在熊季辉强壮时，握其臂而知其必亡。袁枚左臂一日忽短缩不能伸，诸医莫效，乃使舟直指洄溪。当时尚未结交，旁无介绍，袁枚惴惴然唯恐徐灵胎未必见也。不料名片一投，蒙奓门延请，握手如旧相识，且具鸡黍为欢，清谈竟日。后赠丹药一丸而别。有一个叫李莼溪的笑着对袁枚说：有是哉！子之幸也，使他人来此一见，费黄金十笏矣。其为世所钦重如此。

4. 曹沧洲

自明以后，因由吴中灾情连年，疫病流行，医家忙于应对社会医疗的需要，形成了一种民间行医的趋向，或以医为业，或以医谋生成为主要的形式。大部分的医生以时医的身份行世，因为有大量的疾病诊治机会，丰富成熟的治疗经验，所以他们较少崇古不化，亦不墨守成规，而

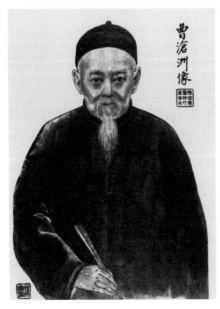

曹沧洲像

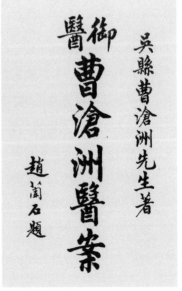

民国本 《御医曹沧洲医案》书影

是更加讲究实效，活跃了学术创造。温病学说的形成，叶天士作为学说创始人的出现，与此不无相关。所以，清代进京吴医明显减少。以后，再度出现的御医曹沧洲、邓星伯、潘霨等则已寥若晨星矣。

御医曹沧洲，苏州人。关于他的"三钱萝卜籽换个红顶子"逸事脍炙人口，家喻户晓。

曹沧洲（1849—1931），清末吴县人，名元恒，字智涵，晚号兰雪老人，又号兰叟。居苏州阊门内西街，世传七代，以内外科著称。祖云洲，精医，曾编《叶氏医案存真》。父承洲，世其业。而沧洲精于内科，医道大行。

曹沧洲家学渊源，幼承庭训，精研轩岐灵素，善于师法清代江浙名医叶天士、薛生白、吴鞠通、王孟英诸家，对治疗温病有丰富经验。清光绪三十二年（1906）帝躬违和，诏征名医，由南京制军保荐曹沧洲与青浦名医陈莲舫同应征召，入京视之，会晤于旅邸中讨论方药。治得见效，授为御医。

曹沧洲为光绪帝诊病前后二年，从数十诊脉案分析，光绪帝因操持过度，情绪怫郁，肾虚肝阳，脾虚湿热，故有头晕耳鸣遗泄、脘宇满闷、大便不调等症状，与高血压、脑血管病、胃肠功能失调、消化不良相似，且病情淹滞。曹沧洲逐日诊视，不敢懈怠，进退出入，但求肯綮，病机理法，有理有据，方药调剂，又必有出处，费尽心机。翌年，因病告归，名望益重。回苏后，诊务之忙，日以继夜。当时有"不及看到之病人，至曹氏门槛上一坐，即能愈病"之传说。

其治病以轻清灵巧见长。治温病初起，以透达表邪，宣泄肺胃，疏畅中宫为法。辨证精审，立法谨严，证必分清，方必细切。迨温病后期，津耗热陷，则重祛邪泄热，参以养阴扶正，往往收效。曹氏治烂喉丹痧，亦具独到经验。生平无暇著作，侄惕寅笔录口述，著有《霍乱证救急便览》一书行世，后人屠锡淇整理有《曹沧洲医案》二卷，列案三百余而诸症皆备，医论简要，药用精妙，多以轻灵取效。

曹沧洲昆季三人，弟福元、元弼俱为太史公。子廉洲，字南笙，侄惕寅、仲和，孙鸣皋，俱承世业。

5. 邓星伯和潘霨

清末还有一位御医邓星伯（1859—1937），无锡人，幼习经史，继承家学，为小儿科。曾应江溪桥杨绅诊，被羞辱，发愤从孟河名医马培之学。历三年，苦心孤诣，得内外科奥秘，深受乃师赞许。其后，清王族患湿温伤寒，由彭玉麟推荐，应征入京，施治获愈。翌年，江西九龙山盗魁病，诱去诊治。逊清之季，苏州藩台朱某，聘星伯为医药顾问，每以电报请出诊，久成莫逆。星伯名闻遐迩，求治者接踵满堂，每日门诊二三百号，远自闽、粤、皖、鄂、鲁、豫各省，苏浙京沪之病者，更络绎不绝。1937年冬，日寇侵华，飞机轰炸，受惊而殁。所遗医案十二册，被门人陈某遗失。门人有数十人，子锡赓、学稼皆能医。

潘霨（1816—1894），清吴县人。系苏州"贵潘"后裔。幼年习儒，年十九，应乡试不第，发愤走京师，得到"声名煊赫，四朝元老"从祖潘世恩的怜爱，令与诸孙同塾读书。他精岐黄之术，尝奉诏入宫，为孝成皇后治愈风疾，纳粟得九品衔，需次直隶官，仕途亨通。历任卢沟桥典史，补昌平州，两浙盐运，山东按察，福建布政副，湖北巡抚，江西巡抚，贵州巡抚，任官所到之处，恒以医济民。

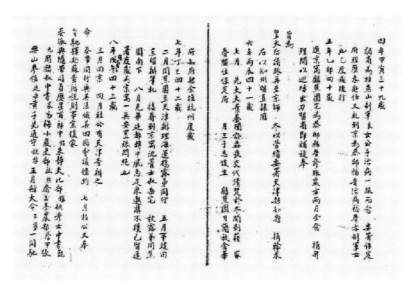

潘蔚自订年谱（部分）

在吴中医事活动语焉不详，亦应以吴中名医、御医称之。

及至中华人民共和国建立初期，北京筹建中国中医研究院，征召各地名医进京。苏州有金昭文、钱伯煊、葛云彬等三人赴京任职，当然与历史上的御医不能同日而语，但却是"御医"历史上的绝唱。

四、姑苏仕医

我国自夏代以来，历代都有职官制度。在唐朝得中进士，状元及第，雁塔题名，长安看花，可谓春风得意至极。凡仕进者，以荫生、五贡、举人、进士为正途出身，进士是仕途进取中的最高资格。读书人一旦成为进士，其姓名、籍贯即被记入吏部，日后即可获得官职，从此一生受用。如果得中进士后，又被选入翰林院任职或学习者，则不仅升迁快，而且很有希望升到大学士的位置，这些都是读书人一生追求不辍的目标。

因为进士都是饱读经学之士，经史子集、阴阳律历都在攻读之列，一般也都是通医的，在出任朝廷命官后，也能知医善医，因此吴中名医里也不乏进士及第的朝官，粗略统计有十数人。这在弃儒习医或弃仕隐医者之外，又多了另一种层面的儒医。

1. 王鏊

明代连中三元（指解元、会元和状元。虽在廷试对策中得名第一，但因考官商辂忌才，借故"抑之置第三"）的吴县东山人王鏊，

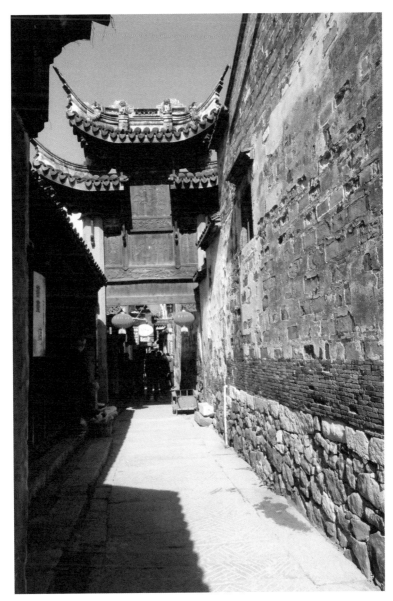

位于东山陆巷王鏊故居前解元、会元、探花三牌楼

是一位能医的朝官。王鏊（1450—1524），晚号拙叟，时人称"震泽先生"。他博学而有识鉴，文章尔雅，议论明畅，德才兼备，以"海内文章第一，山中宰相无双"盛名于时。明成化十一年（1475）进士及第，官至文渊阁大学士，加少傅，改武英殿大学士，为一品宰相，王鏊由儒达官通医，常能取古方治病，应手而愈。

王鏊尝云：今世医者，率祖李明之（时珍）、朱彦修（丹溪），其处剂不出参、术之类，所谓医之王道也，信知本者矣。然病出于变，非参、术辈所能效者，则药亦不得不变。可变而不知变，则坐以待亡。变而失之毫厘，则反促其死，均之为不可也。故曰：可与立，未可与权。药而能权，可谓妙矣。明之、彦修未尝废权也。世医师其常而不师其变，非用权之难乎。一番良言，指谬时弊，变开新风。他认为"药忌群队，信单方之为神"，此乃王鏊之知医也。

王鏊一生好学，"唯看书著作为娱"，著有《本草单方》八卷，由儿子王延喆刻印传世。

2. 顾鼎臣

顾鼎臣（1473—1540），也是苏州人熟悉的历史人物。相传他因小时候得过天花，脸上留下了十八点麻子，苏州评弹中称他为"顾大麻子"。

古代状元，大多出身于豪绅达官之家，或是书香门第，或是名门望族。而顾鼎臣却出身贫寒。其父顾恂是一个小商人，顾恂的妻子既凶悍又好妒忌。顾鼎臣是顾恂与顾家婢女所生，是年顾恂已五十七岁。顾妻得知后十分恼怒，多次搜寻顾鼎臣，欲置其于死地，后被磨坊老板收养。养父家境也不宽裕，顾鼎臣幼年时常受饥挨饿。

顾鼎臣长而聪慧不羁，丰神回绝，后来考中秀才，于弘治十八年（1505）廷试得中状元，授翰林院编修。正德年间，任左谕德。嘉靖后历仕经筵直讲、礼部右侍郎、吏部左侍郎、掌詹事府、礼部尚书。嘉靖十七年（1538）八月，以礼部尚书兼任文渊阁大学士，入参机务，官运亨通。翌年三月，嘉靖皇帝出巡，特命顾鼎臣留守京师，辅太子监国，赐给象牙大印。民间遂有"代朝三月"的传说。不久加少保、太子太傅、武英殿大学士。嘉靖十九年（1540）十月殁，终年六十八岁。

顾鼎臣对医学颇有研究，并对眼病尤多见解。所著《医眼方论》一卷，《经验方》一卷，已佚。故有将顾鼎臣列入历代医人志书中的先例。

3. 其他苏州仕医

胡元质　宋代长洲（今江苏苏州）名医，字长文，是宋绍兴十八年（1148）戊辰科进士。胡元质幼年颖悟，崇尚行义。中进士后，孝宗时荐为太学正，历秘书省正字校书郎，给事中。又出守和州、太平、建京，皆有政绩。淳熙中，官四川制置使，知成都，蜀人德之。历官敷文阁大学士、吴郡侯。致仕，告老归居苏州南园，杜门自适。卒时赠金紫光禄大夫。他一生虽在仕途，亦多考问医学。守当涂时，辑有方书《总效方》十卷，曾锓木于郡中，然已佚。

李大昌　明代昆山名医，是信义李氏始祖，元末进士。大昌父谟元，是顺帝时进士，元至正年间来馆于苏。明初兴时，吴与闽隔，终不能归，遂寄居寒山寺。有"首阳薇蕨无从来，分作寒山一饿夫"之句记事，以穷饿而卒。大昌由南剑州剑浦徙居吴中昆山信义乡，著有《救荒草木疏》一卷。

周木　字近仁，明常熟人。成化十一年（1475）乙未科进士。授南京行人司副、稽勋郎中，预修宪宗实录，迁浙江右参政，为同官所忌，致仕告归，卒年七十二。周木尝曰，《素问》之书，虽不突出于岐黄之世，要亦去先王未远时人祖述岐黄遗意而作者也。词古义精，理微事著，保天和于未病，续人命于既危，彝伦益效，五化滋盛，实医家之宗祖，犹吾儒之有五经也。故曰：医人不读《素问》，犹士人不治本经，其以是欤。著有《朱丹溪素问纠略》一卷等书，是对医学的研究之作。

周伦　明代昆山人，字伯明，号真庵，弘治十二年（1499）己未科进士，授新安知县。周伦为人坦易，而操履特严，诗词清健，行草有晋人风。嘉靖初，拜都察院佥都御史，提督操江，擢兵、工二部侍郎。清理军职，升南京刑部尚书，旋改北部，侍经筵，三年谢政归。与里中故旧倡为延景约，性识医理，每以疾疠施药，全活甚多。又十年卒，年八十。所著有《医略》四卷，《负翁净稿》二十卷。

徐师曾　明代吴江名医，字伯鲁。父业医，师曾年十二即能诗与古文，长业儒，亦通阴阳律历篆籀之说，间与其父讨论《内经》及诸家之论，以儒通医。嘉靖三十二年（1553）癸丑科进士，选庶吉士。庚申年奉命册封周藩。历兵科给事中，起补吏科，建白多切事务。严嵩父子专权，世宗杀戮谏臣，徐师曾叹曰：吾谏官也，循默失职，岂周任之义耶。会得疾，屡疏乞休。引疾归里后，僻书舍于南湖上，鸠集群儒，潜心讲讽。万历初，再荐起礼科，固辞不赴。遂于医术，著论数┼篇，医著有《经络全书》二卷，《途中备用方》二卷。

蒋绂 明代常熟人，字洪章，号无碍。景泰五年（1454）甲戌科进士，擢试御史，黜知吉水，后以不得志，解职归。家居搜剔书史，工诗文，晚年精医术。有桑某，为通判致仕，年六十余。其夫人亦五十余矣，忽患病，医以为蛊。蒋绂切其脉大骇，起而步于庭，良久，更诊之，曰："定矣。请夫人入。"乃举手揶揄桑曰："足下亦老无耻矣，嫂何病？娠也，娠当男。至冬至举，亦银带官与若等。"果生子，亦举人通判，如其言。

王治 明长洲（今江苏苏州）唯亭金村人。字敬值，号菊泉，为元昆山学正梦声后裔。于嘉靖甲子（1564）乙丑（1565年）联捷进士。精医理，未仕而归隐于医。得游名胜，参访高真，而医益著，察候治证，有起死回生之妙。王氏以医名自王治始，承传八世。王治子王士龙，字霖苍，号春林。万历壬午（1582）恩贡廷试第一，历官南光禄寺少卿。神宗朝，因直言遭廷杖，声震中外，归田隐医，键户著书，从游甚众，与会稽张介宾交谊甚深，其子及孙均承其业。

缪遵义 （1710—1794）清吴县名医，是乾隆二年（1737）丁巳科进士，授官知县。因母病归里，杜门不与世事接，母病痰饮，延叶眉寿治，四年弗痊，而眉寿谓为痼痰难效。缪遵义遍览方书，颇会其旨，拣方以治，不一年母病而瘳。后遂旁搜博采，穷幽极渺，弃官为医，就诊者填塞街巷，治之无倦容。总督高晋颜其堂曰"志济"。缪遵义临症立方用药每出创意，他医往往不解，然投之辄效，乃徐明其故，无不惊服。康熙年间，叶天士医名重当代，同时有薛生白名世，继起则有缪遵义，一时号称鼎足。著有《伤寒集注》、《温热朗照》八卷、《松心笔记》一卷。卒年八十四。

郑元良，明代进士，太仓名医，清康熙十二年（1673）癸丑科进士。常熟名医蒋伊，雍正二年（1724）甲辰科进士。无锡名医秦伯龙，雍正二年甲辰科进士，医事著述不敷详录。

大儒通医，朝官善医，学有遗风，史籍资料中也多赞勉有加。

◎ 第四章 ◎

吴中医学的发展

吴 门 医 派 ＞＞＞

一、中医学向世界走去

中医药对外交流始于秦汉，到了唐代，经济繁荣，内外交通发达，丝绸之路成为连接中国和中亚、西亚以及地中海东岸的陆上交通干线。当时我国的医学成就居于世界前列，中外医药交流极为频繁。其中往来最多的是印度、阿拉伯、朝鲜、越南等国家。

1. 中印医学交流

中印之间佛教僧侣往来密切，其中有很多是熟谙医药的。如唐玄奘法师就先后到过印度、尼泊尔、阿富汗等国。唐代义净和尚在印度居住了将近二十年，常用中国医药为印度人诊治疾病。同时印度医学也随佛教不断地传入我国，并有不少印度的医书被译为中文，颇有影响的有《龙树论》《婆罗门药方》等。

2. 中医与阿拉伯医学

中国的炼丹术传到了阿拉伯后又经阿拉伯传到西方。对世界制药与化学工业的发展都有贡献。公元 10 世纪前，中国的脉学已传入阿拉伯。阿拉伯医生阿维森纳著的《医典》中关于脉象的内容，有许多来自我国的《脉经》。同时还记述了一些中国医学的知识，如糖尿病患者的尿有甜味，麻疹的预后与防治以及用水蛭吸毒等治疗方法。

中国与阿拉伯诸国的药物交流也十分活跃。由阿拉伯商人运往欧洲的中国药物有朱砂、牛黄、人参、川椒等，其中牛黄尤其受到重视，往往被放在金银制的盒中收藏，以供辟疫之用。同时，我国也吸收了不少阿拉伯的医药。如宋代苏颂编的《本草图经》中记载有胡薄荷。当时还翻译过阿拉伯的医药书籍《回回药方》，在一定程度上丰富了中医学。

3. 中医对朝鲜、越南的影响

中国医学对朝鲜和越南的影响也十分深刻。中国医书传入朝鲜较早且多，如《素问》、《伤寒论》、《甲乙经》、《神农本草经》、《诸病源候论》、《千金要方》和《千金翼方》等。朝鲜还仿照我国唐朝，设置了医学教育。宋朝时我国先后两次赠送医书《太平圣惠方》给朝鲜。朝鲜王徽生病时，曾遣使来宋请医。宋朝廷派出翰林医官邢恺前往诊视，并带去药物一百多种。以后又应邀派出医官牟介等去朝鲜教授医学，还派过翰林医官杨宗立等前往，进行分科教授医术。朝鲜也经常派人到中国学医，朝鲜人金礼蒙和许浚在研习中医后分别编成《医方类聚》和《东医宝鉴》两书，它们的内容极为丰富，在我国也有很大影响。

中越医学交流也很早。如公元前 257 年，中国有位叫崔伟的医生曾治愈过雍玄和任修的虚弱症，这是我国医学传入越南的较早记载。唐代名医孙思邈在越南也被当作医神塑于先医庙中供奉。唐代兼通医学的诗人沈佺期、刘禹锡等都曾去过越南。宋代中国医生申光逊曾用胡椒、干姜等辛辣药物治愈过越南人的脑痛症。据《大越史记全书》载，元代针灸医生邹庚到越南为诸侯王治病。越南多产草药，在中越医学交流中，一些药物相继传入中国，如薏苡、沉香、丁香、诃黎勒、苏方木等，丰富了中药的内容。

4. 中国与非洲的医药交流

中国和非洲虽然远隔重洋，友好交往也有多种渠道，一般多采用间接的方式。到了明代郑和七次下西洋，最远到达赤道以南非洲东海岸一带，直接沟通了贸易往来和医学交流。明朝永乐皇帝对郑和下西洋医药人才的准备工作十分重视，曾下令四方招募医官、医士、御医、民医等。据记载，某次下西洋配备的医官、医士多达一百八十人。一般船队每一百五十人就配备一名医生，平均每艘船有医生两至三名。当时有名医陈以诚、陈常、彭正等，作为随船医生同往。还备有善于鉴别中草药材的专职药工人员，以便对西洋诸国贸易的药材进行鉴定。郑和等人还带去了麝香、人参、大黄、茯苓、生姜、肉桂、樟脑等中药材，与非洲的一些国家进行医药交流。郑和船队中的医务人员还对非洲的流行病和地方性疾病及时采取预防措施并开展调查工作。

郑和出使西洋之前，在太仓驻扎数年之久，进行了精心完善的物资准备和人才招募。综合吴中史料，如《太仓州志》《常昭合志》中曾记载，吴中名医郁震、匡愚曾经参与其事，并随船出使。

郁震，字鼎文，明时太仓人，出身于世医承传之家。他起先是以名医身份被征召入京师的。曾出使西域，出玉门关，过葱子岭，最远到达印度。因为有了使外的经历，后来郁震再次被征召，入郑和船队，先后三下西洋，与南亚、非洲诸国进行医药交流，使许多国家都能臣服交往。因此郁震被授苏州府医学正科，赐三品服，致仕。郁震读书尚气节，嗜酒善吟诗。著有《医书纂要》等，终年八十一。郁震弟巽，与兄齐名。子贞，以医世其学。

另一位明代船医匡愚（1378—1459），常熟人，也出身世医之家，是太医院御医匡忠之后。匡忠（1359—1428），字体道，幼承家学，读书乐道，曾为永乐年间御医，晚年以家事托付于匡愚。匡愚，克世其业，亦被征入京。郑和出使西洋，随征入队。匡愚是第一个随郑和船队来到马来西亚的中国医人，为马来西亚的侨胞和当地人带去了中医治病的方法和药物。后归老于乡。

二、国外的中医学

　　时光流逝，到了 20 世纪 70 年代初，美国总统尼克松访华时随同尼克松访华的《纽约时报》记者詹姆斯·罗斯顿患了阑尾炎，手术后仍然疼痛不休，于是请来了中医师在他小腿上扎了一针，疼痛很快缓解。这位记者在华期间耳闻目睹了很多像针刺麻醉这样神奇的中医疗法。回国后，他在醒目的头版报道了在中国的见闻，竟然带来了使人惊喜的世界性中医热潮。迄今虽已过去了五十多年，然其发展势头方兴未艾。特别是近年来，一些国家对中医药及针灸立法，因而中医药得到了比较广泛的应用，同时加强了对中医学的科学研究与中医教育。随之而来的便是日益看好的中药贸易。

　　20 世纪 70 年代，在美国的五十一个州中有十六个州率先以州法律形式承认了针灸的合法性。因此仅在加利福尼亚州的针灸中医师就有四千人之多，他们全部是个体行医。由此影响到欧美各国，它们也陆续对针灸进行立法管理。目前针灸已在世界大多数国家合法化，有的国家甚至已把它列入了医疗保险范围。针灸这一疗法被世界广泛接受，这是中医走向世界的良好开端。有些国家还对中医药作了法定确认。如瑞士政府从 1999 年起决定中医药治疗费用可以从医疗保险费中报销。由政府以保险制度的形式对中医药的地位作出明文规定，这在西方国家中尚属首次。1999 年 5 月，澳大利亚也将中医注册提案正式提交维多利亚州议会，并颁布实施。2000 年 7 月，泰国已经通过立法确认了中医的合法地位。2001 年 1 月，泰国卫生部颁发了首批中医行医许可证。这些都是中医药走向世界的重大突破。

针灸疗法广泛应用于止痛和治疗部分疾病，具有安全有效、治疗方便、费用低廉等优势。日本至少有二十多种病症使用中医方法治疗，疗效高于西方医疗。如支气管哮喘、慢性肾炎、糖尿病、风湿病以及各种癌症。由于从单纯针灸治疗已转向针药并用，所以有越来越多的病人求助于中医，包括一些患有疑难疾病，如脑出血、免疫性疾病、肝损害、男性不育等病的人。目前，世界上已有一百二十多个国家设立了中医医疗机构。英国有中医诊所三千多家，仅伦敦就有六百家左右，法国估计有两万多名针灸师。华盛顿医疗中心本来是纯西药机构，但近年来开始有了中药。他们的皮肤科医生用甘草、荆芥、白鲜皮等中药配成湿疹治疗剂，效果甚佳且无副作用。他们发表的论文在美国反响很大，进一步激励了中医界人士在美国的发展。目前采用中医、针灸治疗的人口占到世界总人口的三分之一以上，这给中医药在世界范围内的发展提供了前所未有的机遇。

国外有的机构已从临床应用阶段进入到对中医药的科学研究阶段。如美国 20 世纪 70 年代就开始集中力量从中草药中筛选抗癌的药物，近年来又开展使用中药配合针灸疗法治疗艾滋病、肾病等方面的研究，并有可喜的成果。德国、法国都有对中药药理研究及阴阳五行中医理论的研究。国外对中医药学的研究，已进入到较高水平。

针灸教育文凭已被大多数国家承认。有的将中医教育引进高等学府，如英国伦敦米德尔塞克斯大学于 1997 年开设五年制中医专业学位课程，澳大利亚 20 世纪 90 年代以来在墨尔本皇家理工大学成立了中医部，维多利亚大学成立了中医学系，悉尼科技大学成立了针灸系，这些都是中医教育在国外发展的基本状况。

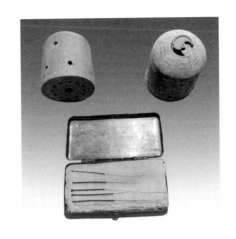

陶灸

随着世界中医热的兴起，中药的应用越来越广泛。20 世纪 90 年代以来，含天然中药的滋补强壮、美容减肥等保健品受到发达国家人士的青睐。我国中医药已传播至世界一百九十多个国家和地区，年出口总额由 1988 年的三亿五千万美元发展到近年的超十亿美元。

21 世纪对中医药发展来说，可能又是一个好的时代，利用传统中药资源开发保健食品将成为时尚。目前国外一些大的医药公司已认识到这一点，纷纷表示愿意在中药及保健品开发、生产、市场销售等多方面与我们进行合作。

中医药经过漫长的岁月，经历了无数的考验，也曾遇到过沉重的压力和阻碍，但中医药没有消亡，反而有越来越好的发展。在科学浪潮的冲击下，历史惊异地发现了中国医学这一人类奇迹，它几乎完整地保存着东方文化的精髓。它以博大精深的理论，卓越可喜的疗效，顽强地自立于世界科学之林，并将对未来科学的革命性变革与生命科学的发展产生深远的影响。

三、中医东渡与日本汉医

公元前 219 年（秦王政二十八年），秦始皇派遣方士徐福率领童男玉女三千人入海求仙，并带有百工技艺及医人等。船走海中，以风为解，徐福一路风浪漂泊，到了日本。在日本现有徐福登岸处、徐福村等遗址，供人凭吊。这是把中国医术带入日本的初始。公元 561 年（陈文帝天嘉二年）秋八月，吴中的一位高僧知聪携带《明堂经》《肘后备急方》等医书一百六十卷东渡扶桑，这是中国医书传到日本的开始，也是吴中医学对外交流的发端。以后，知聪之子善那使主被日本天皇赐以"和药使主"，这是相当权威的称号，并且子孙世袭。至清和天皇贞观六年（864），知聪后裔和药使主黑麻吕与和药使安主、其弟雄受到了天皇恩赐的"宿弥"姓氏。在古代，日本人的姓氏是表示世袭官职大小和氏族门第高低的一种称号，是由天皇恩赐的，庶民百姓是不允许有姓氏的，可见知聪家族已成为日本很有影响的世医。公元 608 年（隋炀帝大业四年）九月，日本推古天皇派遣药师惠日、倭汉直福因等来中国学习医学。公元 623 年（唐高祖武德六年）夏七月，日本留学生僧惠齐、惠光及药师惠日、福因等学成回国。以后日本医事制度及医学教育完全采用我国唐代的方法，因此来中国学医者也完全采用中国医学典籍作为理论指导临床。公元 753 年（唐玄宗天宝十二载），释鉴真到日本传授佛学，并且教授日本人医术，也带去了鉴别药品真伪的方法。以后历经宋、明，中日医学多有交流。

明代日本医生频繁来华，1378 年竹田昌庆来华学医并搜集医家秘本和铜人模型归国。日本医生田代三喜、曲直濑道三来中国学医，归国后提倡李（东垣）朱（丹溪）学派学说，推广应用。日本僧医月湖1452 年来华后，在杭州钱塘居住了很长时间，搜罗医家典籍。日本医生吉田意休、金持重弘学成归国后都成为日本名医。日本医生吉田宗桂在中国学医十多年，中医研究达到很高的造诣，曾为明世宗看过病。到了清代，随着对外文化交流增多，双方的医学交流活动更加频繁。清康乾年间，就有吴载南、陈振先、周岐来、赵淞阳、刘经光、胡兆新几位苏州医生以及樊方宜、周维光、周岐兴等三位药剂师应日本幕府邀请去传授医术与方药，其中陈振先尤为著名。陈振先于 1721年东渡到日本长崎后，不畏辛劳，走遍邻近山野，采集药草一百六十二种，并著《药草功能书》，由日本人向井元成加上和名旁注。这就是日本医学史上著名的《陈振先药草功能书》。此外，在嘉庆道光年间，苏州名医曹仁伯还收日本来使为学生，向其传授医疗技术，并将师生问答疑难杂症的讨论内容汇编成《琉球百问》一书，刻印后传入日本，促进了中日两国的医学交流。

中医学一般包含中医与中药两部分内容，在日本被称为"汉方医药"。日本人对之信仰很深，感情诚笃，这是秦汉以来传入日本的中国文化的重要组成部分。在日本，秦朝使者徐福被尊称为"医药之神"。继后，唐代鉴真和尚东渡日本时带去的许多中药及中医经典医籍，对中医学在日本的传播和发展发挥了十分巨大的作用。可以这样认为，在西方荷兰医学传入日本之前的二千多年的漫长历史中，中医一直是日本的主要医疗方法。明治维新（1868）以后，由于日本政府全面引进西方医学，日本的中医又被称为"东洋医学"，由此一度沦落，被贬为民间医道。但日本的汉方医家在临床实践中总结经验，汲取明治后的科学方法，从未停止过对汉医药的理论与临床研究。20世纪70年代以来，汉方医药又出现了复兴和新的发展，日本又兴起了对汉医药的追求，迫切地转向了对汉医药的进一步研究。随着中国的改革开放，中日两国间的中医药交流空前增多。

在东京街头可以发现"紫山堂""一贯堂"等以堂号相称的药铺，药铺里有中国人看来很眼熟的中药。

日本的不少机构都在从事中医学的研究和应用。富山医科药科大学、东京女子医科大学都有进行中医学的研究部门，并取得了很多的成果。明治针灸大学也在进行中国针灸的教育和临床应用。

1950年成立的"东洋医学会"会员人数已经超过一万人，是日本最大的中医学术团体。此外，还有日本针灸学会、日本中西医结合学会等研究机构。也有生产规模很大的中药生产工厂，用现代化生产技术生产中药。

在日本的各种医疗机构中，百分之七十以上的医生都使用过中药为患者医治疾病。而且经过批准，进入"保险制度"用药的中药已有一百四十多种，日本人也学会了把中药混入食品之中，广泛地应用新式药膳。

可以预计，中医学今后在日本将会获得更大的发展，21世纪将是中医学在日本发扬光大的时代。

四、曹仁伯与《琉球百问》

有一位吴中名医收授过来华学习中医的日本学生，并将师生答疑的书信内容汇辑成《琉球百问》一书，他就是声名播扬海外的曹仁伯。

1. 姑苏名医曹仁伯

曹仁伯（1767—1834），名存心，以字行，别号乐山。清常熟福山人。祖上姓高，康熙年间，他的母舅曹子民因无子嗣，遂继为后，改承曹姓。

仁伯少小颖悟，因由家贫，遂弃仕途从吴门金阊薛性天（公望）习医。薛性天是一位硕儒名医，见到曹仁伯后十分赏识，并对人说："光吾道者必曹生也"。曹仁伯在老师处广览医籍，勤研苦学，尽得师传，积十年学研而终成大业，不但融古贯今，又能独自成家。悬壶后，先寓苏州窦妃园，后卜居长春巷。为人治病，辄奏奇效，求诊者日以百计，一时医名大振。被誉为叶天士、薛生白后第一人，以至门人云集，弟子以百数计。医名盛于当时，乃至远扬域外，成为"德被吴中，名驰海外"第一人。

曹仁伯在诊视病人时，研精覃思，专心一致，甚至要问到病人的起居饮食，并反复询问，无不周到。每遇到重病的人，别的医生已经放弃医治，曹仁伯"独能运以精思，而以数剂愈之"。

道光五年（1825）相国翁同龢之母因呕血不止，特地赶到苏州曹仁伯处求诊。曹仁伯切脉后问道：太夫人是否有从高处跌下的事？回答说有的。又问：有没有提携过重物的情况？回答说有过。当时太夫人正要奉亲返还，曹仁伯便准备了路上要用的药量，计算着日程，说到赣江时病就可以好了。以后病愈情况果然如此。事后了解到翁相国的母亲在家里的时候，有一天曾经左手抱着小孩，右手提着浆壶，下楼时不慎颠晃，踏空一级跌下，所以腰部扭伤了，这就是呕血的原因。曹仁伯看病时，能指出病源，并预计病愈的日程，翁相国不由心中折服。

曹仁伯说过：天下无不可治之病，其不可治者，心未尽耳。每遇到病情复杂的疾病，治此碍彼，别人很难处理时，曹仁伯会很细心用意研究。或者在一方中变化而加减用药，或者合数方为一方融合治疗，只要苦心用到，必定会有一个合理适当的治疗方法，用了以后也就会有好的疗效。当医生诊治疾病见到稍有危重疑难时，就认为是不治之症，实际这是不尽责的过失，这种情况并不少见。

曹仁伯要求学生学医时虚心诚意，虚心则学业日进，诚意则来求治的病人也会增多。处方用药须严谨，见病定药，格成一方，用药不能相差一味。自己心中应常想到天下不应有死症，如有死症，总有我功夫不到之处，要尽力尽责。这种治学精神是很值得引为借鉴的。

曹仁伯到苏州拜吴中名医薛性天学医时，衣着简朴，钱囊空虚，遭到别人的讥讽。只有他的老师丝毫没有厌弃的看法，反而对别人说曹仁伯不会总是一个穷困的人，今后能够继承医术、发扬医道的，必定是他。老师慧眼识人，周到地安排好他的食宿，让他专心学医，曹仁伯怀着对老师的感激心情，更加刻苦勤奋。老师所有的医籍藏书，他通宵达旦，举灯夜读，常常是食不甘味，卧不宽带。就这样，曹仁伯在老师处学习了十年，医术达到了很高的水平。不久，薛性天病殁，曹仁伯一手操办丧事，后来又把薛性天著述文章《伤寒直解辨证歌》刻印成书传世。

曹仁伯医学造诣很高，事业十分成功，驰名海内外。但他十分谦虚谨慎，生活上也相当俭朴，却时常资助亲朋故友中贫困的人。这种善举绝不是仅仅一两次而已。他的胸襟洒脱坦荡，谈吐从无媚俗，遇到有权势的人，绝不卑躬奴颜。

曹仁伯生前没有留下著作，他曾说过，在六十岁后将潜心著述，但一直没有空闲下来。儿子文澜继承父业，整理遗稿，选择精华，付梓刊印传世的有《继志堂医案》三卷，《过庭录存》《继志堂语录》《曹仁伯医案论》《曹仁伯医话》等数种。另有学生吴之善录其脉案集为《延陵弟子记要》（又名《乐山先生遗案》）。文澜子博泉，续守家学。

2.《琉球百问》的由来

曹仁伯医名盛于一时，乃至声誉远扬域外。清道光四年（1824）琉球有一医人吕凤仪遥闻先生盛名，试将所遇一列疑难病例修书询问，乞施良方，先生用了二千多字的长信为之指迷解惑，此即收录在《琉球百问》后的《琉球原问》一文。

清道光七年（1827），"琉球，东海小国耳。其臣吕凤仪，于道光

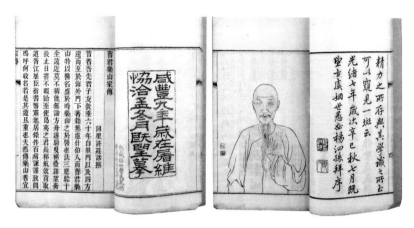

清末刻本　曹氏家祠藏板《琉球百问》书影

丁亥年奉使来华，道出吴郡，谒见先生，请业请益，执弟子礼甚恭。"
（《琉球百问·杨序》）"愚弟子曾在夫子门墙，传授医法，感恩不
尽！"（吕凤仪《琉球吕公札问》）吕凤仪勤勉好学，学成归国后视
诊看病"依照师教，广施疗治，不敢遑居，但有可疑者……祈先生重
察前由，详书其法，更望先生手着要紧良方，随来春之便，一一寄
给，感佩不尽"。吕凤仪将历年所遇到的疑难病症、死亡病例，经穴
厘定，本草药性费解处一一赍书进质。曹仁伯为之逐条剖析，精心作
答，其问有百，此即《琉球百问》蓝本。后经整理成《琉球百问》一
卷，其中一并收录了吕凤仪的《琉球原问》、《琉球吕公札问》以及曹
仁伯的《答琉球吕凤仪札问》文字，于道光十三年（1833）正月付梓
印行。光绪七年（1881）重刻《琉球百问》时还收入了福州黄良安录
存的《琉球问答奇病论》一文。

　　《琉球百问》一书是苏州名医曹仁伯对其海外弟子吕凤仪所提疑

难问题的解答记录，它不但是中医学流播海外的历史性文献资料，也是中医学函授教学的滥觞。

全书共列一百零三问，内容非常广泛，涉及内科、外科、妇科、儿科、眼科、针灸科、本草药性等门类。曹仁伯以其渊博的知识和丰富的经历，对学生吕凤仪所有问题一丝不苟地给予解答，处处遵循中医的学理。"先生随证疏明，穷源竟委，……发挥则层出不穷，精约则片言可了"，"学者深思而会通之，洵足以为证治之津梁"。曹仁伯推究病因，阐明病机，细辨症状，指导立法，提示方药，强调防治结合，有很多精警之句，也多有点睛之笔。有的警句语录即使在现代仍有指导作用。例如：

"大抵近年时症，又转风会，须会用温药手眼。前二十年能用清补便是好手。……迨盛世日久，人趋安乐，嗜欲滋多，所生之人渐多疏小，精力薄而阳气衰，疾病易生，所感之邪，易中阴经，此凉药手眼，不能不随时转移而为温药。学医者，可不识时务哉！"

"凡看病须要格分寸。谅病之分寸，而定药之分寸，格成一方，看去增减一味不得。"

"学医当学眼光。眼光到处，自有酌对之方。此中有说不尽之妙，倘拘于格理，便呆钝不灵。"

"大约功夫到时，眼光中无相同之病。看一百人病，便有一百人方，不得苟同，始为有味。若功夫未到，便觉大略相同。"

在《答琉球吕凤仪札问》中，曹仁伯郑重地书赠吕凤仪："至于下问杂病，千绪万端，不敢妄对。惟'上古圣人之教下也，皆谓之虚邪贼风，避之有时，恬淡虚无，真气从之，精神内守，病安从来'。"谦谦大家，谆谆教导，深得我心，此立言之不朽也。

五、浩如烟海的吴医古籍

苏州人文荟萃，仕宦退隐闭门著述者甚多。因此刊印收藏，蔚然成风，古籍聚散，令人惊叹，乃至刻书精良，又蜚声海内。

1. 吴医古籍简介

苏州名医多，儒医多，因此吴医古籍也特别多。

吴中历代医家，师承家传，继往开来，显示了吴医独特的医派风格，承传了高超的医术水平，在医疗实践中积累起了丰富的经验。所以医家们，尤其是儒医们更善于阐述发挥，广采博引，虽多述而不作，但注疏流畅，辑录成集也不愧为传世佳作。温病学派的崛起，学说理论的创造与发展，留下了独具特色的医学名著。存世古籍自宋至清，历经沧桑，不下四百余种，涉及《内经》《伤寒》《金匮》、温病、本草多个方面，有对理论的诠释与发挥，又有养生、方药、医案、医话以及临床各科的经验总结与记述，是吴门医派的一份珍贵遗产，也是一个取之不尽、用之不竭的医学宝库。

据不完全统计，吴医古籍被列入全国联合图书目录的善本医书有八种，清乾隆前的珍贵版本有十五种，抄本有八种。1978 年，在进行全国古籍善本书目编辑工作时，苏州市图书馆完成了苏州市善本古籍的调查与登录，散在市内各有关图书馆博物馆（如苏州市图书馆、苏州市博物馆、苏州大学图书馆、苏州医学院图书馆以及苏州市中医院图书馆等）所藏之古籍善本书目中，医学善本书计有八十三种，一千四百余卷，达三万余册。1982 年，卫生部下达了中医古籍整理计划，在所列的五百九十二种书目中，吴医古籍就有五十八部，如此大的比重足以说明吴中医学在中国医学史上具有举足轻重的地位。

自宋朝至清代，最早的吴医著作当是宋代吴县名医滕伯祥的《走马急疳真方》，但原刻版本不详。最早的存世吴医古籍应是昆山郑氏世医始祖宋代薛将仕的《女科万金方》，目前可见到的是藏在北京图书馆的明代抄本。而属原刻版本存世的当是元代王珪所著的《泰定养生主论》，为明正德六年（1511）刻本，现藏北京图书馆，弥足珍贵。除此以外，从未刻印过的善本、抄本、稿本以至孤本古籍还有很多，令人瞩目。

如清代太仓名医萧霆的《痧疹一得》，现在所能见到的是藏于上海中医药大学图书馆的清咸丰抄本。萧霆生活的时代疫疠流行，他对疫毒痧疹悉心研究，临证所见，学习所得，多有应手验方，屡治屡验，在追随吴又可学术的同时自成一家。该书编成后，至乾隆年间始在民间手抄流传，从无刻本。

清代吴中名医缪遵义，字松心，学术与叶天士齐名。他有感于疫疠流行，生灵涂炭，遂通览方书，博采众长。在他七十七岁时，纂辑成《温热朗照》一书，其中多有温热病治法的精辟宏论，但成书后作为家藏秘本，不肯外传。现在见到的是苏州市图书馆藏的手稿本，由缪遵义侄孙缪淞校录。书末有"子孙保之"印记。此书曾在嘉靖年间辗转至名医徐锦处，徐氏在该书简端题注："此书乃吾吴缪松心先生著作，未曾刻过。缪氏秘为家本，不肯示人。予与先生之后人称莫逆交，见是书，真济人之至宝也。"该书钤有徐锦的"心太平"与"式古"两方印章。后传至徐锦门人李彤伯。光绪年间，李氏将此书出示于藏书家管礼耕及徐锦之孙徐康。管礼耕对该书倍加赞赏并加跋颂之。该书为手稿本，辗转多人之手，无论是学术意义与版本价值都十分珍贵，足可以善本收藏。

中医学源远流长，春秋战国时的《黄帝内经》与汉代张仲景的《伤寒论》《金匮要略》向来被后世称为医学津梁之作，推崇为习医者必读之经典。吴中医家以世医、儒医居多，皆能以《内经》与仲景之学为宗旨，阐述注疏，验之临诊。如清周扬俊《伤寒论三注》，王子接《伤寒古方通》，薛雪《医经原旨》，徐灵胎《内经诠释》《内经要略》，尤在泾《伤寒贯珠集》《金匮心典》，徐赤《伤寒论集注》，陆九芝《内经运气病释》《内经遗篇病释》等都有刻本问世。

明代长洲赵良仁所撰《金匮方论衍义》一书未及梓行，仅有少量抄本。清周扬俊苦心搜求二十余年未能获得全璧，因而勉为其难，加以补注，合为《金匮玉函经二注》行世。赵良仁与戴思恭同为朱丹溪高足，尤精《内经》、仲景之说，熔理法于一炉，兼采经史诸家之述，凡有可释疑《金匮》之理者，信手拈来，阐述流畅，析理详明。现在中国科学院图书馆可见到秘藏抄本《金匮方论衍义》原貌，实属难能可贵，对研究仲景学术思想有一定的参考价值。

明代吴县沈野所撰《暴证知要》主要辑录了明代以前文献中关于急诊病的诊治资料，并附以作者的评述与临证经验，其范围涉及临床各科，广泛详尽。所谓"暴证"大都是指突然发作的急症疾病。本书所载分门别类，条理清晰，治法丰富可靠，可谓是集急暴证之大成者，对研究明代以前中医治疗急症提供了极好的资料。即使对当今开展中医中药的急诊工作也很有参考价值，是不可多得的中医急诊专著。一段时间以来国内散佚未见，据说仅在日本藏存。但有幸在上海中医药大学图书馆见到珍藏的巢念修抄本，是为"踏破无觅"之善本佳作。

在苏州医学院图书馆珍藏有清乾隆咸丰年间昆山潘道根的十余种善本抄本医籍，大都是在 20 世纪 50 年代采风访贤时从民间搜集而来，洋洋大观视若拱璧。

潘道根少年孤贫，中年丧偶，携一幼子相依为命。他家境贫寒，箪瓢屡空，遂弃举子业，徙居昆山城北梅心泾土屋中，与田牧为邻，以舌耕为业，绝迹城市，布衣终生。他一生唯耽嗜读书，诸子百家，六经四书，靡不涉猎，于岐黄之学尤其留意。因村居且赤贫，好书难得，常常以卖药为生，走乡串邑，访求珍本。数年来昆山一带之医书秘籍几被访求殆遍。每有所得，即勤抄博采，焚膏继晷，孜孜不倦。经其借阅、抄录、校订之书插架满屋，不下数百种、几千卷之夥。潘氏手稿虽多，惜大多毁于战火。现存见的《读伤寒论》《临证度针》《徐村老农手抄方》都属善本医书，不可多得。

《神农本草经疏》由苏州市中医院图书馆所藏，系明天启五年（1625）刻本，明嘉靖年间常熟缪希雍著撰。缪希雍人称"海虞儒医"，医道广博，医术精湛，对药物学方面更有深刻研究，对方剂多有发明。他就《本草经》药物，创用注疏形式逐药加以释析发挥，引证极其丰富，参考书目有二百五十余种，引述的方剂有两千三百余首。有人认为本书在记述功用与录验方面胜过了李时珍的《本草纲目》，丰富了我国本草学内容，并有新的发展，是一部代表性著作，反映了吴医研究本草的成就。

清乾隆年间苏州朱鑰的《本草诗笺》系乾隆己未年（1739）版本，现为上海图书馆藏本，书品极好。

清康乾年间吴县用直徐时进的《医学蒙引》稿本，由苏州市中医院图书馆藏。

明嘉靖年间吴江沈子禄撰《经络全书》，存有明抄本残本，藏苏州市中医院图书馆。

明嘉靖年间吴县王宠遗有《医方手抄方》稿本，藏苏州市中医院图书馆。

王宠（1494—1533），字履仁，又字履吉，号雅宜山人，是明时弘治嘉靖年间吴门书派的代表人物，与祝允明、文徵明并称"吴中书法三家"。明清以来，他的书法一直受到很高的评价，而行草书最能体现他的书法特色，为后世所推崇，因此享有盛名。现有他抄录的中医古方一本，卷末钤有"王履吉"印章，且通篇行草法书相当流畅，神韵超逸，洒脱悦目。所以该稿本无论从医方抄录的内容，抑或书法作品的价值，都可以认为是有极大收藏意义的中医古籍版本。

明崇祯二年（1629）新城王象晋《内科正宗》版本是海内孤本，中国图书联合目录未收，藏苏州市中医院图书馆。

明正德万历年间昆山王执中著《东垣先生伤寒正脉》系明万历八年（1580）刻本，全国图书联合目录未及收载。苏州市中医院图书馆藏有残本。存见卷一至卷六、卷八至卷十二，第七卷缺佚。后访得上海中医药大学图书馆藏有另一部抄本也是残本，但其中有卷七内容，经双方积极沟通、主动商议后互补残缺，使为全璧，这是一段藏书佳话。

明景泰嘉靖年间，大学士吴县王鏊曾撰辑《本草单方》，上海市图书馆所藏为明嘉靖年间刻本。又名《古单方》，北京中医研究院藏，为清嘉庆前抄本。

《痧痘金针》是清同治年间苏州陈标所著。陈标家住苏州古城区史家巷，为儿科名医，《痧痘金针》是一部诊治痧痘专著。全书内容言简意赅，条理分明，立论精辟，颇多阐发。无怪乎苏州近代名医李畴人得此同治稿本即珍藏之，并陆续发表于当时的《医醒杂志》上，以广流传。此书书品极好，正楷撰写，函盒封装，是属善本佳构，对苏州温病学派影响甚大，现藏苏州市中医院图书馆。

王霖，清长洲（今江苏苏州）人，家住苏州小曹家巷，好学深

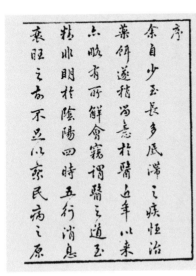
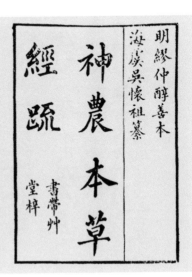

缪希雍撰著　《神农本草经疏》书影

思，博览医籍，亦为吴中杰出医家。所著有《吴医汇案》《历代医学书目》，均系稿本，内容详尽，搜罗极富。《中国分省医籍考》作者郭霭春先生曾将王霖的《历代医学书目》一书断为亡佚之作而十分惋惜，慨叹不已。不料此书在苏州市中医院图书馆古书堆中深藏不露，千呼万唤方才面世。现已经修缮装裱，面目一新，是中医学研究中的一大幸事。郭先生得悉后，倍感欣慰。

回首汗牛充栋的吴医古籍，由衷地感谢先人们对后代子孙的无私馈赠。今天，我们正在讨论吴门医派的战略研究规划，这些古籍是我们对中医文化进行历史研究时最珍贵的遗产，也是我们苏州人民的福泽。

2.《吴中医集》的完成

吴医古籍的宏富蕴藏与存世现状，激发了吴中医学的研究者。在这些珍贵的医学著作中一部分吴医古籍虽然经过多次印行，但仍不能满足社会日益发展的需要。其中许多善本、孤本、稿本、抄本，乃至罕见的稀有刻本，有的长期深藏于少数图书馆中蒙尘搁置，有的藏匿民间，很有散佚可能，使人担忧。

中医药学是我国医学科学的特色，也是我国优秀文化的重要组成部分，不仅为中华文明的发展作出了重要贡献，而且对世界文明的进步也产生了积极影响。挖掘中医药学伟大宝库，整理前人的宝贵经验，一直是中医药事业中不可缺少的一项重要工作。如果不及时将古籍抢救出来，会造成不可挽回的损失。就苏州来说，抢救整理吴医珍本古籍是一项历史责任性工作，是关系到振兴苏州中医，继承发扬吴中医学传统特色的一件大事，具有深远的现实意义和历史意义。

1986年6月，江苏省卫生厅、江苏省中医药管理局联合江苏科技出版社和苏州市卫生局，共同讨论如何整理出版吴医珍本古籍的问题，最终取得了一致性意见，认为将这一承前启后、发展中医的工作做好，对子孙后代是一桩功德无量的善举。于是，决定由江苏省中医药管理局、苏州市卫生局拨出专款组织整理校注一部吴医古籍丛书，并委托苏州市中医学会成立了《吴中医集》丛书编写委员会。

编委会聘请了南京、苏州的著名老中医、专家、教授组成顾问组，负责审阅和专业咨询。由热衷于中医事业，熟悉吴医古籍，并且具有编校能力的中青年中医师组成编写组。

这个决定得到了省内外中医界同人的普遍关注，引起了社会的极大反响，有关领导及舆论都给予高度赞扬。一时间来信来函热情提供资料的人员为数不少。这项工作展开伊始，就出现了好的兆头。

顾问组汇聚了省内中医学界的权威与耆宿如吴考槃、干祖望、江育仁、沙星垣，还有苏州学有专长、造诣深厚的名老中医奚凤霖、吴怀棠、尤怀玉、俞大祥、王寿康、金绍文、马云翔等。

编写组成员有凌国春、俞志高、吴湛仁、华润龄、蒯伟勇、金庆江等。

编写《吴中医集》在吴中医学史上尚无前例，编写组人员慎重行事，对吴医古籍存世现状进行了较为全面的研究和整理。他们从中选出具有一定学术价值的珍贵版本，作为首选书目，对于一些经久不衰，负有盛誉的吴医代表性著作，虽经多次刊印，这次也适当收入，力求《吴中医集》能体现出地方性、学术性、完整性的编纂宗旨。

编写组议定了详尽的搜求古籍版本的线索，北上京津鲁皖，南下沪浙等地，凡有关吴医古籍藏书的图书馆以及私人收藏者，都成为走访征集的对象。苏州新华书店古籍部首批收购到了一定数量的木刻版本，包括《张氏医通》《世补斋医书》数部医著，都属较好的版本，这样使得编写工作具备了良好的基础。编委会成员捕捉有关信息，对可能藏有吴医古籍的个人说服动员，鼓励他们给予合作，或租借，或转让，一段时间以后，收购租借到线装古籍五种三十二卷。其中有乾隆年间的《温热暑疫全书》、《瘟疹一得》和《医学蒙引》等抄本。这些较好的版本，弥补了图书馆资料不足的遗憾。

编写组人员将搜集到的古籍复印、抄写、装订、分类整理。他们冒着严寒酷暑，夜以继日，克服种种困难，完全沉浸于强烈的事业心和自发的工作热情中，历史使命感驱使他们废寝忘食地工作。

对于一些应收而未能到位的善本医籍，在不能复印的情况下，只能徒手抄写。一字字，一句句，数万字乃至十数万字的篇幅，一一抄录下来，付出的人力物力以及工作时的紧迫感难以言表。

整理点校工作有序展开，在宁、沪、苏等地邀请有一定学养的中医学院教授及临床医院的专家们，在编写组提供有关资料的前提下，与其签订点校合同，在工作中保持联系，定期走访，确保工作的质量与进度。

《吴中医集》原定收录书目八十六种十个分册共六百多万字。在工作中不断听取各方面意见，进行了几次调整与修改，最后确定在基本保持《吴中医集》原貌的前提下分列医经类、温病类、临证类和方药类四个分册，共计收录吴医古籍四十二种，五百一十五万字。《吴中医集》前后历时八年完成。这是吴中医学史上吴医研究的开创性工作，也是吴门医派同人们通力合作的成果，为吴中医学的深入研究奠定了基础。编写组的同人兢兢业业，鼓其余勇，在《吴中医集》编写成功后，又相继编著了《吴中名医录》《吴中十大名医》《苏州市老中医经验文集》《吴医荟萃》《奚凤霖医论集》《吴中秘方录》等系列吴医研究著作。进入 21 世纪，《清代吴中珍本医案丛刊》《吴中当代名医医案丛书》等相继问世，特别是近几年苏州市吴门医派研究院整理出版了《吴中名医碑传》《吴中医家与医著》《吴门医派代表医家研究文集》等著作，极大地丰富了吴门医派书库，向世人展示了吴门医派的深厚底蕴。这是一项极具历史意义的工程，为当前进行的吴门医派研究开辟了道路，提供了极为详尽的资料和十分丰富的内容，作出了不可磨灭的贡献。

《吴中医集》于 1995 年获得华东地区科技图书二等奖，并同时在新加坡、马来西亚、中国香港等地区发行，受到读者的青睐，在境内外产生了很大影响。

六、苏州创办的中医学杂志

1.《吴医汇讲》

《吴医汇讲》是我国最早的一本医学杂志。相传清代苏州名医唐大烈很早以前就想办一种书刊，作为中医界学术思想相互交流的方式。经过一段时间的酝酿筹备后，终于编印出版了《吴医汇讲》。

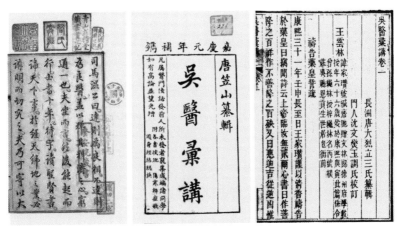

清刊本　唐大烈纂辑《吴医汇讲》书影

清乾隆五十七年（1792）某日，唐大烈在家门前贴出了一张告示，说明自己有编印书刊、广泛征稿的设想。"凡属医门佳话，发前人之所未发，可以益人学问者，不拘内、外、女、幼各科均可辑入。若是人云亦云者因旧籍已多，则不复赘。凡高论赐光，随到随镌，不分门类，不限卷数，不以年龄序先后，也不以先后受限制，以冀日增月益，可见大观。""或尊居远隔，并不妨邮寄寒庐，而登梨枣。"这是一篇情文并茂的征稿启事，当时称为编辑凡例，后来经过文字加工后刊登在第一卷卷首。在凡例中唐氏还提醒读者注意盗版翻刻，辨别真伪，"凡新书一出，坊间每即翻刻，虽云必究，然而此弊久远矣。……购阅者须认本堂原版，乃得卷以日增。若夫翻刻之本焉能随补随翻，决非全集，愿诸公辨之"。可见，造假之风自古有之。

《吴医汇讲》系中医类刊物，是采集吴医论文作品的汇编，它的出版受到了中医界的广泛欢迎，也反映出乾隆年间吴中医界人才辈出、学术争鸣的盛况。

刊物自1792年起至1803年止，历时十一年，每年一卷，逐年出版，前后共十一卷，由唐大烈主编。唐大烈编纂此书时已在晚年，学力至深，医律趋细，因此编辑选择也十分审慎。有关旧存见闻篇什及诸同道送来的佳作，唐氏必反复细阅，并与二三老友商讨，审订考据务必精到，然后交付刻印。其苦心孤诣的精神和毅力，令人钦佩和敬仰。

当时的稿件来源主要是吴中地区名医的文稿，收编内容内、外、妇、幼各科都有。编者和读者之间常有通信往来，编辑对稿件润色，决定取舍。发行范围包括苏城内外、城镇和乡村，它是我国最早的医学杂志类刊物。

《吴医汇讲》所收内容广泛，有叶天士的《温证论治》等医学理论上的著作和论述；有关于"书方宜、人共识"等医德方面的讨论；有关于"烂喉丹痧"等专病的研究；有六味地黄丸、八味地黄丸等方剂、本草的探讨专篇；有治疗虚劳等疾病验方的交流；有古方考据方面的文章；有对书刊的讨论；有医学常识的资料，还有医疗事故及其处理经过的记载；等等。在每一卷中都有重点文章，发表独到见解。其中唐氏本人的论著就有十九篇。据统计，《吴医汇讲》共刊登了四十余位医学名家的颇有价值的学术文章。

这个刊物的出版，保存了一些极有价值的医学文献。如叶天士的《温证论治》就因为该杂志的登录而得以保存传世，并由此演变成温病学说。书中有关于痧痘麻疹、烂喉丹痧等传染病的讨论文章，所占比重较大，说明了这几种传染病在当时较为流行，因此中医界见证丰富，关注较多，并曾通力协作探讨解难。由此可见《吴医汇讲》的求实精神和吴医的医疗特色。

一时医界撰文投稿十分踊跃，参加交流的有：包衙前的王云林，阊门外下塘街的叶天士，虎丘上塘的陈献传，临顿路的唐大烈，葑溪的孙庆增，葑门外狭河的傅学渊，王天井巷的康作霖，宫巷的顾祖庚，平江路的江朝余，西城桥的唐迎川，饮马桥的蒋星墀，乌鹊桥东的沈受益，吴衙场的周蕴石，长春里的薛鹤山（景福）、薛公望（性天）父子，十全街的王鸣冈，平江路管家园的管象黄，宋仙洲巷的朱应阶，海红坊巷的祖鸿范。外埠的如常熟宴清桥的周省吾，淞江南邑的徐叶壎等。

《吴医汇讲》是一份较详尽的资料，它促进了吴中医学的发展，保存了吴门医派的重要文献，是一份十分宝贵的中医历史遗产，张扬了吴门医派中医界同人编办医学杂志的创举。尔后，民国期间又有《吴县中医杂志》、《医醒杂志》、《吴县医钟》杂志、《针灸杂志》的相继问世，体现了吴门医派学术交流形式的一脉相承。

2.《吴中医学研究》

到了 20 世纪 80 年代，吴中医学的研究向纵深发展，90 年代，《吴中医学研究》杂志便应运而生。

《吴中医学研究》是由苏州市卫生局和苏州市中医学会联合主办的综合性中医刊物，供内部交流之用。刊名题签是吴中书法家吴进贤先生晚年的手笔。

它的诞生有利于发挥苏州中医药的优势，促进中医药学术交流，有利于继承和发扬吴中医学传统特色，培养中医药后继人才，并鼓励、促进苏州中医事业的发展，乃至促进苏州经济的发展。

《吴中医学研究》的宗旨是：弘扬优秀民族文化，继承发扬吴中医学，促进苏州中医事业发展，冀望吴中医学登上世界医学的圣坛。

《吴中医学研究》贯彻普及与提高相结合，理论与实践相结合的原则，从各个不同角度反映吴中医学的悠久历史和传统特色。

《吴中医学研究》围绕吴中医学这个主题设有医史研究、人物介绍、学术探讨、温病学说、古方新用、名医名著、民间秘方、文物考古、临床经验、科研动态、短篇报道、中医药信息等诸多栏目，使内容具有学术性、知识性与趣味性兼备的特点。文风生动活泼，读者开卷有益。

该刊自 1992 年 5 月创刊以来，已发行数十期，当时每年刊登会员论文一百多篇，为苏州中医界提供了学术交流的园地，促进了学术水平的提高，受到了中医界人士的普遍重视和支持。

从《吴医汇讲》到《吴中医学研究》历经两百年，《吴中医学研究》是吴中医学史的延续，是吴中医学长河中不可忽视的浪花。

七、苏州的中医医院

1. 我国历史上最早的医院

我国的中医药无论是家传、师承，大多以个体行医的形式在民间生存。但是集中收治病人也古已有之。例如，敦煌壁画中有"福田院""悲田院"的布局，这是佛教中近似医院的设置。唐朝时称为"病坊"，宋代以"病坊"与"福田院"相称。"处疾病无归者"，"以赡养老疾孤穷丐者"。以后也有"别坊""广惠坊""安济坊"等医疗性机构，从形式上看可能都是医院的雏形。

宋绍兴二十一年（1151）京城设置惠民局，并诏示各地都要遵循执行。由政府筹资，选择良医主持，对贫困有疾病者、因旱涝天灾发生疫病者免费施药。苏州的"太平惠民药局"建于宋庆元元年（1195），地址在现在的醋库巷附近。

宋宝庆元年（1225）建有"安养院"，当时的安养院有房屋一百多间，占田三顷（一顷约为六万六千六百六十七平方米），主要收治郡、府、县各地监狱的病囚。院内设有医药熏燎，床褥卧藉，并供给膳食。选良药，集名方，请医师施诊治病。

宋绍定四年（1231）吴渊"出守是邦"，为"推广德意"而建苏州济民药局。元延祐五年（1318）重建惠民药局。

然而正式以"医院"命名的医疗机构，最早的是苏州《平江图》上有"医院"标志的建筑物。

《平江图》是宋绍定二年（1229）由郡守李寿朋命人绘制镂刻的。在《平江图》的东南方位，有一座古代房屋式样的建筑，上面镂刻有"医院"两字，其位置大约相当于今苏州十梓街中段，现在市司法局的地方。

明洪武年间的《苏州府志》上记载"安养院在州钤厅后，旧曰医院，提举林介建，改今名。宝庆二年（1226）八

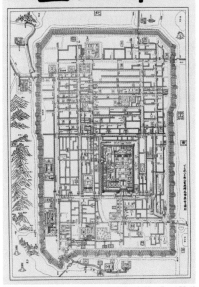

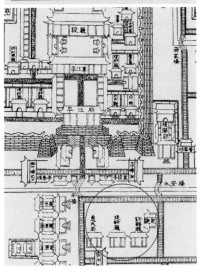

宋《平江图》中的"医院"建筑物

月陈耆卿记"。另在陈耆卿的《安养院记》碑文中有"安养院之成，今已一岁，成而不坠，可百世"之语。由此推算"医院"的创立年代应在宋宝庆元年（1225）之前，当时已有"医院"称谓的机构，后改称为安养院，这是当时官方对医疗性机构称呼的变化。现有资料证实，宋代在苏州设置过的"医院"是中国历史上最早以"医院"命名的医疗性机构。《平江图》碑与《安养院记》碑，今均藏于苏州碑刻博物馆内。

2. "民国时期" 苏州的中医院三度起落

西学东渐以来，中国遂有西洋医院的兴办。为了适应社会需要与生存竞争，中医界内部也曾出现了办医院的想法，以改变中医历代相传以个体行医为主的局面。

近代历史上，苏州最早建立的中医院是在 1928 年 8 月 26 日开诊的。由中医界的季爱人、祝耀卿发起，仿照西医办医院方式成立了"苏州中医院"。门诊分设有内、外、妇孺、咽喉、皮肤、花柳、损伤和戒烟等诊疗室应诊。病人住院也有人看护。有专人监制汤药，诊脉开方遵守古法，其余则学习新法。次年扩充为两个院部，一在天后宫大街地方法院东侧，一在装驾桥巷、田基巷，分别由季爱人、承淡安任主任。这是中医模仿西医办医院的尝试，反映了中医界人士学习西医改进中医的要求。但规模不大，仅属诊所性质，社会影响也不够大，因此不久即停办。

1939 年 4 月 17 日假西美巷况公祠与江西会馆开张的"苏州国医医院"，由伪江苏省省长陈则民出面筹建。延聘了祝耀卿、陈松龄、丁竺君、陈丹华等内、外、妇、幼等科医师，聘请李畴人、宋爱人、王闻喜、马友常等为特约医师来院会诊。并设护士长一人，护士六人，收容病人，附设有药社。院长为唐慎坊，副院长为陈康生（陈则民之子），叶桔泉担任医务主任主持全院医疗业务。开张以后，求治者日众，门诊量平均每天一百多号。曾因床位不敷应用，移址景德路。病房床位达到五十多张，分为头、二、三、四等病房十余间，小有规模。

医院以应用仲景经方诊治为特色，以提高疗效为宗旨。据统计，临床治疗痊愈率为百分之六十二，总有效率为百分之九十三。提倡应用价廉效宏的国药，改进中药剂型，减轻病家负担，曾经添置磨粉机、轧片机等设备。并自制国药痧疫水、国产眼药水、安福消炎膏、肛患消肿膏、治疗疟疾的胜奎宁丸、止咳止血的噙化丸、化痰止咳的保尔肺糖浆、治疗胃痛胃酸过多的快胃灵片、治疗赤白痢的痢特灵片等十多个品种的中成药。

医院制定了诊例。施诊为每日上午9时至11时，收号金一角，贫病者可向事务处申请给药。门诊为每日下午1时至3时，号金一角、诊金两角。出诊为上午挂号预约，下午3时后出诊，号金一角、诊金一元。如指定医师出诊诊金两元，车费一律四角，出城加半，外埠面议。可见规定细致与方法灵活。如病人欲住院治疗者，需经本院医师诊断后向事务处交纳住院费，并填具保单，预交十天住院费，按日计算，出院时补差退余。一等病房每天收费五元，二等每天收费三元，三等每天收费一元，药费另外计算。四等病房为免费治疗，专为贫病者提供。病人如需特别看护，每日另收费四元。后因医院经费短缺，于1941年停办。

抗战后，1948年由吴县中医师公会开办了"吴县中医院"。院址在养育巷西麒麟巷 10 号，董事长是李畴人，常务董事有朱葆良、马友常、葛云彬、钱伯煊。监察长为侯锡藩，监察为王慎轩、金昭文。董事有尤轩民、沈仲青、沈养吾、周侣安、金识彦、姜南田、承淡安、祝怀冰、奚凤霖、郁司权、唐祥麟、徐蔚霖、张之仁、陆甦世、陈雪楼、陈明善、黄一峰、许伯安、闵蕴石、费浩然、喻伯年、程之万、郑连山、钟平石、谢明德、顾乃绩、顾友权等。院长为朱葆良，副院长为葛云彬、钱伯煊，医务主任为马友常，事务主任为朱继良。并特约了一大批社会上的诸科医师，如内科王硕卿、毛惠人、艾南屏、陈辅沅、金识彦、姜南田、祝怀冰、张之仁、张惠安、张子瑛、叶洪钧、蔡育仁、张詠伯、张时应、张道生、程之万、祝耀卿、侯锡藩、奚凤霖、马友常、徐蘅伯、徐瑜若、叶桔泉、樊颂谷、顾乃绩等。外科有王寿康、王达云、朱葆良、朱继良、吴一鸣、俞大祥、范文青、耿炳麟、陈明善、喻伯年、杨寿元、蒋颂椒、钱伯煊等。幼科有王闻喜、李洪元、汪震远、金昭文、陈协和等。妇科有王慎轩、王南山、王雪峰、袁吉人、陈雪楼、葛景川等。伤科有闵蕴石、葛云彬、谢明德等。针灸科有尤轩民、承淡安、濮清怀、萧见龙等。眼科有于崇恕、吴复明、费浩然、潘承杰等。笔者不惜笔墨，录下了如上名单，说明当时吴县中医院在社会上有较大影响，几乎囊括了当时苏州中医界的所有知名中医。医院开设的内、外、女、幼、伤、针、眼七科，基础雄厚，人才集中，业务盛况空前。但终因经费不济，管理不善，不久即停办了。

这是苏州中医办医院的早期实践，苏州中医院的三起三落，每次维持时间都不长，这与当时国民党政府歧视中医、排斥中医的政策有关。当时中医界只有少数名家能够维持业务，一般中医处境都十分窘迫，个别的甚至还处于饥寒交迫的地步。因此有的改弦易辙，弃中从西。有的改行转业，另谋出路。就是打算模仿并尝试开办医院联合中医力量的那些人员，也因为限于经济条件，或办院经验缺乏，旋建旋废，鲜有持久。在中华人民共和国成立前夕，中医界每况愈下，处于风雨飘摇之中。

3. 声名远扬海内外的苏州市中医医院

中华人民共和国成立以来，党和政府十分重视卫生保健事业，1950 年第一次全国卫生工作会议后，党的卫生政策深入人心，苏州中医事业从此走出困境，走上了蓬勃发展的道路。

1952 年，由苏州名医曹鸣皋、葛云彬、奚凤霖等发起，苏州市政府决定成立"苏州市中医诊所"，1953 年在瓣莲巷正式开诊，曹鸣皋出任所长。当时内科有黄一峰、奚凤霖，外科有王寿康，针灸科有徐锦如、丁怀仁，伤科有葛云彬，妇科有陈丹华、郑连山、范丽清，儿科有王闻喜、黄玉麐等。名医会集，疗效亦高，收费低廉，群众信赖，业务蒸蒸日上，日门诊量最多达到五百号。

随着业务发展的需要，制剂室人员也开动脑筋，群策群力，根据临床有效验方，制成二十多种中成药以及多种外用敷药、膏药。医药人员互相合作，如摊膏药、磨吹药等都由医务人员利用业余时间自己动手来做，贯彻了"厉行节约，勤俭办一切事业"的方针。为提高疗效，减少药耗，方便群众，闯出了一条确切实用、特色明显的新路。

1956 年，党的中医政策在全国范围内认真贯彻，市政府决定在中医诊所的基础上进一步发展扩大，筹建"苏州市中医医院"。除中医

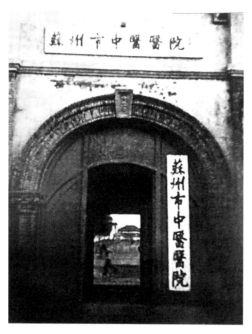

苏州市中医医院旧影

诊所原有的一批名医外又陆续通过选调中医从业人员，吸收社会开业医生和各联合诊所中有一定声望的名老中医进院，于1956年11月29日正式开诊。院址初设在临顿路谢衙前原晏成中学女子部。门诊设有内、外、妇、儿、眼、耳、伤、针、推九科，业务力量配置上名医会集，各显神通，互相协作，各尽所能。内科有黄一峰、奚凤霖，外科有陈明善、王寿康，针灸科有尤怀玉、丁怀仁，妇科有郑连山，儿科有金绍文，眼科有费浩然，耳科有顾君安，伤科有周玲英，推拿科有丁竺君等，集名医于一堂。

苏州市中医医院开业伊始，虽然缺少办院管理经验，但依靠领导，依靠群众，集思广益，制定规章制度，逐步完善医院管理，使中医院发挥出中医特色，提高了医疗质量。医院开诊以后门诊量与日俱增，住院病人也经常满额，在病人中树立起了良好信誉，深受城乡人民的赞赏。

1958年苏州市中医医院迁至景德路黄鹂坊桥，又扩大招收了内科沈养吾、外科朱筱良等名医，发挥各自特长，完善医院业务，并在医疗、教育与科研实践中全面发展，成为最早接受南京中医学院毕业生的实习基地。一时业务兴旺，欣欣向荣，这是中医院建院以来的全盛时期。

以后的"文革"十年给苏州市中医医院造成了严重创伤，百废待兴。改革开放以来，医院的工作重点集中到医疗预防、科研教育以及继承发扬祖国医学，坚持以中医药为主的办院方向上来。从整顿医疗秩序开始，引进人才，合理配置功能科室，完善病房设施，发展特色专科，把中医院的医疗科研水平推向更高的层次。

为了适应临床的实际需要，强调发挥中医特色，医院在诊断上采用中西双轨诊断法，治疗上则以中医药为主，充分发挥中药优势。20世纪80年代以后，更加重视发挥科研的力量，借助现代科学技术，在继承的基础上，开展中医药的临床和基础研究工作，加快了医院建设的步伐。

改革开放的政策，带来了中医药事业的深化发展，解放了人们的思想，强化了"科技兴院"的观念。

苏州市中医医院有丰富的历史积淀，拥有黄一峰、奚凤霖、陈松龄、叶孝曾、金绍文、顾君安、丁怀仁等一批学验俱富的省名老中医，在社会上有较强的吸引力和广泛的群众信仰基础。他们丰富的医疗经验和较强的学术水平是医院的一份宝贵财富，为中医院的继续发展奠定了基础。

他们的传人在临床上努力发扬中医药优势，弘扬中医药特色。

现代医学科学的发展，对中医药造成了强烈的冲击，只有开展中医药的现代化研究，才能真正地保存中医，发展中医。苏州市中医医院面向现代化，加强内涵建设，开展了一系列发扬光大中医的工作。

医学的进步以专科建设为导向，重点专科的学术水平代表了医院整体学术的发展。

消化内科是省重点专科，自黄一峰开创以来，经过几代人的努力工作，会集了一批中高级专科人才，对消化病有完整的治疗方案与浓厚的治疗特色，已达到了一定水平。黄一峰研制的胃炎丸是他花了毕生精力而取得的学术成果，在临床上广泛应用，屡治不爽。为了提高中医药科技内涵，揭示其作用机制，消化内科开展了"胃炎丸"对胃肠道动力学及消化道激素的研究。通过科研课题的运作，从不同角度阐明了其作用原理以及药理机制，为消化内科的发展插上了腾飞的翅膀。

伤骨科是卫生部部属骨伤科培训基地，有高级中西医结合的学科带头人，具有传统的骨伤治疗特色。他们采用现代科学技术进行骨伤疾病的生物力学原理研究，发展了中医传统手法，提高了临床有效率，使重点专科特色水平处于领先地位。

由此出现了医院有重点，科室有特色，人员有专长的欣欣向荣的局面。当时，苏州市中医医院拥有床位三百五十张，年门诊量四十五万人次，十个病区，三十多个专科门诊，自制中药品种达二百五十多种。1994 年通过了"三级甲等医院"的验收，并被列入"全国示范中医院"行列。2011 年 1 月 1 日，苏州市中医医院由古城区整体搬迁至沧浪新城石湖之畔，使医院发展进入快速道，在二期建设项目完工后，医院功能得到进一步提升，目前医院拥有国家中医药管理局"名中医工作室""江苏省名中医工作室""吴门医派杂病流派工作室"等。

苏州市中医医院图书馆还具有丰富的藏书，享誉全国。馆藏中医古籍医书两千五百多部，两万余册，内容涉及《内经》《伤寒》《金匮》、温病、本草、养生以及临床各相关学科。其中颇有价值的有明

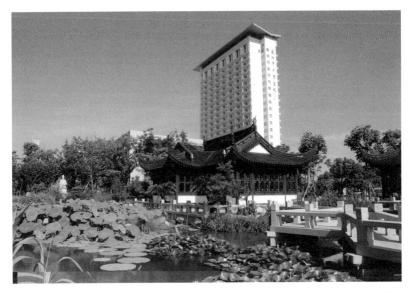

位于苏州沧浪新城石湖之畔的苏州市中医医院

抄本一部两册，明刻本十二部八十七册，清抄本五部二十七册，稿本两部十一册，善本二十八部二百零二册，有的属海内孤本，这是中医院又一笔巨大财富，有待后人进一步开发利用。

从 20 世纪 60 年代起，苏州市中医医院开始接待来自世界各国的外宾参观访问。中医院曾受命派出医疗队赴蒙古人民共和国、西亚和非洲等国家进行医疗活动。近年来，先后与日本、加拿大、澳大利亚、美国、法国、德国、新加坡以及香港、台湾等国家和地区的医疗、科研单位进行学术交流。

展望历史与文化发展的前景，吴中医学又一次面临历史性的机遇，进入了一个新的历史发展时期，中医院正不断发展服务领域，弘扬光大，造福人类。

八、苏州的中医学研究

1. 苏州市的中医学会

有史以来，中医以个体行医的形式生存于民间，明清时期达到中医鼎盛阶段。随着社会的进步，中医也有互相交往的需要。1915年中华医学总会建立于上海，领一时风气之先。

苏州中医的日益发展，中医人员的增多，自然产生了中医行业的学术团体活动。苏州最早的中医组织是在1921年建立的吴县医学会。会长张绳田，副会长顾允若。后曾改名为吴县医学协会。1926年又成立了神州医药会吴县分会，会长顾子选，副会长顾怀泉、郁耀章。会员众多，不仅有开业中医，还有药业界如沐泰山堂、良宜堂、乐寿堂、宁远堂等人员加入。1927年北伐军南下到达苏州，各行各业纷纷成立了职工工会，中医界成立了苏州中医协会，推选李敏斋为主席。但这个组织比较松散，内部不够统一。后来，神州医药会吴县分会、吴县医学会、苏州中医协会于1927年合并成立了"吴县中医公会"，在城区仍设三个区部，选举执行委员各十人。但在开展活动时，与1928年成立的"吴县医学研究会"不相协调，以致纷争不休，导致会务活动断断续续。后经江苏省民政厅出面干预，进行协调，遂于 1930 年 9 月统一成立"吴县国医会"，推选执监委员七十八人，互推各股主任。至此，吴县中医从形式上有了统一的组织。其间曾开展过暑期义务诊疗、出版定期刊物等活动。后因抗战爆发，组织星散，遂告解体。抗战胜利后，吴县国医会被"吴县中医师公会"所代替，理事长为季爱人。

在民国时期中医组织历经沧桑，聚散不定，纷纭不断，民心离析。而当国民党政府明令取缔中医时，基于中医界的同业利益，医界同人遂团结一致，展开了一系列的对抗、请愿、争取活动。如 1926 年 12 月 15 日吴县医学会曾推派两位代表赴沪参加上海、江苏中医联席会议，讨论关于拒绝中医登记的议题。1928 年 4 月 20 日苏州中医公会会员联名向市政府、市政筹备处、公安局部门请愿，反对考试。1934 年 6 月 10 日，吴县中医公会公布抵制国民党政府限定中医在 10 月 10 日前检定的两条对策。7 月 1 日，江苏省的中医代表集中于苏州开会，讨论关于政府检定中医的对策。1935 年 11 月 10 日，吴县中医公会召开执委会，决议通电中央执委会，敦促迅速给予通过中西医平等待遇的动议，并吁呈全国中医一致响应。抗战胜利后，吴县中医师公会开办了中医讲习所，选举中医丁友竹（女）为国大代表，力争中医的合法权利。

在中医历经的风风雨雨中，值得记上一笔的是"医钟社"的活动。20 世纪 30 年代之际，由于外来的文化侵略，宗教广泛传播，西洋医药长驱直入，当时的国民党政府当局则推波助澜，借此奉行扼杀中医的政策。"医钟社"由苏州中医药人士项印石、吕式桥等发起，基于保护国粹，维护权益，奋起抗争的原则，于 1934 年下半年以结社形式，极力唤起同人的警惕与关注，取"寒山之钟，可以振声。愚公之为，可以立志"旨意，遂取"医钟"为社名，参加的社员有 75 人之多，大部分为中青年医生，一致公推项印石、吕式桥、程思白组成主席团。并且创办《吴县医钟》杂志。针对 1936 年国民党政府立法院通过的《中医条例》，载文揭露，呼吁中医同人发奋图强，团结抗争。最后终于使该条例"胎死腹中"，避免了中医的一场灭顶之灾。

医钟社面对当时社会上假药充斥，扰乱药业，危害市民的时弊，于 1935 年元旦假座苏州宫巷乐群社举办了"国药展览会"，历时 7 天，盛况空前。据有关资料记载，当时的参观者日逾数千，苏州市民倾城而出，轰动一时，诚为苏城奇观。南京、徐州、镇江等地人士亦有闻讯而至参观考察的。展品琳琅满目，有千余种之多，其中还有水安息、雄精、犀角、羚羊角、脆蛇、奇南香等珍贵稀有药物，展览期间还向来宾赠送药品。这次展览会的成功举办对弘扬中医药，扩大影响力，针砭时弊，杜塞漏卮，具有巨大的作用。尔后，医钟社又编纂发行了《新本草》专刊，推广介绍中药知识，取得了较大的反响。为了进一步争取社会舆论广泛支持医钟社，他们还运用电台、报纸等媒体不遗余力地加以宣传。如每周一、四下午 4 时至 5 时在胥门久大电台编排专题节目，播送中医药常识。每月 5 日和 25 日在《苏州明报》开辟《医钟副刊》专栏，介绍中医药知识。当时，中医界同人可谓极尽各自之能，做了相当多的有成效的社会宣传工作，为苏州的中医事业既鼓又呼，鼎力张扬。

1950 年 3 月，苏州市中医工作者协会成立，在特定的历史条件下开展了承前启后的工作。是年 11 月初召开了会员代表大会，选举了曹鸣皋、张之仁和王慎轩为协会的正副主任。对全市的会员进行了统

···登记与审查，拟订了协会章程草案。当时登记会员共有四百九十九人，协会办公地址设在西麒麟巷。协会曾协助苏州市卫生局开展中医管理工作，为服从当时革命的需要，还曾选派中医人员六十名参加军事干校、革命大学及南下工作队工作。

中华人民共和国成立后百废待兴，中医工作也需要整顿发展。全国许多省市筹建医学院和中医学校，十分渴求人才。吴医名声播扬，根据要求苏州组织选派了数十人支援镇江、南京、安徽、北京、大连等地的医学院校的建设。如苏州名医金昭文、钱伯煊、葛云彬等参加了北京中国中医研究院的筹建；曹鸣皋、陈丹华、朱启明、施和生、朱秉宜、沙星垣、马云翔、宋爱人等参加了南京中医学院和省中医院的筹建和中医教育工作；钟平石受派到安徽中医学院；曹仲和选派到大连医学院；王慎轩任教北京中医学院。这些名医业务精良，造诣亦高，后来都成为当地名闻遐迩的教授与专家。同时，由于他们的工作，吴门中医进一步播散到各地，他们是弘扬吴中医学的先行者。

在党和政府的中医政策指导下，中医工作欣欣向荣。百花齐放、百家争鸣的方针鼓励了学术的发展，随之形成了较大规模的学术团体活动。1963 年 12 月 22 日召开了苏州市中医学会成立大会，宣告了苏州中医界统一的学术团体的诞生。会上通过了苏州市中医学会章程，选出了黄一峰、陈明善、吴克潜等十七人组成的第一届理事会，并设立组织、学术、宣传三个部门组成内妇儿、外伤五官、针灸推拿三个专业组。中医学会组织全体会员服从党的领导，办好中医医疗机构，发扬中医学术特色，为社会发展和人民的健康服务。

"文化大革命"的浩劫，曾使中医学会工作一度瘫痪，一批名老中医成为"反动学术权威"，被打成"牛鬼蛇神"，受到了批判、斗争，有的被迫离乡背井，甚至无奈改行。直到粉碎"四人帮"以后，大家又重新相逢，弹冠相庆。

1978 年，苏州市召开了第二届中医学会理事会，并逐渐恢复学会工作。1979 年 6 月召开了第三届理事会，学术荒漠久旱逢甘霖，迎来了"科学的春天"。东风激荡，苏州市的中医学会工作焕发出蓬勃生机，群贤毕至，兴盛一时。在理事会黄一峰、陈明善、吴克潜、奚凤霖、俞大祥等正副理事长的推动和组织下，开展了各种形式的学术报告会与学术交流会，老中医身体力行，言传身教，中青年中医师更是热情高涨，踊跃参与，这是令人难忘的一段时期。

学会在理事会的组织下，各组均拟订学术活动计划，有的组每个月都举行一次学术活动，活动形式以大会报告与小会座谈相结合。

学会还借助社会力量开办了伤科业余进修班、中药业余进修班。并联合苏州市农工民主党支部，共同办起前进中医进修学校，前后招收学员两百余人，顺应了中医事业发展的需要。在那一段时期里中医界涌动着一股参加学术活动的热情，浓郁的学术气氛，纯洁的学术要求，美好的记忆在新一代人心中难以忘怀。2020 年，"苏州市中医学会"易名为"苏州市中医药学会"，在传承、发扬吴门医派的活动中继续努力。

由于长期受到吴文化的熏陶和有吴中医学血缘的承袭，一批具有良好素质的青年中医萌生了研究吴中医学的动议。后来，他们在学会理事会的指导下，开展了一系列的继承、发扬、研究吴中医学的工作。1985 年 12 月，苏州市成立了青年中医学组，这在全国范围内属较早的青年中医组织。由于具备生机勃勃、积极向上的姿态，这一群体的学术活动十分活跃。当月召开了首届苏州市青年中医学术研讨会，在省内外引起强烈的反响。尔后，江苏省青年中医研究会、全国青年中医研究会相继成立，"杏林春意暖，喜看新枝秀"，中医界出现了可持续发展的良好趋势。随后，青年中医学组编纂了《苏州市老中医文集》《苏州市青年中医文集》，举办了徐灵胎诞生二百九十一周年学术纪念活动、叶天士学术纪念活动等。后来，《吴中医集》的整理出版，以及《吴中名医录》《苏州十大名医》《吴医荟萃》等系列研究专著的相继问世，掀起了一浪高过一浪的吴中医学热潮，逐步确立了吴中医学的学术地位，并奠定了今后吴中医学研究的基础。

2. 苏州市中医药研究所

苏州市中医药研究所成立于 1980 年，初创伊始以学术整理与中医发展为宗旨。1988 年研究所重新组建后，取得了较快的发展。

苏州市中医药研究所依托苏州市中医院，"二位一体""院所结合"。下设一所六室建制，有基础实验研究室、中药药理研究室、临床研究室、文献资料研究室、骨伤研究室、中药技术改革与开发研究室。吸收了中药、药理、生化分析、同位素免疫等各类中医及相关学科的专业人员，配备了具有科研能力的高级研究人才。并购置完善了一些基础设备，如高效液相色谱仪、液相闪烁计数仪、γ-计数仪、光密度扫描仪、原子光谱吸收仪、全自动蛋白分析仪、多功能显微镜、倒置显微镜、二氧化碳培养箱、低温高速离心机等。使研究所具备了生化技术、分析技术、生物免疫技术以及动物实验技术与部分高精技术等方面的实验功能，让"中医也玩起了实验老鼠"，进行基础研究，并取得了良好的成效。

研究所把中医科研的主攻方向放在提高中医疗效、提高医疗质量上。临床上的疑难问题就是科研的主题，同时研究探索专科专病用药以及特色疗法。研究所借助于现代科技手段与方法，开展对中药药理与临床病证的研究。在不长的时间里使研究所的科研活动进入了连续运转、滚动操作的良性循环。十多年来，共有省、市级投标课题三十二项，中标课题十六项，获奖课题十五项。

在医疗改革的大潮中，人们更关注中医药发展，为了使中医药更健康地走向世界，走向生命科学研究的前沿，研究所正在进行中药开发研究的探索，为人类保健事业作出更大的贡献。

3. 吴门医派研讨会

吴中医学的研究初具规模，召开"吴门医派研讨会"是中医界的一致呼声，也是吴中医学研究向纵深发展的需要。

1991年11月28日至30日，由苏州市卫生局主办的"吴门医派研讨会"在苏州举行，大会的宗旨是"弘扬吴中医学传统特色，发展苏州中医事业"。

出席这次会议的有各县（市）区卫生局、市区及各县（市）综合性医院与中医医院的行政领导，以及中医界代表共80余人。国家中医药管理局、江苏省卫生厅、江苏省中医学会、南京中医学院，以及苏州市党政领导和有关部门负责人应邀出席了会议，盛况空前。

与会代表在讲话中高度赞扬了吴中医学的历史地位和研究成果，充分肯定了吴中医学的学术成就和传统特色。历史上不同的学术流派，经过百家争鸣，促进了中医学的发展。明清时期吴医温病学派的崛起，吴又可、叶天士、薛生白、王孟英等人的学术思想奠定了温病学说的理论基础，吴医研究应该进一步弘扬温病学说，与现代发病特点结合起来，发掘特色治疗，为人类作出更大贡献。

会议认为，吴中医学是祖国医学中独具特色的医学流派，它不仅在全国，而且在国际上也有一定影响。名医辈出，著述丰富，温病学说组成了吴中医学的强大优势。以弘扬吴中医学为立足点，同时要学习和探讨现代科学与中医学的结合，攻克疑难病症，使新一代吴医在素质上、知识结构上和医疗特色上更上一个台阶。

会议期间许多老中医就继承发扬吴中医学，研究温病学说，培养吴门医派后继人才等问题发表了意见，与会代表就中医医院硬件建设与内涵建设的协调统一、相互促进的辩证关系，中医院如何发挥专科特色，扬长避短等问题发表了见解。

会议期间展示了吴医史迹资料与苏州市中医事业发展的大量图片资料。如位于苏州市阊门外下塘街 48~54 号的清代名医叶天士故居；阊门西街 59~61 号清代御医曹沧洲故居；府前街天库舍近代名医叶桔泉故居（现已拆除）。以及吴县越溪吴山头张桥村西山堂清代御医儒医徐灵胎隐居地画眉泉别业；吴江八坼乡凌益村田心里徐灵胎墓；常熟虞山舜过村明代名医缪希雍墓；等等。这些都引起了与会者的兴趣及关注。

会议还就几项工作进行了讨论与决议。如成立吴中医学研究工作小组，讨论制定"弘扬吴中医学、发展苏州中医"的规划，编辑《吴中医学研究》刊物（内部出版、全国交流），设想利用叶天士故居成立中医药博物馆。这些决定对今后的吴医研究指明了方向，促使吴医研究更上一层楼。

4. 苏州中医药博物馆

21 世纪开局以来，为振兴苏州市中医药事业，弘扬颇具特色、享有盛誉的吴门医派，在得到苏州市政府批准，苏州市卫生局的支持与指导下，由苏州市中医医院具体筹建苏州中医药博物馆。选址在紧邻苏州市中医医院的一座明清时期的古建筑内。经过修缮造就了具有历史文化特色、具备苏式园林风格的厅堂楼台、荷池假山元素的幽雅的环境。

2002 年 10 月，苏州中医药博物馆正式建成开馆。这是当时国内最早的一家市级中医药博物馆，是苏州博物馆群体中一个专业性的博物馆。

全馆分八个展厅。通过图片、旧照、著述、古籍、方笺、印章、器具、铭牌等实物，以及还原出的诊室和老药铺场景的展示，形象、直观地贯串起吴门医派医学群体的特色成果，彰显了吴门医派恢宏的过往和丰富的遗存。

这里还展示了吴中医学史上诸多的第一：

中国历史上有关医事活动的最早文字记载，是周代吴郡人沈羲，能消灾治病。

中国医学最早向海外传播的第一人，是吴中僧人知聪，于公元562 年（南朝陈天嘉三年）携《肘后备急方》《明堂经》等医书赴日传授中医。

中国历史上的第一家医院，在宋代平江图碑上，有"医院"字样的建筑物，是南宋宝庆元年（1225）设立。

中国的第一份杂志类医学刊物，是清乾隆年间吴中名医唐大烈编

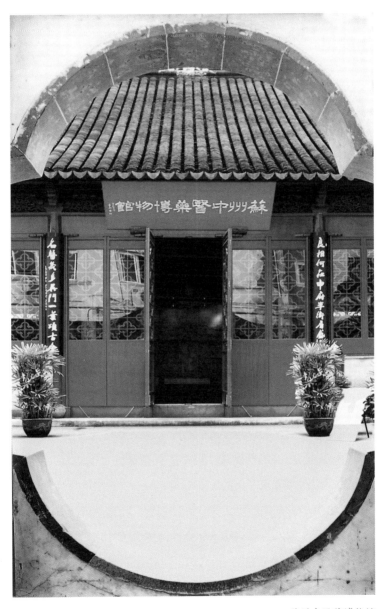

苏州中医药博物馆

著的《吴医汇讲》。

中国第一部专治痨病的专著，是元代吴中名医葛乾孙在元代至正年间所著的《十药神书》。

中国第一部治急性发热性传染病的专著，是明末清初吴中名医吴又可在清顺治初年所著《温疫论》。

国内保存最完整的一套中医外科手术器械，原物属清代，共三十五件。

开馆以来，社会反响很大，吸引了国内外的参观人群，对宣传、普及和助推中医药文化知识起了极大的作用。中医药博物馆建设成为"苏州市第五批科普教育基地""江苏省中医药文化宣传教育基地建设单位""苏州市第三批非物质文化遗产保护示范基地"。

苏州中医药博物馆成为面向社会、面向世界，展示吴门医派的一个重要窗口。

5. 苏州市吴门医派研究院

随着社会的不断进步，人们的健康意识得到了增强和提高，同时表达出对中医药的热情追求。吴中医学渐渐地走向生活，深入人心。这就为吴门医派带来了新的发展机遇。

为做好中医药的传承工作，有计划地、完整地开展关于吴门医派历代名医及其学术思想与学术特点的研究，苏州市政府批准，在苏州市中医药研究所的基础上，于 2013 年成立了"苏州市吴门医派研究院"这一专门研究机构，旨在传承有辉煌历史印记的中医学流派，构筑起中医药学术研究和文化研究的高水平平台，弘扬和创新中医药成果，以中医药优势造福广大人民群众，保障人们的健康和生命。

研究院附设在苏州市中医医院，下设文献研究部、临床研究部、临床药学研究部、新药研发中心和文化与发展研究部五个部门。

多年来，各部研究工作已经陆续开展起来。如加强对吴门医派理论体系的研究，逐步形成当代新吴门医派的合理的主体理论架构。开展吴门医派传承谱系的研究，梳理确立了近现代吴门医派传承的谱系，使传承的主体脉络明晰，确定了传承学术经验的目标。同时，对医家著述和医学古籍挖掘整理，形成系列医学著作，建立起文献信息平台，为临床研究服务。

在中医院现有科室结构情况下，扩展和完善专科体系，依托中医院各级各类专科，成立名中医工作室，吴门医派杂病流派传承工作室。以整理文献资料和老中医临床经验为基础，开展对专科医疗特色、学术理论及特色方药技术的进一步研究。并加强科学实践研究，完善实验室设施，展开较高水平的学术研究，丰富学术水平，开发出具有吴门医派特色的有效的新药、新制剂、新剂型。强化基础能力，培养塑造高水平的科研人才。

吴门医派是一个宏大的中医药学术和文化体系，吴门医派研究院借助苏州中医药博物馆，大力推行中医药传统文化的宣传与普及，营造有效的保障健康与生命的氛围，走向社会，福泽百姓。

九、苏州的中医学人才培养

1. 近代中医师承例示

中医学人才的培养，主要以师徒形式行世。大凡名医多有明确的师承传授关系。《中国医学百科全书·医学史》收载的近代著名中医四十八位，其中有师承传授关系的有三十二位，占百分之六十七。所谓"名医门下从学者每岁数十人，求医者朝夕踵门如市"，形象地反映了中医带徒与诊务两旺的景象。而一代名医的学术经验与学术思想也是通过门人后学而广泛流传于世的。近代苏州中医师承关系脉络清楚的如下所述。

内科

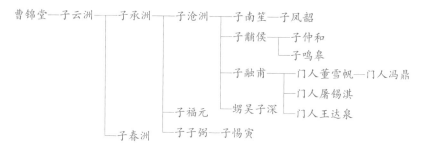

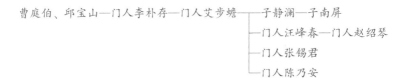

曹庭伯、邱宝山—门人李朴存—门人艾步蟾┬子静澜—子南屏
                                        ├门人汪峰春—门人赵绍琴
                                        ├门人张锡君
                                        └门人陈乃安

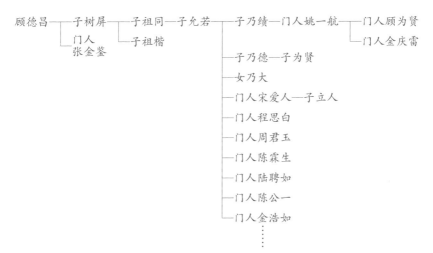

顾德昌┬子树屏┬子祖同┬子允若┬子乃绩—门人姚一航┬门人顾为贤
      └门人   └子祖楷   │   └门人金庆雷
        张金鉴   ├子乃德—子为贤
                            ├女乃大
                            ├门人宋爱人—子立人
                            ├门人程思白
                            ├门人周君玉
                            ├门人陈霖生
                            ├门人陆聘如
                            ├门人陈公一
                            └门人金浩如
                                :

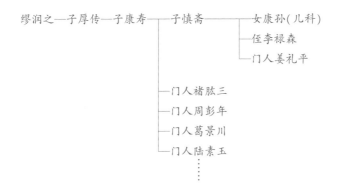

顾介林—子兆熊—子开钧—女德华

缪润之—子厚传—子康寿┬子慎斋┬女康孙(儿科)
                    │   ├侄李禄森
                    │   └门人姜礼平
                    ├门人褚肱三
                    ├门人周彭年
                    ├门人葛景川
                    └门人陆素玉
                        :

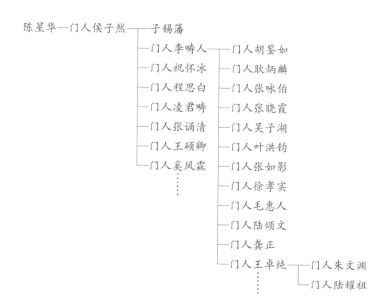

陈星华—门人侯子然——子锡藩
　　　　　　　——门人李畴人——门人胡鉴如
　　　　　　　——门人祝怀冰　　——门人耿炳麟
　　　　　　　——门人程思白　　——门人张咏伯
　　　　　　　——门人凌君畴　　——门人张晓霞
　　　　　　　——门人张诵清　　——门人吴子湖
　　　　　　　——门人王硕卿　　——门人叶洪钧
　　　　　　　——门人奚凤霖　　——门人张如影
　　　　　　　　┊　　　　　　——门人徐孝实
　　　　　　　　　　　　　　　——门人毛惠人
　　　　　　　　　　　　　　　——门人陆颂文
　　　　　　　　　　　　　　　——门人龚正
　　　　　　　　　　　　　　　——门人王卓纯——门人朱文渊
　　　　　　　　　　　　　　　　┊　　　　　——门人陆耀祖
　　　　　　　　　　　　　　　　　　　　　　　┊

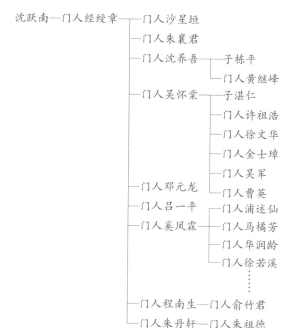

沈跃南—门人经绶章——门人沙星垣
　　　　　　　——门人朱襄君
　　　　　　　——门人沈养吾——子栋平
　　　　　　　　　　　　　——门人黄继峰
　　　　　　　——门人吴怀棠——子湛仁
　　　　　　　　　　　　　——门人许祖浩
　　　　　　　　　　　　　——门人徐文华
　　　　　　　　　　　　　——门人金士璋
　　　　　　　　　　　　　——门人吴军
　　　　　　　——门人邓元龙　——门人曹英
　　　　　　　——门人吕一平——门人浦述仙
　　　　　　　——门人奚凤霖——门人马橘芳
　　　　　　　　　　　　　——门人华润龄
　　　　　　　　　　　　　——门人徐若溪
　　　　　　　　　　　　　　┊
　　　　　　　——门人程南生——门人俞竹君
　　　　　　　——门人朱丹轩——门人朱祖德

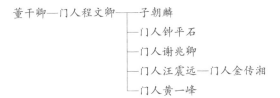

董干卿—门人程文卿┬子朝麟
├门人钟平石
├门人谢兆卿
├门人汪震远—门人金传湘
└门人黄一峰

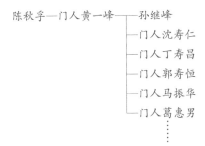

陈秋孚—门人黄一峰┬孙继峰
├门人沈寿仁
├门人丁寿昌
├门人郭寿恒
├门人马振华
└门人葛惠男
……

吕仁甫—门人顾伯平—子福如—子嘉申

叶筱峰┬子孝维
└子孝曾—门人赵笑东

王慎轩—门人陈松龄—门人华润龄┬门人洪刘和
└门人顾珂溢

许良卿—子伯安—子祖浩

丁慎伯—门人汪达成┬子正利
└门人赵子敏

妇科

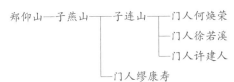

郑仰山—子燕山┬子连山┬门人何焕荣
│ ├门人徐若溪
│ └门人许建人
└门人缪康寿

外科

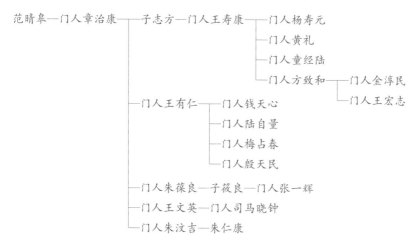

范晴皋—门人章治康——子志方—门人王寿康——门人杨寿元
　　　　　　　　　　　　　　　　　　　├门人黄礼
　　　　　　　　　　　　　　　　　　　├门人童经陆
　　　　　　　　　　　　　　　　　　　└门人方致和——门人金淳民
　　　　　　　　　　　　　　　　　　　　　　　　　　└门人王宏志
　　　　　　　　　├门人王有仁——门人钱天心
　　　　　　　　　　　　　　　　├门人陆自量
　　　　　　　　　　　　　　　　├门人梅占春
　　　　　　　　　　　　　　　　└门人殷天民
　　　　　　　　　├门人朱葆良—子筱良—门人张一辉
　　　　　　　　　├门人王文英—门人司马晓钟
　　　　　　　　　└门人朱汶吉—朱仁康

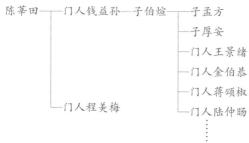

陈莘田——门人钱益孙—子伯煊——子孟方
　　　　　　　　　　　　　　├子厚安
　　　　　　　　　　　　　　├门人王景绪
　　　　　　　　　　　　　　├门人金伯恭
　　　　　　　　　　　　　　├门人蒋颂椒
　　　　　　　　　　　　　　└门人陆仲旸
　　　　　　　　　　　　　　　　……
　　　　└门人程美梅

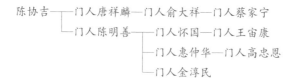

陈协吉——门人唐祥麟—门人俞大祥—门人蔡家宁
　　　　└门人陈明善——门人怀国—门人王宙康
　　　　　　　　　　　├门人惠仲华—门人高忠恩
　　　　　　　　　　　└门人金淳民

陈时荣——子自道
　　　　└侄明善

伤科

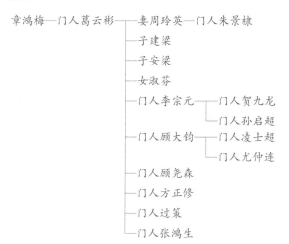

章鸿梅—门人葛云彬——妻周玲英—门人朱景棣
　　　　　　　　├—子建梁
　　　　　　　　├—子安梁
　　　　　　　　├—女淑芬
　　　　　　　　├—门人李宗元——门人贺九龙
　　　　　　　　│　　　　　　　└—门人孙启超
　　　　　　　　├—门人顾大钧——门人凌士超
　　　　　　　　│　　　　　　　└—门人尤仲连
　　　　　　　　├—门人顾尧森
　　　　　　　　├—门人方正修
　　　　　　　　├—门人过策
　　　　　　　　└—门人张鸿生

伤推

谢剑桥—门人丁竺君—门人马嘉炎

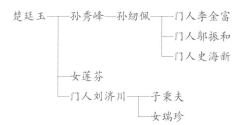

楚廷玉——孙秀峰—孙纫佩——门人李金富
　　　│　　　　　　　├—门人邬振和
　　　│　　　　　　　└—门人史海新
　　　├—女莲芬
　　　└—门人刘济川——子秉夫
　　　　　　　　　　└—女瑞珍

眼科

吴楚卿—门人费浩然—女国瑾

孙镜阳—门人陆健安—门人邬梅影

耳科

顾祝明—子君安┬门人熊明焜
　　　　　　　└门人王金泉

喉科

程憩亭—门人马小岩—子觐侯—子友常┬门人徐文华
　　　　　　　　　　　　　　　　　└门人龚正丰

针灸科

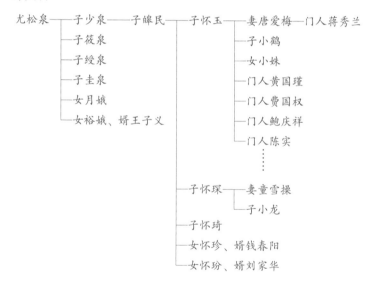

儿科

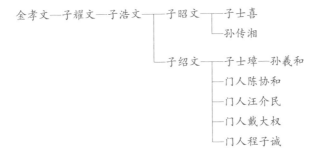

2. 苏州的中医学校

王慎轩（1900—1984），浙江绍兴人。1924年上海国医学校毕业后来苏开业，悬壶于人民路幽兰巷。翌年迁西白塔子巷，专业女科。王氏目睹国民政府歧视、排斥中医，以致国医江河日下，立志从传授中医知识入手，冀能振兴中医。

1926年，王慎轩创办"国医女科函授学社"，并且自己动手编撰讲义教材，计有《内经卫生学》等十八种课程。前后经历七年，有四届毕业生，达七百余人，在全国各省市及日本、南洋诸地都有该社的学生。

1933年女科医社改为"苏州国医学社"，扩大增设了内、外、小儿等科目，聘请前清举人唐慎坊为社长。1934年，遵照教育部颁布的关于私立学校规程取得了中央国医馆备案的合法手续而改名为"苏州国医学校"。

苏州国医学校设在长春巷全浙会馆。内设诊疗室，以供学生实习之用，并有中药材标本室、教室、宿舍、图书馆、阅报室等，一应俱全，该校校园颇具园林特色，当时被誉为"百年树人之摇篮"。

苏州国医学校聘请江浙名医来校任教，既有中医又有西医。如王慎轩、陆渊雷、余无言、叶桔泉、宋爱人、祝怀萱等。院外实习导师都是苏州社会名医，如李畴人、顾福如、顾允若等。地方办学能有如此师资阵容，苏州国医学校当居前茅。

该校学制三年，1936年又设立苏州国医研究院，分设内、外、妇、幼四个专业分科研究制，学制一年。后因1937年抗战，学校中止办学。

中华人民共和国成立后，中医学与西医学一起被列入了教育系统，各省（市）先后设置了中医院校，中医西医共同走上了创造我国新医药学的道路。

1956—1966年全市连续开办了三期中医学徒班，百余人学成后充实了中医临床各科。苏州市中医医院、各区医院、各联合诊所及厂矿卫生所都分配了学徒班毕业的中医人员，解决了中医事业后继无人的问题。

1958年苏州还办起了中医专科学校，招收苏州专区范围内的各地学员二百多人。由于"大跃进"后连续三年遭受到自然灾害，该校在1960年停办，学员均被遣散；一部分学员继续想方设法坚持学习中医，成为中医临床医师，也有的就此改行，另谋出路。

之后，1978年苏州中医医院又办过第四期中医学徒班，同时苏州还有一届南京中医学院苏州中医专科班和一期中医本科班（常熟）。培养了一批在"文化大革命"后振兴中医药的后继人才。

这种中医培养学生的方法是苏州在中医传承工作中的创造，学员中医功底比较扎实，鲜有改行者，支撑起苏州中医药临床工作稳步发展的良好局面。

十、现代的姑苏名医

1. 有苏州"小郎中"美誉的李畴人

在师承关系中，桃李门墙鼎盛一时的近代名医李畴人堪称为苏州第一人。

李畴人（1900—1951），师从苏州名医侯子然，与侯锡藩、祝怀冰、奚凤霖等为同门。李畴人勤奋好学，刻苦研究，年未弱冠即能为人治病，尔后声誉鹊起，病家口碑相传，好评如潮。一时有苏州"小郎中"之美称。

当时苏州横泾有一位名医徐子云，医术高明，声誉卓著，专攻内科，擅长伤寒，收有四个弟子：徐芝田、金春田、张绳田、郭青田，名字中皆有"田"字，也有医名。李畴人意欲投拜徐氏门下，但徐子云婉拒不受。后来，李畴人在原来的"寿"字边加个"田"字而成"畴"字，以表达私淑之意。

李畴人善于思考，经常把临床所见加以总结分析；对每一个病例认真对待，丝毫不敢懈怠；对疑难病症，更是谨慎再三。李畴人擅治温热病，对伤寒病独具慧眼。治疗伤寒病最难对付的是肠穿孔与大便

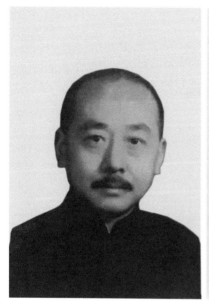

李畴人像

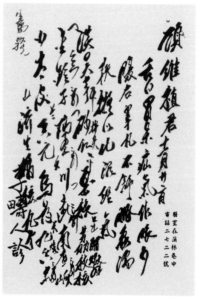

李畴人诊笺

出血的变症坏症，医界都视之为险症，治之多感棘手。李畴人根据病情变化，用药制方随之变动也大，对付重症一般上午与下午的药也需变动。他认为所谓的"一帖药"只是对轻症而言，所以有时昼夜之间，根据病情需要用到二三帖才能取效。在治疗好一些危重伤寒病人后，他会表现得很兴奋，甚至夜不能眠，反复地思考和总结，使自己的医术水平不断提高，推向极致，堪称吴门医派的代表人物。

李畴人享誉一方，诊务日隆。在一年三百六十五天里，没有一天可以自由自在地休息。李畴人教导学生说，"生病是没有时间的，病情是不允许耽误的，医生必须是一喊即到的"。这也是他医疗生涯的写照。他的子女在回忆家父时说，看不出他有什么目的，他就是为病人这样活着，从不喊苦，从不抱怨，为病家耗尽了所有的精力。

他的门诊一天五六十号，出诊最多时也有五十多号。家中备有三部包车，其中两部是快车，在他出诊时学生能随诊，而车夫快跑如飞。出诊除了本邑城内的还有城外乡郊的，甚至有外埠预约的。有一次出诊到昆山，从下午出门直到半夜两点钟才回来。所以学生在回忆随师侍诊时说，候诊病人接踵，老师把脉左右开弓，要求学生书写脉案以及抄写方子的速度快且效率高，否则是难以应付的。

20 世纪三四十年代，面对国民党政府摧残中医的局面，李畴人当仁不让，奋起力争，竭力维护。1930 年发起组织了"文致社"，1934年秋易名为"医醒社"，寓意唤醒医界同人，为振兴中医事业奋起力争。1935 年 2 月 27 日主理的《医醒杂志》出版了创刊号。他待人友善，交往广泛，为人慷慨，非常注意团结周围的医生，相互交流经验。他还是后来成立"同舟社"的积极参与者。在当时的苏州中医界，他对中医公会、协会以及中医的学术活动往往是最大的捐助者。1948 年，联合同人创建吴县中医院，他又付出了极大的精力。

李畴人培养后学十分热忱，诊余课徒不遗余力。他曾编著了《医方概要》一书。该书以汪讱庵、方仁渊所著《汤头歌诀》为蓝本，旁搜古籍，汇集良方共六百余张，提供给学生学习之用。另有《诊余集》是门人抄写的李畴人的临床经验，门人人手一册，作为临症指南。在门人随诊时录写的李畴人千数卷医案中，有很多颇有价值的临症经验，未及整理，留存在有心的收藏者手中。他还与名医叶桔泉共同刊印了日本康平本《伤寒论》，是当时苏州中医学习的较好版本。

1930 年，李畴人出资刊印了当时罕见的两种医书。一为清陈耕道的《疫痧草》，一为宋薛古愚的《妇科万金方》，为保存古籍、传播学术做了有益的工作。李畴人还秘藏有清同治年间住苏州史家巷的儿科名家陈标的《痧痘金针》稿本。他获此原稿后很郑重地珍藏起来，曾于抗战前夕陆续发表于《医醒杂志》上以广流传。后因抗战爆发，仅刊出两期便中止了。此书在吴门温病学派中颇有影响，在痧痘的诊治方面有较高的学术价值，是一部难得的善本书，现收藏于苏州市中医院。

李畴人在人生的最后日子里，由于经常诊治一些传染性发热病，积劳成疾。当时又是伤寒大流行之年，他不幸也染上了恶性疟疾，连续几天发热不退，繁忙的诊务使他不能休息，无暇顾及自己，依旧上午门诊，下午出诊。临终的那天，出诊回家已是夜深，他躺下后，就再也没能起来，终年仅五十一岁。李畴人英年早逝，他是"病死在岗位上的"。

李畴人培养中医传人不遗余力，在他三十年的行医生涯中，门墙桃李多达一百余人，这在近代吴医师承中是绝无仅有的，很多门人在中华人民共和国成立后都是出类拔萃的名医。如陆颂文、王卓纯、龚正、毛惠人、徐孝实、张汝影等，他们在苏州中医界享誉一方。

李畴人的医术医德堪称中医界的楷模。他为人正直，待人慷慨，后人谈及每每有敬慕之心。2000年其家族后裔及健在的门人学生曾会聚苏州，纪念李畴人诞生一百周年，以赞颂功绩，缅怀先人。

2. 没有名医架子的黄一峰

老中医黄一峰（1902—1990），在苏州是妇孺皆知的名医。姑苏城内，六县乡村，说到中医看病都会提到黄一峰。

　　黄一峰为人随和，待人友善，是一位善良的老人。五十多年来，他几乎每天都步行外出给人看病。不论茶馆、酒肆、浴室、理发店，他走到哪里，就看病看到哪里，而且还热情地为人处方医嘱。有许多苏州人家，几代人都请黄一峰看过病。所以，在他晚年出门时，走在人行道上，乘上公共汽车，或者横穿马路时，都会有一些与之相熟的或并不相识的人来搀扶护送，问候关心，这是黄一峰晚年的宽慰和幸福。

　　黄一峰早年失怙，继而辍学，与母亲一起料理黄恒昌神帽店（一种祭祀用品）。辛亥革命后，神帽业萧条，又值军阀战乱，疫疠流行，天灾人祸，民不聊生。黄一峰不禁为自己的前途和百姓的疾苦担忧。

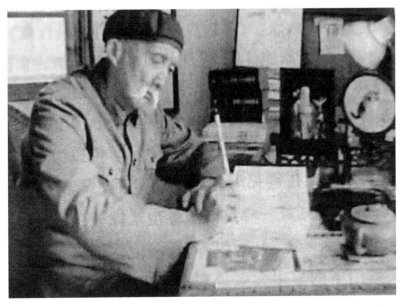

黄一峰工作照

　　黄一峰家住阊门内，与雷允上药店毗邻。当时有一位南京来的中医赵醒民租赁黄家门面挂牌行医，因此黄一峰有较多的机会接触中医，逐渐萌发了弃商从医的想法。在赵医生的指点下，黄一峰自学了《内经》《汤头歌诀》《药性赋》等中医基础知识。由于家境贫寒，投拜名师付不起昂贵的学费（当时正式拜师学医要四百元学费），黄一峰花了二百元学费就投拜内儿科陈秋孚中医为师，开始了从师学习的经历，后由陈秋孚托他师兄程文卿带教。程文卿是苏州儿科名家，诊务很忙，门庭若市。黄一峰在拜见时正值春节期间，只给了他孙子四元压岁钱，程文卿见黄一峰学医诚恳也未计较，隔日便差人带信"叫黄一峰明天来吧"。所以陈、程两位均是黄一峰的老师。

　　程文卿门下的学生大多是富家子弟，娇生惯养，要到上午9点钟才来到老师家中。来后也不随老师看病，常在后房内拉拉胡琴，弹弹琵琶，唱唱戏文。程文卿诊务繁忙，一天有七八十号门诊，黄一峰就利用这样一个极好的机会，加倍努力，每天早早地到来，一刻不停地侍诊抄方，在抄方学习的同时，也分担了老师的辛劳。老师出诊时，他也随行坐船下乡。黄一峰用心学，用脑记，将自己曾经学过的知识与临床结合起来思考研究，触类旁通。程文卿见学生如此用功，也就尽心指点。

　　有一次，天刚放亮就有一个家长急匆匆从阊门外抱着孩子来看病。程文卿因其他事情通宵未睡，精疲力尽，嘱黄一峰替他处方。孩子患的是肺炎，黄一峰用老师的路子根据症状加减变化，老师也无心修改。患儿服了黄一峰开的药后，翌日就退了热。从此以后，患儿家长就直接到黄一峰家中找他看病了。所以在黄一峰学成满师时，家中每天常有五六个病人请他看病。

1928年4月，黄一峰在阊门内下塘官宰弄3号挂牌开业。

黄一峰知道自己的学医经历既非家传，从师又晚，苏州城里虽然有很多名医，但拜师学习机会不多。黄一峰意识到向同辈学习是一条捷径，就与当时名医顾福如的门生马友常，经绥章的高足沙星垣两位同辈交往。马、沙两位既有家传，又从名师，都有真才实学。黄一峰与他们在以后的日子里交往甚密，情谊至深，便义结为弟兄。他们每天早上在吴苑茶室饮茶，晚上到清泉浴室洗浴，朝夕相处，促膝交谈。每次都要就几个疑难病例进行切磋，有时还有争论，在三言两语中闪耀出许多真知灼见，黄一峰在其中得到了很多教益。

黄一峰用心钻研医籍，又十分重视实践，一切有效的方法都要学，都敢用，不抱成见，不拘一格，从各方面积累经验，使自己的医疗水平日益长进。他奉行"一切经过实践考验的好方法都应该学用，不能受古法成方的束缚"的原则。

黄一峰以济世为怀，同情贫病。他开诊时收费不过名医的一半，对贫病者还舍诊舍药，不计报酬，病家感恩不尽，求诊者日渐增多。

中华人民共和国成立后，无论是中医诊所还是中医院，黄一峰都是创办人之一，并担任第一任中医院院长，直至终老时他仍是中医院的名誉院长。

黄一峰虽然担任了苏州市中医医院的领导工作，但数十年来从未脱离过临床实践。由于他德高望重，医术高超，求诊者应接不暇。他除了白天参加查房、门诊、会诊、出诊等医疗工作外，还要分出很多时间答复各地病人的来信，经常工作到深夜。黄一峰治病常能别开生面，屡获奇效，因而多次得到领导的嘉勉。全国各地甚至中央、省、市各级领导慕名来就医者络绎不绝。

有一位首长来苏请黄一峰看病，黄一峰开的方子一帖药只有七角多钱，首长的保健医生怀疑他有没有弄错。因为首长从来没用过这样便宜的药方，过去光用一味人参就要十多元钱。黄一峰实事求是，讲究实效，首长服药后霍然见效。

陈云同志曾书赠黄一峰一副对联："删繁就简三秋树，领异标新二月花"。这是对他医术医德的极高评价，也是对中医界的鼓励。

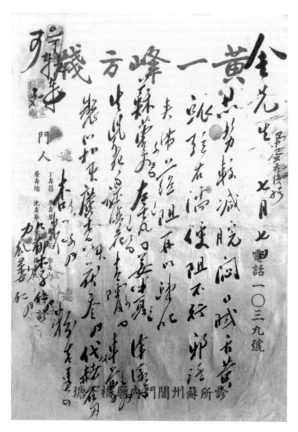

黄一峰方笺

　　黄一峰始终认为中医药是一个伟大的宝库，取之不尽，用之不竭。他常常对同事与学生说千万不能保守，更不能奇货自居，任何个人的经验和研究都是有限的。黄一峰善于学习，不耻下问，他在马友常处学到名医顾福如治伤寒的路子，从沙星垣处学过名医经绥章的方法，而且对别的名医开出的方子多会细心加以研究。他认为尽管开方时仅差一味药物，但往往就是绝招所在。他常常告诫学生"轻视中医的经验，以简单的方法，从浅从易去继承中医中药，不经艰苦实践，抄近路，反而连基本功也丢了。美其名为现代科学方法，说不定要以小失大"。

　　曾有一位典当铺经理患肠胃病和心脏病，久治不愈。后来以三百重金请上海名医王仲奇出诊。事后黄一峰索看处方，乃是一张理中汤古方，药仅几味。在这样严重的病况下，用药如此简洁，原来是平淡之处方见真功夫。这又是黄一峰善于学习的一例。

　　有一患哮喘病的老人，每年冬天都要住院治疗，应用中西药一时难以见效。后用了上海名医章次公的散剂药粉虽有效，但仍不够理想。后章次公去世，求黄一峰诊治。黄一峰就章次公的药方人参蛤蚧散为基础，再补充了紫菀、桔梗、半夏三味药进行标本兼治。病人服后，到冬季就无须再住院了。这是黄一峰的智慧之处。

　　"文革"期间，黄一峰身处逆境，大批小斗之余，他仍利用病休时间到阊门沐泰山（当时的大庆药店）去，以小学生的谦逊态度，诚恳地向擅长草药治病的老药工学习。口问手记，掌握了一百多味草药知识，整理出两百多张有效方子，广泛应用于自己的临床，获得较好的效果。人们称赞他"放下了名医的架子，打破了传统的框子，走出了革新的路子"。20世纪80年代初，黄一峰对萎缩性胃炎进行了专题研究。精心研制的"萎缩性胃炎丸"中就引用了几味草药，取得了较好的疗效，直到现在，胃炎丸仍是苏州市中医医院内科的品牌制剂。

黄一峰擅长脾胃病的治疗。他强调"气"的病理变化在疾病过程中的作用，他认为脾胃病的关键就在于人体气机的升降失常，因而在临床上独具匠心地开创了"温开上焦法""升降并进法"等行之有效的"理气"治疗原则。他在继承中创新，并在实践中验证。因为他在药方中常用一味紫菀，所以同道们常称他为"紫菀先生"。他虽然业务很忙，还挤出时间不断学习，写出了很多学术论文。经口授由学生整理出版了《黄一峰医案医话集》一书。

1961年冬，黄一峰操劳过度，忽染重疾，突发高烧，经久不退，一时生命垂危。在市委、市政府的重视关心下，组织上海与苏州医学专家共同会诊。后经剖腹探查，才发现病因是重症肝脓疡，由于抢救及时终于把他从死亡线上挽救了过来。当时又是三年困难时期，为了保障他的健康与恢复，市政府拨出专项经费为黄一峰治病。对此，黄一峰是感恩不尽的。他常对别人说："没有共产党就没有中医的今天，也没有我黄一峰的今天。我只要活着一天就要为党贡献自己的全部力量。"因此一经康复，他便投入到紧张的临床工作中去。

黄一峰的一生是实践的一生，艰苦奋斗的一生。他没有不良嗜好，终生少有积蓄，然而他是苏州中医界学术成就的富翁，赢得了党和人民的信任。他自己总结说："我年轻时代学医，是因为家穷逼上梁山。现代医学日新月异，我为了不辜负党和人民的厚望，能总结出一点经验，也是把自己'逼上梁山'。"

3. 大家风范的奚凤霖

奚凤霖（1917—1996）在苏州是一位名闻遐迩的老中医，他的高超医术挽救了很多垂危的生命，解除了无数病人的痛苦，以至于现在我们仍可以时常听到关于他精湛医道的佳话。他的一生浸淫在中医的学术之中，他为苏州的中医事业做了大量的创造性工作。奚凤霖被病家所熟悉，被同道所赞誉，被领导所推重，是吴中一代名医。

奚凤霖师从苏州中医温病名家侯子然、经绥章。侯氏治病长于辛凉清热、导滞攻下之法；经氏则擅用轻清宣化、透卫泄热之药，这是苏州温病学派的典型风格。奚凤霖博采众长，尽得薪传。1937 年奚凤

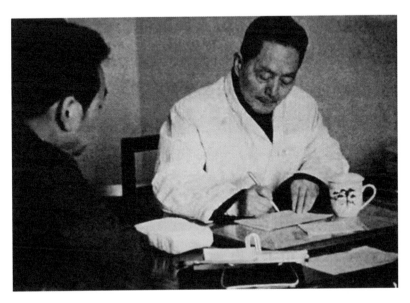

奚凤霖工作照

霖出师后即悬壶苏州。他诊疗伤寒，屡治不爽，遇有疑难顽症，也能得心应手。开诊未几，求诊者接踵。他对贫病者慨然施诊舍药，驰誉一方。

1947年，国民党政府拟立案废除中医。奚凤霖与苏州中医同人互助团结，为保存中医，争取生存，做了很多工作，曾结成"同舟社"，得到了很多名医的支持。加盟者有李畴人、葛云彬、马友常、朱葆良、金昭文、钱伯煊、祝怀冰、钟平石、程之万、黄一峰、侯锡藩等。"同舟社"由沙星垣起名，意思是同舟共济，克服困难，争取中医的生存和发展。当时常以聚餐等方式进行联络，互相交流，探讨中医，历时三年多。

中华人民共和国成立以后，在党和政府的关怀下，中医事业犹如枯木逢春，重获新生。广大中医工作者认识到行医不仅是为谋个人的生存和发展，更应该为广大人民的健康服务，精神面貌发生了很大的变化。1952年5月，由奚凤霖、曹鸣皋、葛云彬等发起，联合黄一峰、王寿康诸同道创建了苏州市中医诊所。从此，奚凤霖从一个私人开业医生进入了集体医疗机构，开始了崭新的工作。

看着中医事业在中医政策的引导下蒸蒸日上，从濒临困境而逐步兴旺发达，中医界精神振奋，情绪高涨。1956年10月在市卫生局的领导下，奚凤霖参与筹建苏州市中医医院。同年11月29日开院后，奚凤霖负责内科医疗工作。中医事业的美好前景更加激发起他为中医贡献力量的决心。

然而不幸的是，奚凤霖由于疾病缠身，曾先后三次进行手术治疗。在1957年至1965年的漫长岁月里，重病中的奚凤霖受到了党和政府的极大关怀，市领导经常到病榻前嘘寒问暖，关怀备至。奚凤霖常常对子女说："我这样严重的疾病，要不是在新社会，恐怕早已不在人世了。"他由衷地体会到没有新中国就没有自己的今天。他在病中阅读了大量医籍，进行深入的学术研究。自那时起，他养成了早上5时即起床读书、学习和研究的习惯，直至晚年。

大病初愈恢复工作之际，奚凤霖不顾病后体弱，主动争取下乡，被安排到吴县西山参加巡回医疗。在农村的日子里，无论是严寒酷暑，还是风吹雨打，他几乎每天都翻山越岭，深入乡村，访病问苦，主动热情地为农民服务。有一次隆冬严寒，风暴雨骤，要越过三里（一里为五百米）多宽的湖面到对岸去巡回医疗，依照惯例，湖面上六级以上大风即要封湖停航。面对风雨，他有点犹豫，但想到巡回医疗的目的，想到农民的期盼，便鼓起勇气，决意过湖，送医上门。后来他设法找到一条渔船，冒着风险渡过湖去。一路上风雨交加，衣履尽湿，但是他一进山村，就不顾劳累，一一为村民看病服务。通过下乡巡回医疗，他密切了与人民群众的感情，提高了为群众服务的热情和自觉性，在回城后他还保持着同乡亲们的交往。

在"文革"的劫难中，奚凤霖身处逆境，受尽迫害凌辱。在那些日子里，奚凤霖还当过住院医生，打针、发药、开饭、送水、倒便壶、洗厕所、拖地板、擦门窗、抬死人，样样要干。面对中医事业遭受如此洗劫，奚凤霖仍认认真真为病人治病。他在逆境中对知识的追求更加执着深切，丝毫没有懈怠，就涉猎能及，对历代各家学说加以潜心研究，特别是对三张（张仲景、张景岳、张锡纯）的学术特点，温故知新，衷"中"参"西"，先后写出了《中西医结合内科手册》、"中医对肺心病的认识""温病学总论""湿热病篇的分型证治"等著作与论文。

"文革"后坚冰解冻，大地回春。党的政策逐步得到落实，奚凤霖看到了光明的前途和中医的春天。他的思想束缚和精神枷锁解除了，当时虽然已是花甲之年，仍决心以"老骥伏枥之志"，在医疗、教学、科研等方面做出更大的成绩。

奚凤霖在医疗实践中遇到越来越多的疑难杂症，有些疾病中医西医都还没有较好的办法去对付。但他知难而上，从中医一贯遵循的唯物辩证法出发，"古为今用"，参照现代医学科学原理，去探索去研究。因此在治疗心血管病、呼吸病、肝硬化、尿毒症等病方面取得了一定的疗效，写出了一系列临床经验总结。如《中医对冠心病的探讨》《温病的下法》《心绞痛的心胃同治》《活血化瘀治疗肺心病》《活血化瘀法则概述》等论文发表在各种学术刊物上。还在全国、省、市的学术会议上宣读交流了《中医对冠心病的辨证论治》《心律失常与中医切脉的相似脉象探讨》《心力衰竭的理论探讨和证治》《冠心病的舌诊》《肺心病的抗感染》等学术论文。

奚凤霖从 20 世纪 50 年代起就重视心血管病的中医治疗研究，推陈出新，加以发挥。认为心血管病的病理多为阳微阴弦，心脉痹阻，中气不足，肾气式微。诱发因素可为寒凝、气滞、血瘀、痰浊等。根据冠心病常并发消化道症状的特点，他阐发了心胃同病的机理，从而深化了"心胃同治"的观点。撰写了《论宗气》《冠心病中心胃同治的认识》《心胃同治十二法》《自订建中复脉汤主治心律失常》等颇具见解的论文。其中《冠心病的心胃同治》一文曾获得 1979 年苏州市科技进步成果奖。

20 世纪 80 年代以来的十数年间，是奚凤霖晚年学术生涯中的精彩华章。在这一段时间里，他以中医学会理事长、中医研究所所长的

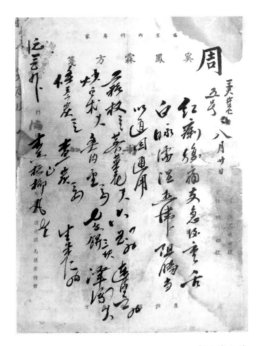

奚凤霖方笺

身份，开展了一系列振兴中医、弘扬中医的卓有成效的工作。表现出他既是一个学术造诣较高的中医专家，也是一个自觉的优秀的中医活动家。例如，1980 年 6 月召开中医学术年会时，共收到论文二百六十九篇，他将其中八十二篇汇编成年会论文选，并邀请南京的孟景春、北京的钱伯煊来苏考察并作学术报告。

1981 年 4 月，他倡议筹办了苏州市中医业余进修学校，自任校长。针对当时中医队伍后继乏人、后继乏术的状况，培训和提高中青年中医药人员的水平。在开办的最初三年时间里，先后有两百多名中医药人员参加了学习进修。

1981 年 5 月，中医学会与农工民主党苏州市委联合举办医学讲座，邀请江苏省中医研究所妇科专家孙宁铨主讲"活血化瘀法在妇科领域的异病同治"。

奚凤霖有感于中医后继乏人，慨叹老中医年事均高，以抢救老中医学术财富为宗旨，从 1981 年 5 月开始，他不顾自己年高体弱，对苏州籍的六十岁以上的老中医，分别上门走访与联系。由于他长期热心于中医工作，活动联系较广，和苏州的大部分老中医多有交往。他又有相当的学术地位和影响力，这一项开拓性的"抢老"工作非他莫属，由他出面做工作，容易取得合作与信任。对于支援外地的苏州籍老中医如南京的叶桔泉、曹鸣皋，大连的曹仲和等他也进行面邀或函请。要求他们将数十年积累起来的丰富的学术思想和宝贵的临床经验撰写成文字，并同步录音，翔实记述。对已故的老中医如钟平石、陈明善、王满城等，则由其亲属或学生根据手译遗稿整理成文，得以留存。1983 年 11 月，由苏州市中医学会组织人员将这些资料汇编成《苏州市老中医学术经验论文集》一册。全书集内、外、儿、妇、针、伤、推各科内容，计六十二篇文章。所集论文学术思想丰富，内容精湛，是中华人民共和国成立以来一代中医的学术结晶，是苏州市中医界的一份财富。

1981 年 10 月，由奚凤霖任班主任的苏州市中药业余进修班开班，学员为市内各级医院中药房职工和中药店人员，先后开办两期，学员有一百余人。

1982 年，为了提高在职中青年医师的基础理论水平，继承老中医的学术经验，在他的倡导下，由中医研究所组织了仲景学术研讨班，市内各医院的三十多位中医人员参加了学习。大家对张仲景《伤寒论》《金匮要略》两部经典医籍逐篇逐条研读，编印讲义，分组讨论，进行交流发言。学习班历时一年半，在省内产生了较大的反响。

1982 年 12 月，中医学会与农工民主党苏州市委联合举行中医学术报告会，由南京中医学院陈亦人教授做"厥阴病篇析疑"的讲座，徐景藩教授做"关于胃病诊治"的讲座，参加人员有两百多人。

1983 年 1 月，他主持了重庆市中医研究所所长黄星垣教授"关于开展中医内科急诊治疗"的学术报告会。

1983 年 5 月，他主持了江西中医学院副院长张海峰教授的"肝病的防治"学术报告会。苏州市区以及常熟、吴江、吴县、昆山、太仓、沙洲的中医人员两百多人参加了会议。

1983 年 9 月，在他的发起和推动下，市中医学会联合农工民主党苏州市委举办了"心血管病中西结合治疗专题讲习班"。讲习班共举办了二十讲，地点在政协鹤园会堂。邀请市内外中西医名家做了较高质量的学术报告，学员来自市区、郊县以及邻近省市，听讲者达到三千人次。主讲人有苏州的钱大椿、熊重廉、蒋文平、吾柏铭、顾珉、蔡景高、汪达成、丁元珍、俞大祥、马云翔、奚凤霖，南京的傅宗翰、沙星垣、顾景琰，浙江的陆芷青，上海的陈苏生、朱锡祺等。

1984 年 10 月又继续举办了"消化道病中西结合专题讲习班"，地点设在五二六厂招待所。有苏州市（县）和徐州、扬州、无锡等地的中医人员五十八人报名参加。苏州的奚凤霖、陈松龄、尤怀玉、汪达成、任光荣，南京的徐景藩、谢昌仁，无锡的陶念唐、汪朋梅等进行讲授。

在振兴中医、发展中医呼声日益高涨的形势下，奚凤霖于 1983 年的市人代会上联合二十余位人大代表共同提出议案，为振兴中医事业大声疾呼，议案得到大会赞同。当年 10 月，市政府召开了首次全市中医工作会议，制定了振兴中医的规划，这是一次中医界的盛会，大大地鼓舞了全市人民和中医工作者，促进和推动了苏州市中医事业的发展。

同时，他还向市内有关机关、社团、工矿企业等数十家单位宣传中医，争取资助，成立了苏州市发展中医科研基金会，为中医学术的深入发展，中医科研水平的提高奠定了基础。

1985 年 12 月，为庆祝奚凤霖行医五十周年，在中医院会堂举办心血管病专题讲座，共有十讲。奚老衷"中"参"西"，酌古斟今，报告了自己对心血管病的研究成果，发表了许多独特的见解，介绍了临床用之有效的自订验方，为后学授道解惑，这一创举在苏州中医界影响深远。

在这一系列热烈有效的活动中，或由他发起，或由他参与，都发挥出他巨大的个人魅力。毋庸置疑，这一切极大地推动了苏州市中医界的学术发展，提高了苏州中医的学术地位。

1996 年 1 月，奚凤霖罹患新感，夙疾并发，病情十分严重，他预感到自己体力的衰竭，回天乏术。在市政府章新胜市长的亲自过问下，动员他作为接受"保存国家财富"的任务进行治疗。病危期间，卫生局领导到院探望，他向领导表示自己工作未做好，对不起组织的关心，要求在场子女向领导发誓，会努力工作，继续把工作做好，报答党对自己的恩情。弥留之际，他还喃喃地背诵着古方，闻者无不感动泪下。他的拳拳赤子之心完全融入到了中医学的大海中，随波飘向远方。

◎ 第五章 ◎

姑苏中医药业

吴 门 医 派 > > >

当人类还在原始生活状态时，就以自然界中的各种动植物为食物，从中摄取能量和营养来维持生存。大部分动植物可以用来果腹，且无"偏性"。食用之后对身体无明显的生理异常作用，长期食用也无不良影响，因此成为人类的基本食物。但也发现另有一部分动植物存有"偏性"，食用后会影响到机体的正常生理变化，引起某些反应，甚至有一定的毒性，这样的动植物便不能作为日常食用的食物。经过漫长的岁月，人们在自觉与不自觉的生活实践中，又意外地发现了有的食物对某些病痛具有治疗与康复作用，经过反复实践与广泛传授，人们终于逐步发现了有治疗作用的药物。当时采用天然药物来消除病痛乃至治疗疾病，是没有医学理论指导的，只不过是人们的习惯做法和代代相传的经验而已，这就是中药的起源。

中医中药产生的历史悠久。上古时期就有"神农尝百草"的传说。"神农乃始教民……尝百草之滋味，当此之时，一日而遇七十毒"，由此医药方兴焉。

经历了千百年的社会发展，春秋时期终于诞生了《内经》这一典籍，这是一部比较完整的、系统的，而且还可以说是比较严谨的中医理论专著。它已经涉及中药阴阳五味之用，四气升降之性。东汉时期成书的《神农本草经》是一部中药理论著述。它是先人对中药产地、采集、炮制、四气五味、毒性功效、归经应用等方面经验的积累，是我国最早的中药学专著。从此，人类有了在中医理论指导下防治疾病的药物，这就是传承至今的中药。

古代的医生，都是自己采药、制药、备药，"医者之自备药可知"，所以医、药是不分家的。

所谓的"韩康卖药"，其实韩康不仅仅是卖药，他还为人治病。

自宋朝设置太平惠民药局及以后的济民药局面世以来，随着药房的设立，使医与药逐渐分开。"自宋以后，渐有写方不备药之医，其药皆取自肆中，今则举世皆然……乃行医者竟不知药。"（徐灵胎《医学源流论》）

一、吴地著名的中药材

　　吴中不但名医多，而且吴中医生用的中药也有许多特色。

　　南北朝时，梁代的陶弘景在《名医别录》中记载："蜈蚣……生大吴江南。赤头足者良。"《名医别录》是一部有较大影响的本草文献图书。后世遂有"舍苏蚣，均不可用之说"。同时，还有吴唐草、吴葵华、吴白芷、苏薄荷等冠以"吴"名的药物，都属吴地特产，质量上乘，是受到推荐的优良药材品种。宋苏颂《本草图经》有："麦门冬……或云吴地者尤胜"的记录。明《本草纲目》有：术，随地皆生，吴中穹窿山者曰穹术。吴地药材品种是值得称道的，更有"穹窿僻地坞中，有半部本草"的美誉。

　　唐朝诗人王维的"遥知兄弟登高处，遍插茱萸少一人"的名句，其中提到的茱萸是重阳登高思亲的信物，也是一味温中止痛有特殊疗效的中药。中医用之可以治疗厥阴头痛，阳明呕逆，少阴下利，一药治三经病，说明一味茱萸其药性非比寻常。根据《中国药学大辞典》记载："本品南北皆有，入药以吴地者佳，故名。"

　　关于茱萸，民间还流传着一个动人的故事。春秋时期，吴国隶属楚国。当时，弱小的吴国每年都要向楚国进贡礼品。一年，使者向楚国进献吴国的特产——中药吴萸。楚王见吴国带来的药草，在诸般金银珍宝中，显得格格不入，认为吴国在戏弄自己，于是十分恼怒，下令逐出使者。吴国使者觉得很委屈，离开王宫后，对楚国一位姓朱的大夫解释，自己献上的吴萸是吴国的上等药材，有温中止痛，降逆止呕的功用，治疗胃痛、吐泻有特殊的效果。因为听说楚王有胃痛的夙疾，所以才带来进贡的。朱大夫听后劝慰吴国使者，送他回国，并把吴萸收下保管起来。过了一年，楚王因感受风寒，胃脘疼痛的旧病又复发了，腹痛如绞，吐泻不止，浑身冷汗，几将晕厥，满朝文武百官、御前群医束手无策。这时，朱大夫将吴萸煎汤，献给楚王服下，片刻之间腹痛就止住了。楚王十分高兴，询问这是什么药，要重赏朱大夫。朱大夫就将去年吴国使者带来草药的事讲述了一遍。楚王听

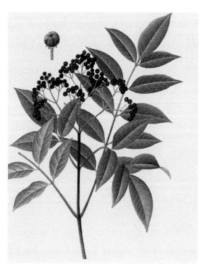

中草药　吴茱萸

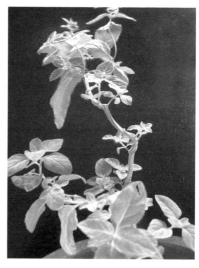

中草药　龙脑薄荷

罢，悔惭有加，一边重赏朱大夫，一边派人带上重礼向吴王道歉。嗣后，下令种植吴萸。几年以后，有一次楚国流行疫病，各地都有腹泻、腹痛的病人，楚王便将吴萸发给百姓，挽救了成千上万老百姓的性命。楚国人民，为了感恩朱大夫，便在吴萸的药名中间加了一个"朱"字，改名"吴朱萸"，以后又改为"吴茱萸"。它一直在中医临床上广泛应用。

唐朝时鉴真和尚东渡日本，曾把吴茱萸带到了日本，以后日本也有培育种植，但远不如中国出产的质量上乘。

意大利的著名旅行家马可·波罗在元朝时期曾在中国、日本等地生活过十数年。他在《马可波罗游记》一书中写到苏州"有许多医术高明的医生"的同时，还提到苏州"城外附近的山上，大黄长得茁壮喜人……也盛产生姜"……由此可见，这两味中医常用的药物，在苏州落户已经有很久远的历史了。

苏州有良好的自然条件，地产药材资源也相当丰富，四小药材（如小草药、小花果、小动物、小矿物）更是盛名于世。此外还有苏薄荷、醉仙桃、九空子、佛耳草、挂金灯、卷柏、穹窿术、灯芯草、枳壳、青皮、芦根、荷叶、绿梅花、芡实、香橼、蜈蚣、地龙、乌梢蛇、珍珠等吴地药材，就是玫瑰花也以"苏地色香俱足，服之方能有效"称誉为上品。因此，苏州中药业的许多百年老店在群众心目中享有良好的声誉。

二、吴中兴旺的药业

纪元以来，吴中医家活跃在民间，济民治病，消灾救命，大量的医疗活动形成了独具特色的吴医群体，唐宋明清名医涌现。在吴中医学发展的进程中，早期的吴中药业也很兴旺。

初始药事则属于官方管辖，文献资料表明秦汉时的太常寺太医令丞之外有药丞、方丞，是主管药及药方的职司。南北朝时在门下省有太医令兼司其药。至北魏门下省始置尚药局设专职掌药的官员，以后历朝沿革，药事均为官方所掌握。

及至宋朝绍兴二十一年（1151）在京城列置惠民药局，同时诏示各地设惠民局以"局"命名（张家林《二十五史精编·宋史·高宗纪》），由政府筹集资金，选择良医，主持其事，对贫困之家及水旱疫病免费施药。那时，在苏州也设置了太平惠民药局，建置年代大约在宋庆元元年（1195），地址在苏州城区醋库巷附近。

宋绍定四年（1231）适逢春疫，吴郡守使吴渊拨动专款，延聘良医，划区分管，家至户到，送医送药，贫病者补以钱粮，医治无效者施以棺木。疫情平息后，恐怕再遇到大疫流行，用药不能得到保障，官方便设置了地方性的常设机构"济民药局"，以应付流行之灾。当时药局"为屋三十有五楹，炮泽之所，修和之地，监临之司，库廪庖湢，垆硙鼎臼，翼然井然，罔不毕具"。（吴渊《济民药局记》）这是宋元时期官方主办的医药一体的机构。

这里有一段史料说明售药还是以官方经办为主。

吴中名医韩凝，字复阳，宋元时苏州人，家居苏州乐桥。幼承家学，精于医术。张士诚据守吴中时收引士类，但是韩凝隐于民间，不愿出任官职，惟行医济世，一时有"中吴卢扁"之声誉。他有一位先祖叫韩琦，是宋朝时天圣年间的进士，曾官至陕西经略安抚招讨使，与范仲淹同名于时，戍边西北。边人曾有谣传唱：军中有一韩，西贼闻之心胆寒；军中有一范，西贼闻之惊破胆。因此朝廷十分器重韩琦。宋英宗在位时曾拜韩琦为右仆射，封魏国公，卒后谥号忠献公。虽然朝廷一向是严禁私家经营药材生意的，但韩家却以售药为业，就因为韩家的国公名重，得到了官方的特许，当时有称之为"韩府药局"的。表明了在药业的官办化制度下，私家经营则是特例，需要具备相当的背景。

宋代在京城汴梁（今开封）建造了"官药局"，即熟药所。同时在汴梁已有售药的店肆。"马行（街）南北几十里，夹道药肆"（孟元老《东京梦华录》）。

试看，宋人龚明之所著《中吴纪闻》记载，吴中有一朱冲开设的药铺，每逢春夏之交，即出钱米、药物，募医官数人，巡门问贫者之疾，从而赒之，又多买弊衣，择市妪之善缝纫者，成衲衣数百，当大寒雪，尽以给冻者。诸延寿堂病僧，日为供饮食药饵，病愈则已。

朱冲药铺的种种施舍，有兼济社会的积极意义，但也可能是一种商业性的目的。朱氏有足够的能力舍施医药并救济衣物饮食，经济实力是雄厚的，说明药铺已经有很大的规模。

那么朱冲是何许样人？如果提到朱勔，可能就不陌生了。朱冲、朱勔是父子两人。朱冲是以小买卖起家的，待到稍有积蓄后，就选择开了一家药铺。他是北宋大观政和年间人，"狡猾而智敏"。北宋王朝后期，宋王朝决策者比较关注与倡行医学，采取了许多发展医药卫生的措施，禁巫兴医力度较大。兴医必然带来兴药，也就有了药业管理上的变化。同时，江南经济开放的早期，药业已经开始走向民间私营化了。由于有较好的经营方法，朱冲的家产越来越丰厚。然而，商人朱冲在发家致富的过程中有了违法的行为，先后两次受到官府的查办，甚至被判刑坐过几年牢。朱冲出狱后仍以售药为基业。为了取得社会的认可和百姓的好感，他做起了"形象工程"，以施药、施粥、施舍冬衣来笼络人心。他还渐渐揣摩出一套"亦富亦贵"的方法。因为手里有了钱，就可以去结交权贵，通过关系还结交到了京城的蔡京。当时蔡京在朝廷上权倾一时，说一不二。蔡京最后居然被朱冲打动了心，对他产生了好感。于是就布置同伙童贯将朱冲编入军籍中，并且封了一个官职。这样一来，朱冲、朱勔父子一下子从潦倒户成为暴发户，渐渐得道起来。

当时的徽宗皇帝正迷恋着构园叠石、赏花植树。蔡京就示意朱氏父子设法进献江浙地区的珍异花石来取悦皇上。

开始的时候，朱氏送去了几株黄杨古木，却意外地获得了徽宗的赏识，朱氏不禁受宠若惊，以后就年年进献一些从民间收罗来的奇峰怪石、古木花卉，从小到大，从少到多，只要皇上欣赏，朱氏就不遗余力地去搜求进贡。最后竟发展到用浩浩荡荡的进京船队运送奇石花木，这就是历史上热闹一时的"花石纲"。

朱氏发迹后建起了府第，在盘门营造起"同乐园"（有称绿水园），占地极广，栽种名贵牡丹数千株，每株饰以彩帛，名花有牌，标牌以黄金制作，标明花品。曾几何时，花石纲"役死者相枕藉……吴越不胜其苦"，引发了方腊起义，最后成为朱氏的丧钟。一夜之间朱勔被杀，家人流落街头，有的被流放到荒岛上去。也有人说朱氏子孙后来一部分移居虎丘，仍以种花卉叠山石为业（张家林《二十五史精编·宋史·朱勔传》、毕沅《续资治通鉴·宋纪八十九》）。

在苏州博物馆内有一张熟药仿单，是苏州文管部门 1978 年在瑞光塔中发现的文物之一。仿单系木刻印制的单页，边款有"朱□发熟药铺"字样，是一张皂角丸的用药说明书，相当于现在的药品广告书。根据同时出土的文物分析，推测文物年代当属北宋大中祥符年间，推测"朱□发熟药铺"较之朱冲所开的熟药铺可能要早百年左右。他们究竟有无关系，当待进一步考证。

在曾经繁华的江南也有民营药业的历史。平江城内"平江人江仲谋，于府内饮马桥南启熟药铺。绍熙五年（1194），又执一肆于常熟梅李镇"（洪迈《夷坚志》）。这是吴中地区较早的私家药铺的记载。当时药业管理已经发生变化，在经济发达、文化繁荣的平江城内，出现了私营药业，而且已有明确的熟药与生药的专业分工。当时江氏药店已有规模，并且具备了在外埠开出连锁药店的能力。

吴自牧所著《梦粱录》里也有记载：南宋时临安城内药店集中，在炭市一带有数十家之多。

由京城内外药店罗列的情况，可以看出宋代已经出现药业从官办下放到民办，开始有了机制转轨的变化。如果说当时宋朝政府已经开始了官办药业民营化的转制，那么全国其他一些城市的民营药业的兴起也就十分自然了。

吴中作为经济发达、文明昌盛、生活繁华的地区，吴门医派的悠远历史及其发展必定会延伸出药业的发展。所以吴中地区药业民营化也就较早，发展也快，这佐证了吴中地区有史以来都是处在经济发展前沿的状况。

据王謇《宋平江城坊考》称，现今的学士街在宋代曾称为药市街，当是药业聚集之地。加上城内的惠民药局、济民药局，药业兴盛，蔚然成市，以至出现明清时期阊门城内城外的药业盛市，也就顺理成章了。

明代，苏州药商大都集中在阊门外运河两岸，市场十分繁荣。在现在阊门外上津桥畔，我们还能看到立有"郝将军卖药处"的碑石。这里曾经是一位姓郝的将军卖药的处所。郝将军何许人士？查有关资料，郝将军乃大明将军郝太极。

郝太极，云南晋宁州人。明天启年间，因守沾益，安蔺之乱，曾著战功。清室入关，以遗臣流寓吴中，且以医隐于阊门外上津桥卖药。

这块碑石由他的同乡，时任苏州邑令的李超琼于光绪三十年（1904）立，李超琼有诗云：上津桥上水沄沄，药市风情远莫闻。路近留园花舫织，无人解吊郝将军。民国年间由民国政府总理李根源再立，云南省省长周钟岳书碑，这二位也都是郝将军的同乡。郝太极是明朝的武官，一生战功，作为明末遗臣隐于药市经营生药，是不是践诺了"良相良医"的旨意？

有史料表明，20世纪20年代拓宽广济路时，曾发现过郝将军的墓葬与刻有"明遗臣郝将军太极之墓"的墓碑，又闻近期在广济路石

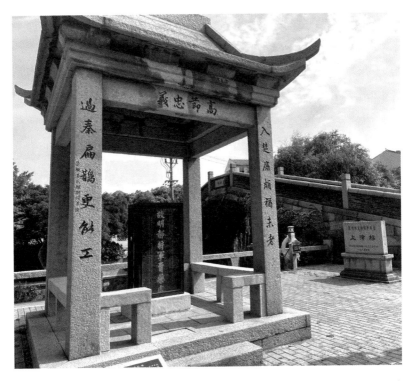

上津桥畔的"故明郝将军卖药处"碑

灰中弄出土的石棺也与郝将军有关。这是一段药业史料，奏响了与宋代韩琦元帅的同工异曲。

明末时到过苏州的意大利传教士利玛窦说，在苏州"商人一年到头和国内其他商人在这里进行大量的贸易，结果是在这个市场上样样东西都没有买不到的"（《利玛窦中国札记》）。阊门外爱河桥药王庙弄有药王庙，是祭祀药王和药材行业活动的场所。"四方之负药担囊而至者，将贾直定于斯，权衡平于斯，钧石亦正于斯，则可以昭忠信而息纷争。"(《药王庙碑记》)山塘街自唐代白居易修造以来,一直是充满浓厚风俗和极具吴中特色的胜处,尤其在明清时期,其繁华昌盛,称誉一时。北京颐和园内慈禧花费千两白银"克隆"的"苏州街",就是仿照苏州山塘街的风貌而筑成的。七里山塘一度成为农副产品的集散地,也是中药材的集散地。宁远堂、沐泰山堂、良宜堂、天益堂、颐年堂、同春堂等药材铺行都开设在山塘街及其邻近地段。

清代乾嘉年间是苏州中药业的兴盛时期,而且逐渐分化出药材行与饮片店。据说药王庙就是当时药材业同行的议事之所。在清光绪三十一年(1905),参加活动的药行有四十三户之多。而饮片行业则在养育巷柳巷三皇庙(祭祀太皞伏羲氏、黄帝轩辕氏、炎帝神农氏三皇)太和公所活动。

民国早期,政府推行歧视中医的政策,中药事业也受到了很大摧残。由于当时西药还属舶来品,价格昂贵,苏州人又都热衷于中医药,因此中医药仍然受到大家的青睐。

三、林林总总的姑苏国药号

在姑苏城内，中药铺几乎遍布大街小巷，其中有些老店，巍然经历了百年风雨，至今仍置身于街市，驰名于中外。那一方方悬挂在门楣上的匾额往往能使人肃然起敬。在庄重的店堂内，高高的柜台后，有数不清抽屉的"百眼橱"，以及排列整齐的青瓷药瓶药罐，在阵阵药香之中，常使人充满着神秘的遐想。

"宁（远堂）、沐（泰山）、雷（允上）、童（葆春）"素有苏州中药行业四大名店之称誉。其中尤以宁远堂药铺历史最长，它是明代始创的老药店。

宁远堂最早是由成氏在明代崇祯十七年（1644）创设于木渎镇，数代相传。至咸丰十年（1860）庚申之乱，成氏弃店，携眷避难苏城。战事平息后，返回木渎，恢复营业，但店已被地痞霸占。成氏委请潭东夏氏相助力谋夺回，几经周折，终于店归原主。但事成后，其惴惴不安，深感在当地已难立足。遂于同治三年（1864）迁往苏州阊门外山塘街星桥堍暗弄堂口（今知家栈口）。夏氏因助成氏夺回原店有功，要求给予酬谢，经协商，成氏将店股分成十二股。自取七股半，奉赠夏氏四股半，从此均依此比例分配股息与红利。

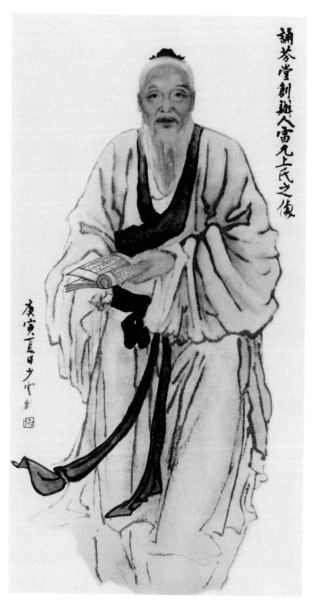

"雷允上"药店创始人雷大升像

迁徙伊始，为了开展业务，打开局面，新店开张之日，店门前挑起两幅长挂，上书"宁远堂道地药材，宁远堂丸散膏丹"垂于左右两侧，十分醒目，相当气派。檐下设有"本堂创始迄今已有二百余年，只此一家，并无分出"短匾一块，以标明老店的历史与成就。店堂内显眼处一个大秤锤，是老店旧物。秤锤上铸有"宁远""成""咸丰"字样。新店开张以后，一时业务兴旺，近悦远来，门庭若市，在繁华的阊门山塘商业区影响很大。随着历史变迁，商业中心已经转移，宁远堂业务渐见冷落。目前，山塘长街上还有该店保留，但它已成为便利周围居民百姓的医药连锁店。

据说，苏州还有一家老药铺"朱元善"。它是明朝万历年间的老店，初创于吴县枫桥镇，宣统二年（1910）迁往木渎镇。"文革"前药铺柜外有一块短而阔的招牌，黑底金字，由木渎名医陈杏生之侄陈偕云所书"起首老店"四字十分耀目。下有朱氏相传十代姓名。另有一联曰："业肇枫江基延三朝，桔井泉生业著千秋。"现今虽然仍有朱元善药店矗立在木渎街头，但已是时过境迁，物是人非。

名播海内外的"雷允上诵芬堂"坐落在老阊门内，是一家具有二百六十多年历史的著名药铺。它与北京同仁堂、杭州胡庆余堂药店齐名，被誉为国内三大国药店。

"雷允上"药店创始人雷大升（1696—1779），字允上，生于清康熙三十五年（1696）。雷允上幼年熟读诗书，天资聪敏，颇有才学，尤其钟情于医药书籍。他的父亲在朝做官。雷允上曾两次进京赴考不就，后因病于雍正初年（1723）返归故里。途中历游燕齐深山大川，访医采药，带回了一批名贵药材。回苏后继续钻研医药知识，对丸散膏丹的炼合产生了浓厚的兴趣，并由此弃儒从医投拜在苏州名医王晋三门下。因此，他对医药两门都能娴熟运用。雍正十二年（1734）雷允上在苏州老阊门内穿珠巷天库前周王庙弄口开设"诵芬堂"药铺。不久，雷允上又亲自悬壶挂牌，设诊在"诵芬堂"坐堂行医。雷允上既善医又精药，待人热心，医术高明，治病有方，用药考究，治病辄有奇效。他还能亲司炉台，炼合丹丸。修合的丸丹膏散选药地道，有很多是用麝香、珍珠、西黄、犀角、伽南香、猴枣、马宝等细料药材加工而成的，所以药效特别灵验。没有多久，雷允上便声誉鹊起。以至人们习惯地把雷允上的医名和诵芬堂的店名连在一起，称为"雷允上诵芬堂"，以后也就习惯地直呼为"雷允上"。雷允上殁于乾隆四十四年（1779），子孙没有继承他的医术，但学到了制作丸散膏丹的秘传技艺，沿袭家业。咸丰十年（1860）庚申之乱，太平军进攻苏州，雷氏子孙将店内贵重细料药材等物分发各房，各自避难沪上。雷氏后裔雷纯一为谋生计，在上海老北门一带设摊卖药。

传说有位姓顾的昆山老人常到雷纯一药摊闲谈，两人十分投缘，成为莫逆之交。一天，老人把一张祖传秘方送给雷纯一，方子由几味名贵药材组成，能治疗疔疮疽痈等症。雷纯一知道是一张好方，但一时没有足够的资金进购药材原料。后来遇到一位姓平的同乡，他表示愿意投资十千文帮助雷纯一。又有一位族人拿出了三麻袋痧药瓶相助。雷纯一手头拮据，惨淡经营，但还是做出了第一批药丸。因为是由六味中药合成，就取名为"六神丸"。用它治疗一些外症内病时，解毒、镇痛、消炎、除肿很有奇效。所以六神丸一经问世，立即声誉四传，雷纯一因此获得了很大的收益。同治二年（1863）便在上海老北门兴圣街（今人民路永胜街）以申号雷允上药店开张面市。三年后，雷氏族人回苏复业。自此，雷允上药店分为苏、沪两家，苏州为老店，上海为分店。

雷纯一回到苏州后，"六神丸"专由雷允上药店发售。同时拟定出一套管理店务和保管秘方的制度。将一张处方的药料各房分开管理，最后由一房合成成药，使得药方不致外传。据说日伪时期，有人企图窃取秘方，终因不能收全处方而没有成功。

雷氏家族为报答平家当初投资相助之恩，一次性付给平氏现银十万两。为了答谢昆山顾氏老人，雷氏把族中一个女儿嫁给老人的外甥彭嘉滋，并拿出一笔资金创办了"纯一中学"，且由彭嘉滋出任校长。

"六神丸"是雷允上的著名药品，这是一种有神效的中成药，民间常用来购买赠人，甚至将此视做雅事。

雷允上制定的店规严谨周到，如职工的膳宿均由店内供给；规定职工必须是本店学徒出身，否则不予录用；雷氏子弟进店当学徒与其他学徒一视同仁；学徒工从"研铁船""筛药粉""泛丸药"开始；学徒三年期间一律住宿在店，不准擅自回家；学徒进店一律要剃平顶头，吸毒、赌博、配错药者，先动手打人者，轻则训责，重则除名；对家眷住在外地的已婚职工，规定不许随便回家过夜，每人每月只能轮流分三次回家；等等。以上有关规定均明文公布于众。

雷允上药店的进料制度也十分严格。如麝香要用杜字香，珍珠选用老港濂珠。并且各人职责分清，层层监督。无论是店中业主还是进货先生，进货时都有严格的验收制度，凡不符合质量要求的坚决退货。如六世孙雷盘如当时是店主，一次不慎买进了次货珍珠，根据店规不但要退货，而且本人也要引咎辞职。一位进货老先生也买进过次货珍珠，验货部门坚决不收，只得退货。

根据雷氏族规规定，凡族人中充任雷允上药店经理须在前任出缺情况下，先尽长房长孙递充，后由其他族房依次递补。1927年经理一度空缺，族中"学"字辈的礼大房、耕二房、绮三房、松五房中均推荐不出人选。后经雷氏各房合议，由蕉四房的学嘉（征明）、学乐（显之）分任苏、沪雷允上经理之职。

雷允上诵芬堂成为著名药铺，主要以制度严明、管理严格为保障，精选地道药材，修合遵照祖法。如"六神丸""诸葛行军散""八宝红灵丹""辟瘟丹""紫金锭""纯阳正气丸""小儿回春丹"等各种丸丹，以其神效卓著，驰名国内外。1922年，为防假冒，六神丸以"九芝图牌"注册商标，成为我国工商业界较早注册的商标之一。

六神丸是一颗小小的黑色微丸，状如芥子大小，最早制法由人工手指捻成，后从二指捻改进为竹匾泛丸。20世纪60年代又改为机械化生产，生产工艺大大进步。六神丸具有解毒、消炎、镇痛、退热等作用，用于治疗烂喉、丹痧、喉风喉痛、单双乳蛾、痈疽发背、乳痈乳癌和一切无名肿毒，都很有疗效。因其制法讲究，质量上乘，效果佳良，多次获奖。在清代同光年间，雷允上六神丸就行销到日本及南洋等地，影响深远。

民间曾将诵芬堂美誉为"韩康"，这是一段中药行业"货真价实"的佳话。相传，古代有个叫韩康的人，精于医道，他以采药卖药为生。市场上别的卖药者常常有以次充好、以假乱真的行为，所以常有顾客为之讨价还价，争执不清。而韩康所卖的药都是货真价实的药材，无需顾客还价。韩康说："我的药值这个价就卖这个价，这叫做'真不二价'。"病人服了韩康的药果然见效快，疗效好。于是"韩康真不二价"就这样被传开了，他的生意因此越做越好。以后"真不二价"也被许多药店标为金字匾额，以示药材地道，制作精良，药效显

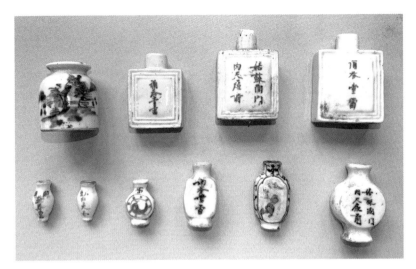

诵芬堂老药瓶

著。杭州胡庆余堂也有"真不二价"横匾悬挂堂内，横排书写，右首读起为"真不二价"，如从左首读起则为"价二不真"，体现了传统商业文化"价好质真，童叟无欺"的精神，长期以来被奉为中药行业经营的准绳。

1934 年，雷允上老店翻新，堂内面貌焕然一新，气势不凡。石库门上端有"雷允上"石刻阳文擘窠大字，出自武进唐驼手笔，至今历韧不磨。

社会沧桑，世道变故，雷允上诵芬堂几经磨难，至中华人民共和国成立前夕，已处于窘迫之中。

中华人民共和国成立以后，中医药事业受到了党和政府的高度重视，雷允上诵芬堂集传统优势，融现代技术，重振旗号，仅六神丸一项就销路畅通，产量创新，声名播扬海外，成为较早出口的中成药名牌品种，深受海外同胞的欢迎。1956 年 9 月，九芝图牌六神丸被列为国家密级产品。1958 年成立了雷允上制药厂，专门生产中成药。

1979 年以后，九芝图牌六神丸曾三次蝉联国家质量金奖、国家著名商标、长城国际金奖。

1997 年组建了雷允上药业公司，雷允上国药连锁店遍布苏城，方便了群众，深受欢迎。现在雷允上经过不断研制与创新，为广大人民群众奉献出越来越多的新品、精品。如健延龄、香菊感冒颗粒、大活络丹、人参再造丸、和络舒肝胶囊、灵宝护心丹等，把中药优良的精制工艺和现代先进的科技结合起来，目前已能生产十二种中药剂型，近百种中成药及饮片。

经历了十几代人的耕耘培植，苏州雷允上在改革开放的新环境里，已走出一条依靠技术创新，产品升级，开拓国内、国际市场的新路子，走上了经济发展的快车道。百年老店，重放光彩，必将为人民群众的健康创造更大的辉煌，推动苏州中药业走向世界。

沐泰山药店创建于清乾隆二十四年（1759），是浙江慈溪药商沐尚玉（1736—1812）受盘后在阊门外渡僧桥堍开设的，"泰山"为商标，故取"沐泰山"为店名。沐氏经营有方，业务隆盛，经几代人努力，沐泰山药店在苏州渐有名声。

道光八年（1828）十月初一的夜间，阊门外一场大火烧去了二百余家房屋，沐泰山药店虽然处于火区，但由于有石库墙门，风火山墙阻隔，竟然未被殃及。店主十分庆幸，认为平时广结善缘，苍天有眼，得到了保佑。于是，在店门口挂了一杆大秤，并书示"进货这把秤，销货这把秤，行善良心好，大火烧不倒"。广告天下自己因为买卖公平，老少无欺而免受火灾。这种利用"因果报应"观念进行宣传的手法，收到了很好的效果，加深了顾客对沐泰山的信任。咸丰十年（1860）庚申之变，阊门城外屡遭抢掠。在另一场大火中，许多商店、居民住宅都被烧毁，沐泰山最终未能幸免。战火平息后，沐泰山店主从外地返苏，见店铺已成一堆废墟，十分伤感。有一张姓（镜）同行，因言谈默契，两人十分投缘，遂结为知己，以共谋药业。同治七年（1868）沐泰山复业开张。由于沐、张两人都是有经验的药业行家，没有多久沐泰山便业务兴旺，名声复振。

沐泰山药铺在进货渠道上力求道地，而且炮制精良，还广泛搜求民间验方，进行验证，加以改进，由此研制出了许多名牌特色产品。如"肥儿八珍糕""虎骨木瓜酒""消痞狗皮膏""退云散眼药""人参再造丸""大活络丹""金匮鳖甲煎丸"等，行销四乡八镇，传播大江南北，备受医家、病家的欢迎。经营上，沐泰山为招徕顾客，服务周到。在店门口的永济亭内放置炒米、蓑衣、灯笼等生活用品，随意借用，方便顾客。在制合金匮鳖甲煎丸时，郑重其事，选择良日在店堂门口当众杀鳖，吸引行人围观，起到宣传效应。老苏州们也许会记得沐泰山店堂内曾经有一块香樟木雕刻的"泰山图"，这是店主花费了五百两纹银延聘高手精雕而成的。全幅图景气势浩然，金光灿烂，视为镇店之宝，但在"文革"中被毁。

1966年，沐泰山曾改名为"大庆药店"，创设中草药门市部，由富有经验的老药工坐堂应诊，施方用药，普及当时提倡的"一根针，一把草"治病的口号，推广中草药，并同时拓展邮购业务。一时沐泰山成为中药饮片行业的翘楚。

城中道前街上的童葆春，是浙江慈溪童氏用在上海童涵春堂盈利所得，于光绪元年（1875）开设的连锁店。全鹿丸是童葆春的特色品种，具有补肾填精益气培元的功效，销量很大。为此店内设置了养鹿房，买鹿圈养。日后当众宰杀，大张旗鼓地宣传，招徕顾客，因此业务甚为兴隆，口碑甚好。

王鸿翥药店也是一家具有一百多年历史的"老字号"药铺。办店特色是搜集历代古方，精选地道药材，认真炮制中药饮片，特别擅长研制丸散，因此驰名国内。

王鸿翥药店的创始人王庚云是一位外科名医，精于医道，家道殷实。光绪五年（1879），一日王氏自己得病，嘱咐仆人去良利堂撮方配药。王氏在家久候，迟迟不见仆人回归，焦急万分。事后，方知良利堂配药病人众多，店家态度傲慢，甚至出言不逊"若要快，可由你东家自设药店"。王氏闻言，愤然决心自己开设药店。遂会同亲属筹集资金，高价购得良利堂附近的醋坊桥堍房屋数间，原地拆建，于光绪八年（1882）正式开业。取名"鸿翥堂"，其意为鸿鸟飞翔，福至于庭。

由于王庚云是一位名医，博览群方，搜集了历代名医古方，并自己进行实践研究。他用药道地，选料上等，四季采集，陈鲜讲究，不惜工本。因此所制的"首乌延寿丹""回天再造丸""易老天麻丸""大资生丸""金液丹""西瓜霜""萃仙丸""龙虎丸"等产品，均有独特功效，销量猛增，称誉苏城。王鸿翥声名大噪，同行业刮目相待。以后，王鸿翥将有关丸散方剂集录成册，名为"王鸿翥堂丸散集"，通过研究，注明出处，以保持传统规范。改革开放后，王鸿翥是恢复坐堂医生最早的药店，发扬中医药传统，在同行业中声誉较好。

在苏州药业店铺中由行医兼营药业的除雷允上诵芬堂、王庚云鸿翥堂外，还有开设在景德路的灵芝堂。店主朱昕元与其婿陈丹华都是开业医生，在与黄鹂坊桥畔的同寿康业务交往中，希望药店对朱、陈

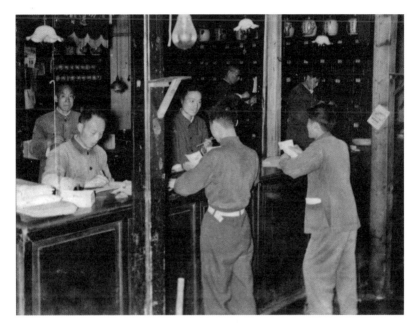

苏州 "老字号" 药铺

二人的处方能够给予优惠，但同寿康没有同意。由此，朱昕元即自行筹资，于 1949 年 1 月在景德路开设了灵芝堂药铺，店主由朱昕元之子朱耀祖担任，由陈丹华及聘请的华允若为坐堂医生，一时业务很好。

伤科葛云彬诊务一向很好，享誉苏城，病人众多。1937 年前他也曾在护龙街（今人民路）装驾桥巷口开设过天一堂药店，主要出售伤科用药及伤膏药，也接配外来处方。但开设不久便遭日寇焚毁，被迫歇业。

四、享誉中外的苏州中成药

苏州城内城外中药店星罗棋布，当年的景德路、护龙街、中市街、临顿路一带更为集中，同行业之间经营上竞争亦属常事。因此，开发出自己本店的特色品种，为病家提供优质服务成为争取业务的重要一环。

王鸿翥的"首乌延寿丹"、雷允上的"六神丸"、童葆春的"全鹿丸"、沐泰山的"人参鳖甲煎丸"等，都是人们耳熟能详、有良好声誉的特色中成药。

"首乌延寿丹"是防治须发早白、腰膝酸软、头晕耳鸣的良药，且有养生调理、延缓衰老的作用。王庚云获得此方后，开始是自己照方炼丸服用，尔后也有亲朋效法服用，大多能取得腰腿增健、白发转乌之效。于是王庚云将延寿丹作为店内特色成药开发销售，并改名为首乌延寿丹。其选材上乘，制作严格，遵照古法九蒸九制，成型的丸粒糯软光滑，饱满疏松，便于吞咽，易于崩解，效果很好，一时民间也很畅销。大多是为老人长辈配购，每年要买一料二料孝敬老人，用于保养补益，以臻寿域。

明代著名书画家董其昌曾因久服首乌延寿丹方药而须发由白转

黑，精力不衰，寿登耄耋。以后，此方在明清两朝达官显贵中流传，竞相服用，每见白发转黑、腰脚轻健之效。

晚清苏州名医陆九芝，对董氏所服首乌延寿丹之事十分信服，自己也就此调养。古稀之年须发竟能未见斑白，灯下还能握笔写蝇头细字，目力不衰。所以，陆九芝将此方收载在他的《世补斋医书》中。后又被苏州名医谢元庆收录在《良方集腋》书中。

童葆春修合的全鹿丸，是该店特产，销售量也很大。

童葆春在药店后设有养鹿房，每年收养梅花鹿，一般圈养半年。修炼全鹿丸时仪式隆重，店堂内挂灯结彩，烧香点烛，并延请艺人来唱堂戏，吹打三天，热闹非凡。最后当众宰杀活鹿，以示全鹿丸用料确凿讲究，这是招徕顾客的高明一招，所以销售日益增长。

有一次杜良济在接方配药时，留意到外科名医陈明善用"克蛇乌龟"（断板龟）治疗骨结核（穿骨流注）的方子。虽然当时店内没有断板龟备用，但引起了药铺的重视，遂多方设法觅得断板龟后如法炮制。病人用后果然沉疴渐起，连服二料，顽疾痊愈。自此以后，杜良济就派人到浙江山区采购断板龟，配制成断板龟丸药发售。由于病人用后都有效果，逐渐成为该店又一自制特色丸药，一时畅销，甚至外埠也有订购，最终成为杜良济的"看家"品牌。

沐泰山的人参鳖甲煎丸在制作时，也经常在店门口当众宰杀活鳖，招引行人围观，取信于人。

良利堂的饮片加工享有盛誉。炮制饮片既片形美观，又能增强药效性能。如延胡索、附子、白芍等都能切成"亮光片"，轻薄如蝉翼，弯曲如卷席。一只槟榔甚至可切成一百零八片，切片的精到技术，令人叹为观止，得到业内同行的赞誉。"槟榔一百零八片，附子也能飞上天"说的就是刀功精湛，轻薄如翼，见者无不叹服。以至有"请了名医要良药，撮药要到良利堂"的民间俗语流传。

苏薄荷是苏州的特产小药材。薄荷粉也是良利堂的特色品种。良利堂收购的是苏州瑞光塔文庙以西一带药农栽培的小叶黄种薄荷，而且要求收购"二刀"薄荷。将其精选晒干，去枝存叶，分批磨粉，分包贮藏，使色、香、味都不流失，深受本地和外埠病家的信任。也被采芝斋、稻香村、叶受和等糖果店，以及黄天源糕团店选为制作糖果、糕团的上乘原料。真可称为质量地道，仅此一家。

还有黄鹂坊桥徐延益的气管炎膏药，葑门带城桥陆采山堂的秋水丸，临顿路潘资一的青麟丸、制金柑，临顿路戈庆余堂的戈制半夏等，这些都是在民间传颂，得到病家信赖，社会公认的优质中成药品种。

在苏州还有一些祖传验方和家传秘制中成药，也是吴医传统中成药的特色之一。这些中成药大多依据祖传秘方、经验方，并利用本地中药资源及部分外来道地药材加工而成，严格选料，工艺讲究。它们都有悠久的历史，剂型有丸、散、膏、丹、花露、药酒等种类。各具特色，疗效显著，在民间广泛应用与流传，具有较大的影响。如康熙年间苏州山塘街宋氏的"宋制半夏"，主治气管炎的咳嗽多痰。道光年间梵门桥弄沈伟田氏的"人参胎产金丹"，主治妇人胎产疾病。光绪末年黄氏的"冯了性药酒"，可以治疗风湿疾病、关节疼痛等。此外还有苏州盘门新桥巷沈氏流荫堂的"珍珠丸"，专治小儿腹胀诸症；宋公祠创制的"陈皮酱"是理气化痰的妙品；孙斗南家传的"狮子油"专治膈症；东白塔子里赵渊家所制"空青膏""推云片"治疗内障目疾有神效；西美巷滕氏世传的"疳药"专治小儿疳积；五圣前潘氏的"仙授铁屑丸"治疗腹痛食滞有效；阊门吊桥堍的"百花膏"；庙堂巷桥北张氏三和堂的"肺露"；来凤桥下塘周氏的"首乌粉"；山塘街王上仙的"先天益气丸"专治黄疸肝炎；仰苏楼的"花露"；步蟾斋的"膏药"；丹桂轩的"白玉膏"；等等，这些在史料中都有记载，并且盛极一时。

沧桑变迁，家族兴替，许多当时通过家传能够赖以生计的秘方及秘制方法大多已经失传流散，有的散落民间，有的已经湮没。

中药饮片比较讲究炮制规范。中药饮片的炮制方法是否得宜，直接影响到药物的疗效，如川贝要去心，麻黄应去节，都对发挥药物作用关系重大。

中药的炮制方法有淘、洗、漂、浸、泡、淹、炒等四十八种之多。仅仅炒药一法，辅料繁多，以致药性与疗效不尽一致。

如用醋炒，规定用醋为百分之十五，酒炒规定用酒百分之十五，盐水炒则用盐百分之五，先化水后翻炒。蜜炙用蜂蜜百分之十五到百分之三十五拌炒；姜汁炒用生姜百分之二十五，打汁拌炒；米炒用米百分之十，拌炒，炒后筛去米；土炒用灶心土百分之二十，拌炒，炒后筛去土。这样加工后既能充分发挥药物的治疗作用，有时也可矫正一些副作用，这是先人们宝贵的实践经验的总结。

相传，名闻海内外的杭州胡庆余堂，在修合紫金丹时必须用金铲银锅，其质量方可保证，疗效可靠。并通过对照研究，发现与使用普通锅铲有明显差异存在，我们的先人很早就掌握了这一科学的工艺。胡庆余堂的这套金铲银锅属于国家三级文物，现陈列于胡庆余堂的中药博物馆中，成为镇馆之宝。

唐宋时期医家采用驴皮胶供医药之用途，其主产地是山东东阿地

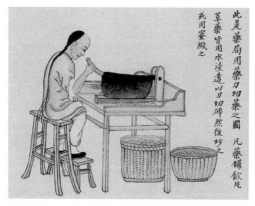

此是药局用药刀切药之图　凡药铺饮片草药皆用水浸透，以刀切碎，然后炒之，或用蜜炙之

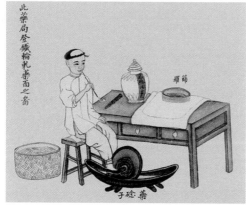

此药局登铁轮乳药面之图　子碓药

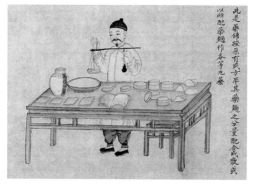

此是药铺按原有成方平其药面之分量配成散式　以所配荣面作各等丸药

切药、碾药、配药图　清人绘

区，由此阿胶盛名历久不衰。到了清代，江苏、浙江一带始从东阿学习熬胶技术，有了自行炼制驴皮胶的开端。苏州制作的称为清阿胶，加工时仅加少量黄酒与糖分，膏块清澈。山东阿胶制作时，豆油含量较高，膏块色黑亮泽，这是根据南北流派用药不同的讲究，质量要求也不尽相同。

选购纯黑驴皮时，取其大张，要求活宰驴的皮（看驴尾不下垂者为佳），在每年夏秋之间安排专人铲毛。先将原皮浸软，割去头爪，铲去正面的毛和反面的腐肉，入清水漂净，然后晒干，晒干后皮呈透明状。

要求藏过冬季和次年的夏季，在次年阴历的十月开始煎胶。

先将干透的驴皮用清水浸软，割成块状。入锅之前，锅内置放竹制衬垫，以防皮块黏附结焦。皮块投入锅内后，加足水分，在地灶上煎二十四小时，取得水胶后，把尚未煎完的皮块并入下一次的锅内重新煎汁。

在取得水胶后混合分盛缸中，用少量的明矾和糖料拌和倒入水胶缸中，充分搅动混合，俟其静止沉淀一夜后，取出缸内上层的胶汁过滤去沉淀物。

将清胶汁一起并入大铜锅中浓缩，先武火后文火，并不时以竹片在锅内铲动，以防结焦，这样的操作大约要花费十多个小时。

当浓缩至胶面出现气泡且竹爿蘸液提起垂挂如旗状时，即成老胶。倒入预先备好的光滑的铜质胶盘内，使胶液冷却凝固，胶盘安放平整，置于清洁无尘的房间内。

次日出盘时，在切胶凳上先开成条状，再切成块状，平均每斤（一斤为五百克）可切成六十四块，排列于一尺（一尺约为三十三厘米）见方的板上，钤上朱砂印章，然后推入竹匾内排列整齐，置放通风干燥房间内的货架上，待晾至半干时翻面再晾，必须内外干透方可收起。避免外干内潮而起霉点，或者收干过快造成胶面高低不平的"塌顶"。

贮存时，每两斤一包，放入灰箱内，一般需贮放三年，方可上市销售，这样的陈年阿胶在烊化服用时就有香气而无异味。

此外，也有制龟板胶、虎骨胶以及鹿角胶等荤胶的。

发制丸药，也有讲究清补与滋补的不同，因此有水丸与蜜丸的差别。比如六味地黄丸平时都使用清水丸，入冬后才改用蜜炙丸，为的是加强调养和胃的作用。苏州药业在竞争中重视炮制，讲究用料。"文革"前，中国中医研究院中药研究所为编制全国统一饮片炮制规范，曾派出研究人员在苏州有关药铺工场考察长达四个月之久，随老药工观摩、研究各种炮制方法，以使苏州成熟的炮制工艺推广开来。

五、独具特色的坐堂中医

坐堂是中医行医的一种形式。相传中医鼻祖汉代张仲景出任长沙太守时，为实践良相良医的德行，公务之余常在公堂上方脉诊病，成为最早坐在堂上看病的医生——坐堂医。以后相传沿袭，药铺中医生坐在店堂内为病人看病处方，随即配药，是行之有效、广受百姓欢迎的看病方式。

传统的中医采用望、闻、问、切四诊方法诊视疾病。坐堂设置比较简单，药店店堂门口水牌上医生姓氏、擅长专科一目了然。病人上药店看病、配药一体到位，选择医生又十分便捷。医生业务除由病人口碑相传外，药店也愿为医生广告宣传，医能与药，两相适宜，药店应是最大的受益者。

坐堂医中也有行医与卖药兼营的。药店店主就是开业医生，在自己店堂内行医，同时就在药柜上配药，调剂十分方便，并且"肥水不外流"，保障了收益来源。

吴门医派的先人王宾是明初吴县木渎人，有志于周孔之道，故隐而不仕，后学医于金华戴元礼，亦因母亲年迈体衰不忍别离，故于城中售药兼而行医。在他行医生涯中不愿为富人治病，然而对里巷贫困者有求治即往视，施予药饵，不望责报，这是苏州医药合业较早的记录。

明时同里人顾宗伯弃儒为医兼典药，一边行医，一边售药，且必以优质的药物售人，是一位高人逸士。

清代名医陆方石在光绪年间（1876 年前后）开设"采山堂"药铺，即在葑门十全街带城桥所居医寓，自己在店堂内行医。

阊门外大马路小荒场内的"回春堂"，业主王凤山，是拔牙与伤科、推拿兼做的医生，其妻子也能行医。"回春堂"开张后，卖药与诊所都设在家中。

喻伯安在 1943 年 4 月开设"大德堂"药铺，在黄鹂坊桥学士街口，自己兼做坐堂医生。

许天德于光绪二十三年（1897）在齐门外大街开设"天德堂"药店，后由外甥李伯康接任。李曾师从学医，1936 年继承药铺后，改为"康记"，知医卖药，更胜一筹。

此外，还有陆子安开设在胥门万年桥大街的"广大生"；曹启淮开设在阊门外上塘街的"回生堂"；查国栋、查步斋父子开设在司前街的"庄资益"；缪绍燕开设在阊邱坊的"大生堂"；鲁清俊开设在北寺塔附近的"介寿堂"；倪慎庵开设在枫桥大街的"生生堂"；等等，都是医生兼营药铺，坐堂行医，配方与卖药兼具一身的形态。

但大多情况下，坐堂医是药铺聘请的，目的是招徕病人，增加销售。当时阊门内外、临顿路、中市街一带有坐堂医的药店比比皆是。特别是在抗战期间，社会秩序不良，医生大多不敢在自己寓所开诊，一时坐堂行医蔚然成风。

如黄一峰坐堂于阊门内下塘街的"同春堂"；汪震远坐堂于阊门

内渡僧桥的"沐泰山";马友常、沙星垣坐堂于宫巷的"同庆堂";宋爱人、黄玉麐坐堂于观前街的"恒山堂";钟平石坐堂于醋坊桥的"王鸿翥";叶洪钧、陈雪楼、沈养吾、金绍文先后坐堂于山塘街星桥埭的"宁远堂";查卫弱、董雪帆坐堂于黄鹂坊桥的"徐延益";李畴人、奚凤霖、葛景川、李永麟坐堂于接驾桥的"奚良济";汪良如、范丽清坐堂于景德路吴趋坊的"同寿康"。苏州城内城外四十多家药店,坐堂医生有七八十人,成为吴门医派的一大特色。

社会开业医生中,即使不在药铺坐堂,但医生与各个药店之间往往都有一种默契的关系,医生为药店介绍配方,药店也会给予相应便利,交往中取得互惠互利的约定。逢年过节,药店常常主动联络医生,互相交流,或请客吃饭,或以"红包"开销。

中华人民共和国成立以后,中药行业调整结构,中药店铺保留了沐泰山、王鸿翥、良利堂、潘资一、宁远堂、童葆春等十多家堂号,经营各地药材,零售饮片成药,代客加工丸丹膏散以及冬令补品,在社会上有良好的声誉。

改革开放以来,坐堂医焕发出新的生命力。特别是近几年来,各中药店延聘退休中医为主,坐堂应诊。"大病进医院,小病进药店",方便病家。坐堂医生年资较高,在病家中多有较好的口碑,继承了坐堂医的优良传统,保持了吴门医派的行医特色。今天走在街头,路过药店门口,仍然可以看到坐堂医在店堂内诊治病人,这是苏城街头一道独特的风景线。

六、苏州阊门外的药材行

中药店铺接方配药的饮片是靠药材行的流通保障供销的。药材行一方面组织全国各地的饮片原料、官料药材专营批发，同时又把地产的药材批销到外地去。最繁荣时，苏州阊门外山塘街一带有规模大小不一的药材行近百家。例如：

光绪三年（1877）开设在山塘街的"德大亨药行"是苏州大药行之一。专营江苏本省及川、粤、桂、云、贵、闽、浙、晋、陕等药料、药材的批发业务，当时供销十分兴旺。1914年12月，"德大亨药行"与"沐泰山药铺"共同参加了在巴拿马举办的展览会，展出了苏州地产药材如醉仙桃、苏薄荷、九空子、佛耳草、挂金灯、卷柏、穹窿术等，亮出了苏州药材的品牌，获得好评。

当时还有一家小有名气的"陆永记药行"，业主陆大弟是药农出身。原来居住在郊区西津桥，因从小生长在农村，熟悉苏州的地产药材，一度靠采挖野生药材为生。他把药材采集后加工整理，以供应苏州药店，还装运到上海甚至转口到天津、福建等地销售，采、供、销一手完成，利润很大。生意做大后，单靠自己采挖药材已供不应求，陆大弟就在西津桥家中收购当地农民采集的药材，这样规模越做越大。1939年在山塘街开设了"陆永记药行",父子共同经营。

以后还出现了专营特色药材的药材行。如专营矿石药材的"徐玉堂",在阊门外义慈巷,以家居为业。他在镇江、浙江一带山区收购灵磁石、赤石脂、金礞石、银礞石、青礞石等矿石类药材,然后在苏州销售。

开设在山塘街的"永记昌蜜蜡行",专营蜜蜡、黄蜜、白蜜等药材原料。还有"元成药材行"专营地产草药;"顾星耀药商"主要经营细料药材,销给本市各药行;"周宝记药行"专营鲜货药材,如鲜铁皮斛、鲜瓜兰、鲜石斛等,并自行加工杜枫斛,供应给各药铺及药行。"永庆福药行"主要收购苏州地产药材,如苏枳壳、桔梗、灯芯草、玳玳花等,直接运销天津等地。"董绍基药商"则专营苏北帮客商运来的龟板、鳖甲、鸡内金、坎炁、狗皮等臭货药材。还有专门收购和自行养殖乌骨鸡的"德元祥药行",专门供应制作乌鸡白凤丸的原料。

药材行业自然地出现了分工,并有专营特色,可以互相补充,使苏州的中药材行业有了相当发达的规模。

1958年以后,先后成立的雷允上制药厂和中药饮片加工厂主要生产中成药和负责饮片的加工。药材采购供应站成立后,成为中药材采购、中转、批发的渠道。这是计划经济模式下的苏州中药行业的结构。

七、传统服务项目——代客煎药

现今，在苏州市中医院看病的病人拿到医生的处方后，如果感到自己煎煮汤药不方便，可以提出委托加工，代煎中药。每帖药煎成两份，用薄膜包装，一张方子不论帖数多少，均可一次完成，患者可将一周或十天服用的药一次带回家中，按规定稍予加温即可服用，解决了"吃药容易煎药烦"的后顾之忧，十分方便。代客加工煎药，仰仗于煎药机的发明，这是煎煮中药的一大进步。

代客煎药是中药店的传统服务项目。而在 20 世纪 80 年代以前，当病人手持医生处方到中药店配药要求代煎时，交了一定的费用后就可以每天收到煎好的两份装在保暖瓶中的汤药，药瓶上标有头煎、二煎、一共几帖、现在第几帖等等的说明。药店根据帖数当日煎好当日送到。送药员在送出煎好的药瓶时顺便收回昨日的空瓶。如同投递员投递书报一样，送药员骑着自行车走街串巷，把煎好的汤药送到病人的单位或者直接送到病人的家中，方便群众，广受欢迎。

最早推行代客煎药方法的乃是上海青浦何氏世医，即清末时的何鸿舫。何氏医术高超，称誉一方，每天有很多病人从几十里乃至几百里外前来求诊。为了使病人能够把配到的药及时煎服，何鸿舫就自己出面委托附近的"寿山堂"药铺置办了许多药罐和炭炉，免费出借，使病员当即就能煎药过程治疗，求诊者感恩戴德，莫不称便。这种方法就是后来中药店代客煎药项目的滥觞。

20 世纪 30 年代，上海"徐重远中药店"创办接方煎药和代客送药的服务，一时很受病家的欢迎，以至同行业中纷纷效仿，于是这一内容演变成中药业中的一个特色服务项目。

苏州开创这一业务最早的是山塘街上的良宜堂，1934 年，良宜堂受到沪上影响，学习代客煎药的服务，派人专职司炉开煎。开始仅送邻近的茶叶行与旅社的病家，不久逐渐发展到周围的商店和居民。不到一年，全市的各个药铺竞相效仿，开展代客煎药外送的项目，一直沿袭至今。

煎药机的问世，减轻了劳动强度，提高了效率，减少了污染。当今，很多病人之所以能坚持服用中药治病，多得益于代客煎药，比较方便，这是一个重要因素。

八、颇受青睐的冬令膏滋药

苏州位列商业消费城市前列由来已久。城内士绅居多，城郊经济富庶，大户人家都有服药滋补养生的习俗。所以中药店铺除修合丸方，加工散剂，更有代煎膏滋的业务。煎膏业务好的店家有"一冬养三春"的效益。

中药店铺一般都有前店后坊的规模，店堂内经坐堂医诊病开方，或在柜台上接到膏方后，把需要粉碎、发丸、煎膏之类送到后面工场加工完成。冬令的煎膏业务是十分兴旺的，往往冬至前一月即要开炉，忙到冬至，甚至需要加班加点。遇到大户人家甚至要把药工请到家中煎膏。此时一般先由店内有经验的药工预先将膏方药物备齐，清洗浸泡，然后肩担手提全套用具上门服务。铜锅细筛、大小容器以及木柴炭火，一应俱全。参胶细料，煎熬炖烊，在东家家里当面操作，一两天内即可完成。这在冬令时是苏州中药行业一件十分火爆而又郑重其事的业务项目。

进入 21 世纪，苏州民间冬季讲究进补的时尚又回来了。参燕补品已属一般，保健营养品名目繁多，日新月异，每年都有新品推出。宣传广告充塞耳目，人们似乎已很习惯这花花世界的众多诱惑了。富

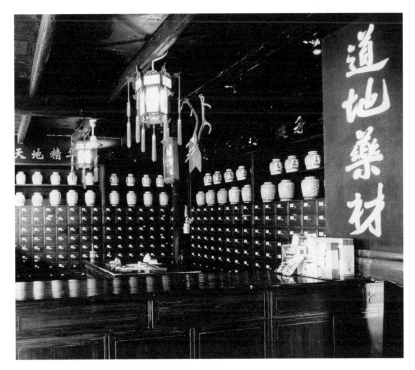

传统中药铺

裕起来的人，对健康投资一掷数百元乃至几千元，这已是寻常事。葆青春，抗衰老，毕竟具有很大的诱惑力，所以冬令进补者的队伍越来越庞大。在这大潮中，传统的膏滋补药，重新受到了人们的关注和青睐。单就苏州市中医医院冬令加工膏滋的行情来看，逐年增长，由原来每年三四百料增至六七百料，2000 年冬季已突破一千料。膏滋的补虚养生已深入人心，得益于冬令调理的不乏其人。

膏滋补药是指可供较长时期服用的一种中药流浸膏剂型，常用于慢性病的治疗或虚弱者的调理。

在《张聿青医案》一书中，载有用膏滋治疗血证、眩晕、咳喘、痛经、不孕等病的案例。

在《丁甘仁医案》一书中，膏滋医案亦多，所列数则辨证细致，论述精辟，理法方药严谨合理。

在《奚凤霖医论集》一书中特辟膏滋专篇，所列医案，理法详尽，用药精到，足资借鉴。

人生活在自然世界中，随着天体的运动，四季的变化，人体应顺应四时，摄生调节。中医学认为冬令是蛰藏的季节，人体的基础营养，精力神气如能在冬季得到调整补充并很好地保藏，则在开春以后对生长、发育以及可能面临的各种消耗就有了良好的能量基础。在正常平衡状态下，不致有过度的消耗或调节的紊乱，从而能避免机体的损伤及病变，自然地就能达到"阴平阳秘，精神乃治"的状态。患有慢性疾病需要长期服用药物的病人，或年老体弱，症状并不突出而要求调整修复，乃至想要延缓衰老的人员，在冬令季节进补膏滋，无疑是最合理的。因此，膏滋处方并非随随便便直接开个"集补药之大成"的方子就成。

一般在膏滋处方前，首先应给予"开路药"。即经过详细询问病史，通过四诊合参，进行辨证分析，开给病人几帖汤药开开路。"开路药"的作用主要是为服用膏滋创造充分消化吸收的条件。如有的患者有消化不良、脾胃不和的症状，若一味进补，盲目投服膏滋，这时不仅不利于滋补药发挥作用，反而有影响消化、妨碍吸收的副作用。在"开路药"引导下，以导滞行气起到调理脾胃的功能，达到服用膏滋后补而不滞的目的。一般"开路药"处方可以服用十到二十天。有时也能在试探性的调补方法一诊二诊之后，观其服药后的反应，合理调整，作为开好膏方的依据。这样在前期诊视之后，确立患者阴阳气血的虚实，五脏六腑的偏颇而制定出补阴补阳、补气补血的大法，或攻补兼施，或补中寓疏，随证变化，合理处方。所以膏滋在处方时，要求体现既能补虚又能疗疾的功能。如果一味蛮补，仅是补药堆砌，既不能合理补益，又反而增加症状，变生他端。

膏方是在整体观念的原则下，要兼顾到复杂的体质特征和病情特点，用药药味较多，看似庞什，但并不是"杂乱无章"。它是以辨证为依据，理法为准则，合理配伍用药，所以可能是数方的组合，但君臣佐使，各司其职，互相协调，以期达到最佳的效果。

一般说来，一个没有偏食习惯、食饮正常的人，从每天的饮食中获得的营养即可满足正常的生理需要。但往往会有人补亦补、盲目仿效、流行追风、见补就用的现象发生，这就忽略了人的个体差异及病情症状的不尽相同。这种补法非但无益，反而因补误疾，这是应当引起足够注意的问题。

膏方组成复杂，制作要求较高，煎熬方法也很烦琐。通常先把配好的中药放在淘箩内用水漂洗一遍，而后倒入一个大容器内加水浸泡一昼夜，才能放入紫铜锅中用武火煎熬，煮沸后改用文火煎一小时，即为头煎。随后把药液倒入另外的容器中沉淀，第二、第三煎继续加水，各用武火煎沸后再用文火煎熬一小时，将药液并入容器中混合沉淀一夜。三次药液经细筛滤去药渣后，一同倒入铜锅中用文火煎熬，使水分充分挥发，留下膏汁。在此同时，另把阿胶或龟板胶、鹿角胶等用黄酒浸后隔水炖烊，然后与冰糖一起兑入膏汁内，其他特殊处理后的药料亦可一起兑入。此时要用细长竹爿不断搅动，以防粘底焦煳，当锅内膏汁出现大小气泡，用细长竹爿自锅中提起时可见膏汁在竹爿上形成"挂旗"或滴水成串珠状，即膏已煎成。也有用拇食二指蘸少许膏汁，两指先捏紧，后分开，手指上出现丝状物时即可。这时将膏汁倒入陶瓷或搪瓷的容器中，待冷却后就是膏滋。

膏滋要求煎煮三遍取汁，每次煎的时间都很长，使先煎的药达到久煎的目的。处方时尽可能少用后下之品。如必须用，则应另外煎煮后，待收膏时再兑入。贵重药品，如人参、西洋参、冬虫夏草之类，不宜同煎，可以用文火另外炖熬，或研为散末，在收膏时将药汁或粉末兑入。既可提高疗效，又可保证贵重药物的充分利用。

膏滋的辅料较多，有糖类（如冰糖、蜜糖等）、胶类（如阿胶、龟板胶、鹿角胶等）等，一般每料膏滋用糖量在两百五十克至五百克之间，借以矫正苦味，改良口感即可。但糖尿病人不能用糖。阿胶类一般每料用量两百五十克即可，如确属辨证需要，用量另当别论。但需用黄酒五百克浸泡炖烊，以解除腥膻之气。

每年自冬至起九之日开始服用膏滋，到立春之时结束。每日早晨空腹一次或早晚各服一次，每次一匙，空腹时用开水冲化调服。服用期间顿次规律应有利于药物吸收，并保持药物在体内的适当浓度。如有条件，坚持数年，确实可获得身体强健、除病祛疾、延年益寿的显著效果。

在服用膏滋期间，若有形寒发热、鼻塞咳嗽等感冒症状，或食积胃胀、腹痛腹泻等消化不良症状时，都应停服。以免误补留邪，酿生他病。

◎ 附 录 ◎

吴 门 医 派 >>>

吴中医事碑记

安养院记

安养院在州钤厅后，旧曰医院，宝庆中改今名。

安养院记：尚书郎林公之使浙右也，决而和，威而爱，罪自死以下，周虑熟谳，不得其情不止焉。既而曰："死于刑，吾不忍也；而有死于病者，若之何忍之？"于是安养院成，郡府县四狱之以病告者而治，其医之政令大概：屋百础，田三顷，饮食卧藉薰燎之物，靡不具；护际典领临督之人，靡不力；储藏颁给激犒之法，靡不时。简良材，粹名方，以授大小医而精炼治之。囚气略不纾，识之历，历至囚亦至。既至，医拯疗如法，洎愈，囚与历归，争喜曰："吾病，忧死尔。今遇公得不死；果死，可无憾，况生乎？且吾昔之病，未若今之病之愈之速也。果死，信无憾也！"或曰："囚，有罪者也。果死，死有罪者也。医有罪，使不死，岂过欤？"余曰："不然！均是民也，均是耳目肢体也。其罪至死者，法也。欲生之者，吾心也。纵不可生，当死于法，而不当死于病也。或罪不至死，而亦死于病，官实死之也。夫不能生，其所可死，而至于死，其所可生，是假狱以阱也。如公之心，惟见其可生，不见其可死，视其有罪也，犹其有疾也。则视其有疾而欲生之，尤甚于有罪，而欲生之之亟也洪。惟皇上御极以来，天覆春植，尤眷眷岸狱事。乃四月制下，饬监司都守以审克，缕缕三百言。公未读训词，蚤知德宪。院之成，今已一岁，成而不坠，可百世，盖好生之君与宅生之刺史胥相合如此。今而后，囚固无憾，公亦无憾也哉！公名介，绍熙名，御史之子。御史按刑东浙，有异绩。先后辉映，其克谨庶狱，有自来云。宝庆二年八月既望。天台陈耆卿记。

济民药局记

渊犹及见先生长者，谈乾淳间事，其言曰：圣朝体列圣好生之德，每以民命为重，一念恳恻，无所不用其至，乃至济药疗病亦加宸虑。一日，忽遣中使宣索太平局龙虎丹，既进，御命捐其价十之九。盖圣意谓亲尝则主者不敢苟，直廉则贫者易以得。呜呼！神农氏日试百药，周官医师掌医之政令，自十全以至十失，必次第而躬行诛赏，实此意也。近世天下郡国台府开设广惠局，以便民服饵，皆所以广此意也。姑苏城大人众，余领郡，适有春疫，亟幸群医之良，分比闾而治，某人某坊，某人某里。家至户到，悉给以药。窭而无力者则予钱粟，疾不可为者复予周身之具。繇二月迄七月，其得不夭者一千七百四十九人。因念仓卒取药于市，既非其真，非惟不真，且弗可以继。乃创济民一局，为屋三十有五楹，炮泽之所，修和之地，监临之司，库廪庖湢，垆砧鼎臼，翼然井然，罔不毕具。总夫匠木石之费，钱以缗计者七千八百四十五，米以石计者三百二十三。既落成，复以二万缗实之为市材费。凡川广水陆之产，金石草木之品，无珍不致，无远不取，冀有益于人，故真其剂，弗求赢于官，故轻其直。料置丰盈，芗味芳烈，较市之衒玉贾石者，相去不啻万万。列肆阛阓，过者欢喜。他日设遇流行之灾，四时之沴，则分医以疗，捐药以济，其为吴门之利，盖未有已也。恭惟圣天子仁同阜陵，视四海之痒疴疾痛如在一体。渊幸叨选择，出守是邦，求牧与刍，不敢不勉。此局之设，盖亦所以推广德意万分一云。绍定四年八月，奉议郎直换（焕）章阁知平江军府事就除浙西提刑吴渊记。

苏州至行坊惠民药局碑

自古好善之人，莫不以利济为先务，而利济之中，尤以拯疾为□，心盖疾疢之患、□□□焉，□□寻常□困同垺，是故昔设惠民药局，凡负□之病者皆□赴而求治，意甚美也。□□□久废弛罕逢振作，且三吴为东南都会，邦圻之广，人民之众，虽钟鸣鼎食者固多，而悬磬兴嗟者亦复不少。一有疾病，医药维艰，每致彷徨不保，直可悯哉。清溪朱子□贤东海徐子尚明，念切桑梓，设立药局于葑溪，逸民子弓朱公祠□至行坊□，乃公之后裔□。旌表孝子元秀朱君，讳之励，崇祀之所，清溪是其令嗣也。斯地僻□，临近城河，舟楫往来易便于此，常疗贫病，亦继经惠民局之意。是举始于雍正十二年孟冬，请诸抚军，允行清溪之弟，东樵朱子鏅，深明医理，品行端方，雍正十年，海潮泛滥，苏淞常三府，民病日多，东樵则隐为怀广救生，会□制府钦遵。上谕褒嘉录功记档，今延司局病黎，有扁鹊重来之颂，元和孔学□□熿在局赞襄司药，观善事请，记于察夫。姑苏素号繁华，地称富庶，然而中藏凋敝，仅能有治其业，鲜能施及于人。兹朱子等绍先哲之遗范，□兴善念，克己济众，而□执政诸公□体。圣天子化民敦厚，至意砥砺，激劝得以成此盛举，岂非兴仁之标的，□不可以不记。故书其原委，而勒诸石，将使望风景慕，惠泽长流，而共跻斯民于仁寿之域，是则好善者之用心□。

□进士出身协理河南道事广东道监察御史顾楷仁撰并书

雍正十二年岁次甲寅嘉平月立石

雷（公）允上墓志铭

　　吴郡工岐王术者固不乏人，而雷公南山以经济才治活人者尤矫然绝俗，所著《金匮辨证》《经病方论》《要症论略》等书皆卓卓可传。辛巳岁余奉聘纂修郡乘，因亟以公行谊载入志中，后四载，其孙梦麟等以公行状乞余志墓，重勒石，以垂不朽。爰叙其略而书之曰：公讳（大）升，字允上，号南山，先世本南昌人。八世祖讳唐，自明中叶秉铎琴川，遂家于吴，七传而生公。公幼即聪露，稍长砥行读书，屡试有司□□，旋弃书，历游燕齐间。两应京兆试辄不遇，遂归老吴门，效韩伯休故事。晚岁徜徉山水，益肆力于诗古文，有《自订琴韵楼稿》藏于家，寿八十四卒。公生康熙三十五年四月十六日戌时，卒乾隆四十四年四月初八辰时。配毛氏，观察叔围公女，归公未二稔，卒，无出。继配朱氏秀野公女。箧室陈氏。子四：楷、椿、桂、兰，楷、椿俱先公卒，女三。以子桂任广西梧州参军权苍梧县事，公赠如其故。卒葬吴邑西跨塘之万定圩，以两夫人衬葬，后四十年始立石于墓云。赐进士出身、户部山东司主事、军机处行走、癸酉广西乡试主考官，姻再侄吴颐拜撰。

道光五年岁次乙酉

孙梦麟、梦鹏、燮琛、燮鳌立石

曾孙荣纶敬书

示禁假冒沈丹桂堂图记碑

特调江南苏州府元和县正堂加十级纪录十次杨为冒混图利，叩求示禁：示事据沈立芳呈称，身祖世安，遗制白玉膏丹，有沈丹桂堂招牌图记为凭。历在台治临顿路，小日晖桥开张发兑，专治裙疯廉疮，一切肿毒等症，应验驰名。近有无耻之徒，假冒本堂牌记，或换字同音，混似射利，粘呈牌记，叩求示禁等情到县。据此除批示外，合行示禁。为此示仰：该店及诸色人等知悉，自示之后，如有棍徒，敢于假冒沈丹桂堂图记，以乃换字同音混卖者，许即指名禀县，以凭提究，各宜凛遵，毋违特示。

道光九年九月初六日示

发沈丹桂堂勒碑示禁

示禁强讨滋扰药铺碑

署理江南苏州府正堂加十级纪录十次平为出示永禁事：本年十月二十二日，据药材铺户阮乾元、程乾德、张拥珠、雷诵芬、沐泰山、潘养颐、潘大吉、章松寿、蒋天禄、胡万年、吴益生、陆良利、谢济生、朱元善等堂禀称，窃身等开张药材店铺，苏城风俗，每年端午，敬送苍术、白芷一日，施与各家焚烧，以避污秽而燥潮湿。乃近年来，有等不法之徒，届期来店，昼夜滋扰，强讨硬要，若不与伊，即肆蛮横。窃思敬送药料，原为好意，今反遭荼毒，实出情理之外。禀乞恩赐，给示永禁，以杜滋扰而安生涯等情到府。据此查苏城药铺，每逢端节，所送苍术、白芷，原属美意，无知之徒，何得借端滋扰。除禀批示外，合行出示谕禁，为此示仰苏城内外，药材各铺户及诸色人等知悉，嗣后每逢端节，毋许向该铺户等强讨滋扰，倘有无知棍徒，仍旧肆行索扰，定即严拿究办，各宜凛遵，毋违特示。

咸丰四年十一月初三日示

发药业公所勒石

示禁图诈寻衅药铺碑

特用府补用分府江南苏州府长洲县正堂加十级记录十次王为给示严禁事：据药业沐泰山、雷诵芬、王鸿翥、童葆春、吴益生、潘资一、大得生、沈留馀、刘生生、高益寿、阮乾元、陆良利、钱元元、太和堂、天和堂、宁远堂、谢济生、朱元善等禀称，开张药铺，原冀利物利人，所有各货之中，饮片整个诸事，如卖客不合尽可退换。而丸散膏丹，因众药磨粉合成，或有煎熬制成，惟在制合精良，以应效验，惟是颜色相同，杂和莫辨，是以业规有丹丸，无认色，兑出不退还之例。乃近年来，有等无赖，硬赊强买，或将丸散膏丹，强要退换。婉言告其情由，则一味特蛮，生事寻衅。或将他店之药，调换哓舌；或将价目改抹，借端滋扰，种种难处，防不胜防。然药材一业，虽各店价目不同，货有上中下之分，店有大小之别，惟在存心为本。是以每逢朔望，各店俱集公所拈香，业董谆谆劝戒各店各友。药以治病，性命攸关，设或查有错误，或罚修金，或即歇业，庙规极严，各店颇为谨慎当心。无如间有外侮，曾于同治十年四月，潘养颐药铺，有无赖持方配药，买去之后，私向他店，买以桂枝调换桑枝，以为生死攸关，借以讹诈。当经该店细加查察，幸遇相识之人，知其人素行无赖，同业中已有数店，受其欺诈，群相盘诘，方知调换之弊。当时本拟鸣官究治，凭董事劝解，立有笔据，存于公所。光绪六年，松寿堂又来无赖配药，继因药单前后价目不符，向店哓舌，多方恐吓挟诈，细察前后图章不符，乃知冒刻图诈。本年十一月中，又有泰和堂，来一不识姓名人，买去药丸，旋来退换，掌柜告以不能退换，彼即大肆咆哮，声云明知此事，而我有意破例而来。掌柜见其寻衅，随即还其原数钱文而去，耐气免事。窃思将本求利，以图糊口，而屡遭欺辱，实出生业难安，环求示禁等情到县。据此除批示外，合行给示严禁，为此示仰各药铺人等知悉，嗣后药料丸散，务须照方逐一点交，免致舛误。如有市井无赖，借换药为名，图诈寻衅，许该店主指名禀县，定行提案，究惩该地保，容隐察出，并处不贷，各宜凛遵，毋违特示。

光绪十一年二月十九日示

示禁假称戈制半夏碑

钦加府衔接补用直隶州署理江南苏州府吴县正堂马为给示谕禁事：据职员戈日樑禀称，祖居阊门外枫镇，长邑九都二图，凤凰桥西首，开张裕庆堂戈制半夏出售，迄今百有余年，四远驰名。庚申苏城沦陷，故父昌善迁居沪城，开设戈老二房裕庆堂半夏号。克复归里，枫镇一带民房被毁，迁居苏城元邑，临顿路中显子巷北首发兑。第恐房族外人，不知方药，未谙炮制，希图朦混渔利，致误病症。曾于同治五年，禀蒙□前元和县陶，给示谕禁，又巳二十余载，只此苏沪两处，相安无异。缘上年被奸徒串同店友，窃取本号仿帖，在汉口镇混销欺骗，即登申报，随往根究，该徒闻风逃去。现于本年二月为始，仿帖上加盖旌善之家玉章为记，以杜假冒。今春又有奸徒，假称房族，在木渎一带公然朦售，迨职往查即遁。惟恐以后再有奸徒假称房族，在于乡镇冒设职店牌号分铺，私售渔利，有坏市名，粘呈仿帖，抄录示报，禀请给示禁约等情到县。据此除批示外，合行示禁，为此示仰该铺户及地保人等知悉，自示之后，如有无耻奸徒，假称戈制半夏，在于乡镇分铺发兑，朦混渔利情事，许即指名禀县，以凭提究地保，容隐察出并处，各宜凛遵，毋违特示。

光绪十二年六月初六日示

发戈老二房裕庆堂勒石

示禁假冒戈老二房牌号碑

　　钦加四品衔补用直隶州调署松江府上海县正堂兼袭云骑尉王为示禁事：据寡妇戈徐氏呈称，祖遗戈老二房秘制半夏发兑，专治痰喘、咳嗽等症，货真价实，四路驰名。苏州枫桥之店，难后移在城内临顿路，上海之店，即在着西第八家。除此两店外，并无别处分店，又无伯仲分房，经百有余年。道光年间，苏州有同族冒开，经族长议闭。旋于同治，及光绪十余年，又有同族，在苏沪冒牌隐戤，欺骗蒙售，均经氏夫日樑即小洲禀蒙元和县宪暨前宪袁先后出示禁止。讵于本年九月间，竟有外姓胡春溪，亦冒戈老二房牌号在三牌楼，混开坏药销售。查出理令停歇，反敢扭氏司账邵士堂朦控，幸蒙讯明，押令闭歇。伏思半夏非比他药，须贵重之品配合，如法制造精工。可以止痰去疾，若用贱药，粗率配炼，非惟服之无益，反足害人，断不能任令假冒。呈求准赐示禁等情到县，据此除批示外，合行示禁，为此示仰诸色人等知悉，自示之后不准假冒戈老二房牌号，出售戈制半夏，倘敢故违，查出定干未便，其各凛遵，毋违特示。

光绪二十四年十二月十八日示

发戈老二房裕庆堂勒石遵

示禁假冒戈老二房裕庆堂牌号碑

　　钦加同知衔署理江南苏州府元和县正堂加十级记录十次施为给示谕禁事：据监生戈清祥禀称，窃生祖居阊门外枫桥镇，开设戈老二房裕庆堂，发兑戈制半夏，的系祖传秘制，已历百有余年，相沿无异。兵燹后归里，该处一带民房遭毁，骤难与复，裕庆堂旧屋亦遭残毁，无从栖止。于同治初年，侨居台治城内利一上图临顿路，中显子巷口北首发兑。第恐房族外人，不知方药郑重，未谙炮制，希图朦混射利，致有贻误病症。是于同治五年二月间，经生祖昌善禀蒙陶前宪，给示谕禁有案。继因分设申江，又经生父日樑禀奉上海县袁邑尊给示。讵于上年九月间，有外族狡猾之徒胡春溪，胆敢亦冒戈老二房牌号，混开戤骗，射利假药，销售害人，查明理令停歇，反敢行凶恶诈。复经禀奉上海县王讯责押令，将假店闭歇，不准再有假冒情事，并蒙给示晓谕，各在案伏。查戈制半夏秘方，始由高祖传授，药料十分贵重，专治痰喘、咳嗽、痰厥等症，货真价实，是以戈老二房各省驰名，销售颇广。诚恐日久玩生，复有假冒情事，抄□示式，叩求查案示禁等情。据经明晰批示在案，兹据该监生续禀前来，除批示外，合行给示谕禁，为此示仰该店铺及地保人等，一体知悉，尔等须知，戈制半夏系该监生家祖传秘制，岂容以伪乱真，致购买者隐受其害。自示之后，如有渔利之徒，假冒戈老二房裕庆堂牌号，售卖假药情事，许由该铺指名禀县，以凭提究地保，容隐察出，并处不贷，其各凛遵，毋违切切，特示

光绪二十五年三月初四示

发戈老二房裕庆堂勒石遵守

示禁假冒裕庆堂戈老二房半夏碑

　　钦加三品衔铺升授湖北荆宜施兵备道江南苏州府正堂濮为给示禁约事：据监生戈清祥呈称，窃生高高祖宇秀公，通医学，谙药性，于乾隆初年创制半夏。治阳虚痰饮，一切顽痰怪症，效如桴鼓，实有佐《金匮》诸方所不逮。惟药味名贵，配佐君臣，若炮制不得其法，非徒无益，而又害焉。生遵祖宗心法，照方修合，蒙各省绅商，悉称良美，幸免陨越。初开设枫桥镇，牌号戈老二房裕庆堂。迨经兵燹，房屋被毁无存，于是迁设城内临顿路萍花桥南，并分设上海县西第八家，迄已百数十年。苏申两店，余无分支。乃自道光咸丰年间及今，屡有渔利之徒，及不宗戈姓，附近冒戳生牌。或取音同字异，或取大房二房之别，在苏申出售假药，亦名戈制半夏，希图射利，不顾病人，为害非小。经生祖父禀县，押闭有案。无如若辈，日久玩生仍前，以假混真，冒戳牌号致受害者，每与生店理论，令棍徒借起滋扰之端。即如今昔两年，复有外姓不宗人等，在苏申假冒生牌仿单，假药害人情事。亦经生母徐氏禀县押闭换牌，如此屡遭滋累，生实难安业，且碍声名。呈乞示禁等情到府，据此除批示外，合行示禁，为此示仰戈氏族姓及诸色人等知悉，须知裕庆堂戈老二房半夏，创自乾隆初年，药味名贵，配佐君臣，岂容渔利之徒，假冒招牌，转致误人，自示之后，倘敢仍前冒戳牌号仿单，以假混真，许即指名禀候，提究不贷，其名凛遵，毋违特示。

光绪二十六年十二月二十日示

发戈老二房裕庆堂勒石

尤松泉针家晓谕碑

　　光绪三十三年吴县县令金元烺赏戴花翎卓异加三级候补直隶州知州即补吴县正堂金示：为晓谕事，照得针科系古方法，若能揣摩成熟，按日按时旋针定能手到病除。今有苏州尤松泉医士，在胥门小日晖桥弄悬壶应诊，远近皆知，为吴中针科独步。近有尤少峰者，在附近冒名担医，贻误病者，实属非是。今晓谕尔等，就医必须认明尤松泉本人，年已六旬，而尤少峰年仅三十，一望即知，希勿自误。切切此示，宜各凛遵。

光绪三十三年十二月二十四日立

荥阳家祠保护碑（吴县知事公署）

　　吴县知事公署布告第五一七号为出示保护事案：据公民郑乃昌，呈称为建立家祠，请予备案，给示保护，以免滋扰而垂久远事。窃公民祖居吴县，素业岐黄，累世相承，绵延弗替。先父秋槎公，在日尝谕公民等曰男儿自立，不为良相，当为良医，福国利民，异途同辙。先父幼随先祖朗如公，研究医学，极有心得，踵门求治者，如山阴道上，自晨至昃，应接不暇，每岁活人无算，衣钵相传，名扬遐迩，迄今称道弗衰。追维先父，以操心过甚，于前清光绪十九年冬间寿终。邦人士辄谓，华佗不可复生，咸扼腕太息。公民仰承先德，中心怦怦，曷敢澹忘致灵，爽无所式凭。爰将苏城干将坊旧宅重加修葺，改造荥阳家祠，供奉先父秋槎公栗主，春秋享祀昭示来兹，借资观感。所冀本源可溯，矩范长留，展崇报之成规，补激扬之典礼。祠已落成，惟该处地在城中，人迹繁杂，恐有好事之徒，无端阻挠，深虑蹂躏祠屋，相应呈请钧署备案，给示以免滋扰，而垂久远等情。据此除批示外，为此示仰诸色人等知悉，毋许借端滋扰，其各凛遵切切，此布。

中华民国九年十一月十日

吴县知事温绍梁

荥阳家祠保护碑（江苏苏州警察厅）

　　江苏苏州警察厅布告一二三号为布告事查接管卷内案：据公民郑乃昌呈称，窃公民祖居吴县，素业岐黄，累世相承绵延弗替。先父秋槎公，在日尝谕公民等曰男儿自立，不为良相，当为良医，福国利民，异途同辙。先父幼随先祖朗如公，研究医学，极有心得，踵门求治者如山阴道上，自晨至昃，应接不暇，每岁活人无算，衣钵相传，名扬遐迩，迄今称道弗衰。追维先父，以操心过甚，于前清光绪十九年冬间寿终。邦人士辄谓，华佗不可复生，咸扼腕太息。公民仰承先德，中心怦怦，曷敢澹忘致灵，爽无所式凭。爰将苏城干将坊旧宅重加修葺，改建荥阳家祠，供奉先父秋槎公栗主，春秋享祀，昭示来兹，借资观感。所冀本源可溯，矩范长留，展崇报之成规，补激扬之典礼。现已建造，惟该处地在城中，人迹繁杂，恐有好事之徒，无端阻挠，深虑蹂躏祠屋，相应呈请钧厅备案，给示保护，以免滋扰，而垂久远。为此备由具呈，鉴核示遵，谨呈等情，当经崔前厅长批候县署，丈量嗣准县函，业经填发执照各在案，自应给发布告，以资保护。除令行西区警察署知照外，合行布告诸色人等知悉，须知该具呈人建立家祠，为慎终追远起见，自当量予保护。如有流氓地痞，借端滋扰等事一经指名呈究，定即严惩不贷，切切此布。

中华民国九年十一月廿六日

厅长李明远

荥阳家祠保护碑（江苏苏常镇守使公署）

　　江苏苏常镇守使公署布告第一三一号尹为布告禁约事案：据吴县公民郑乃昌呈称，窃公民祖居吴县，素业岐黄，累世相承，绵延弗替。先父秋槎公在日，尝谕公民等曰，男儿自立，不为良相，当为良医，福国利民，异途同辙。先父幼随先祖朗如公，研究医学，极有心得，踵门求治者如山阴道上，自晨至昃，应接不暇，每岁活人无算，衣钵相传，名扬遐迩，迄今称道弗衰。追维先父以操心过甚，于前清光绪十九年冬间寿终。邦人士辄谓，华佗不可复生，咸扼腕太息。公民仰承先德，中心怦怦，曷敢澶忘致灵，爽无所式凭。爰将苏城干将坊旧宅，重加修葺，改建荥阳家祠，供奉先父秋槎公栗主，春秋享祀，昭示来兹，借资观感。所冀本源可溯，矩范长留，展崇报之成规，补激扬之典礼。现祠已建筑落成，惟该处地在城中，人迹繁杂，恐有好事之徒，无端阻挠，深虑蹂躏祠屋，理合呈请钧署备案，给示保护，以免滋扰，而垂久远等情。据此合行布告诸色人等，一体知悉，毋得前往该祠，任意蹂躏，倘敢故违，定即从严惩究不贷，此布。

中华民国十年三月廿二日

镇守使朱熙

道尹王莘林

吴中名医补遗

1. 褚澄（？—483）

南齐，字彦道。《南齐书本传》略曰：澄尚刘宋文帝女庐江公主，拜驸马都尉，历官清显，善医术。建元年间为吴郡（今江苏苏州）太守，豫章王感疾，太祖召澄为治，立愈。博好经方，善医术，诊处占候，究尽其疾病。无问贵贱，皆先审其苦乐、荣悴、乡壤、风俗、水土所宜、气血强弱，然后裁方用药。著有《杂药方》二十卷，书佚。又著《褚氏遗书》一卷，书存。《四库全书提要》略曰：《褚氏遗书》一卷，……是书分受形、本气、平脉、津润、分体、精血、除疾、审微、辨书、问子十篇，大旨发挥人身气血阴阳之奥。是书幽妙简切，多前人所未发。

2. 顾欢

南齐，字景怡，一字玄平，吴郡（今江苏苏州）人。早孤，家世寒微，欢独好学，乡中有学舍，贫无以受业，欢于舍壁后倚听，无遗忘者。及长笃志不倦，精医学，隐于会稽山阴白石村，开馆聚徒，受业常近百人。欢口不辨而善于著论，尝作《三名论》，甚工；又注《王弼易二击》，学者传之。性仁爱，有道风，其济人除医药外或以禳厌为治。

3. 陆贽（754—805）

字敬舆，唐苏州府嘉兴（今浙江嘉兴）人。十八岁登进士，中博学鸿词，德宗朝召为翰林学士，并善处方。生于天宝十三载甲午（754），卒于永贞元年乙酉（805），享年五十二岁，谥忠宣，生平事迹，详《唐书本传》，著有《陆氏集验方》十五卷，书佚。《旧唐书本传》略曰：贽在忠州十年，常闭关静处，人不识其面，复避谤不著书，家居瘴乡，人多疠疫，乃抄疠方为《陆氏集验方》五十卷行于世。又叶梦得《避暑录话》载：陆宣公在忠州集古方书五十卷，史云避谤不著书，故事尔，避谤不著书可也，何用集方书哉！或曰：忠州边蛮夷，多瘴疠，宣公多疾，盖将以自治，尤非也，宣公岂以一己为休戚者乎！是殆授人于疾苦死亡而不得者，犹欲以是见之，在他人不可知，若宣公此志必矣。又赵希弁曰：《陆宣公经验方》二卷，在忠州时所集，而山阴陆游所跋也。

4. 钱文奉（906—969）

五代吴越，字廉卿，余杭（今浙江杭州）人，元璙第二子。善骑射，涉猎经史，精音律、图纬、医药诸艺，皆冠绝一时。后晋天福七年（942），代父为中吴军节度使。与宾僚共采史籍，著《资谈》三十卷、《贤语》二十篇行于世。卒葬胥门外吴山。

5. 李宽

吴地创李家道的道主。祝水治病，故公卿以下，莫不云集其门。后吴中大疫，李亦温病死。

6. 朱冲

北宋时苏州人，药商。早年遇异人，得金及医方书归，设肆卖药，病人服之多效。家本低微，佣于人。后设肆卖药，遂富。善治园圃，结游客，往来称誉，蔡京居钱塘，过苏州，欲建僧寺，冲愿独任，数日而成，为京所器重，与子勔窜名童贯军籍中，皆得官。徽宗垂意花石，多其父子搜刮浙中珍异以进，民不胜其宦。历史上的花石纲即朱勔的劣迹之一。

7. 李世康

宋医官。

8. 汤玉

宋绍兴间自华亭徙吴（今江苏苏州），以医药自给。

9. 王可大

宋，吴县（今江苏苏州）人，嘉泰中（1201—1204）知武冈军，能以惠政苏疲民，清静镇俗。尝以郡民信机祥不喜医药，往往殒于非命，而自己素研岐黄，怜民之不药而死，遂选成无己《伤寒明理论》药方说、许知可《伤寒歌》刻印，以惠是邦，人多称之。

10. 李少云

宋，女，及笄适人，无子，弃家着道士服，往来吴江、淮阴间，喜为诗，无脂粉气，又喜炼丹砂，其法精于魏伯阳，著有方书、诗集，但不详为何地人。

11. 尚从善

元，常熟人，著《伤寒纪玄》十卷，书佚。又著《本草元命苞》，《国史经籍志》载七卷，《读书敏求记》作九卷。钱曾曰：《本草元命苞》九卷，元朝崇尚医学，设令医官考试出题，以《难》《素》为题，《仲景》为治法，《本草》而又苦其繁冗。尚从善集此书，求简易于《慎微本草》之中，总四百六十八种，盖便于时人之采摭也。为前序者，至正三年（1343）平江路常熟州知州班惟志，未知邑乘中列其人否。

12. 徐文中

元，字用和，原宣州人，后为吴郡吏留吴（今江苏苏州），著《加减十三方》一卷，书存。徐克昭略曰：自少传其妇翁针药方术，以此名江湖间，初为县吏，弃去，游吴。吴大户患湿腿肿，文中与疗，针行病除，留为郡吏。时镇南王妃卧疾，不可起坐，王府御医皆不能愈，南台御史秃鲁以文中名闻，即驰驿就吴中召之。至则王以礼见，赐座便殿，道妃所疾苦，延入诊视，王曰：疾可为乎？对曰：臣以针石加于玉体，不痊，其安用臣，遂请妃举手足，妃谢不能，文中因请诊候，按手合谷曲池，而针随以入，妃不觉知，少选，请举如前，妃复谢不能，文中曰：针气已行，请举玉手。妃不觉为一举，请足，足举。王大喜，明日，妃起坐，王大设宴，赐赏赉无算，声震广陵，皆以为卢扁复出也。

13. 盛舆

元，字敬之，吴江人。初为震泽教谕，陞锦州学正，兵兴，参谋浙省军政，擢崇德判官。好古博识，诸书靡不通究，尤功岐黄，著有《韵书》及《群玉滴露斋稿》。

14. 李可道

生卒年不详，元代吴县（今江苏苏州）人。学医于黄子久，子久尝画天池石壁图畀可道，一时名流赋诗。可道家住城东葑门外，有林泉高引之志。可道后以术授黄仲安。

15. 何恒

元，吴人，精岐黄术。

16. 张元善

元，字性之。以医官至保冲大夫、江浙官医提举。尝上疏言："国家尊祀三皇，为医设学。凡古之神医，若岐伯、鬼臾区等十人配享中殿，历代名医宜从祀两庑，如孔庙制，庶见崇报之道。"时论韪之。

元善祖先为汴（今河南开封）人，宋南渡时，有先祖张彦，以防御使拥兵卫吴，遂占籍吴县。家世业医三传至端礼，始以医名。

元善旁通于儒，为钱翼之婿。元善卒。周左丞铭其墓。

元善孙潜，字希文，永乐初以医士征莅太医院。东还尝率中贵人出使西南诸国。后以寿终于家。有三子，颐，字养正；豫，字致和；复，字启阳。皆驰誉当时。豫，尝仕为御医。颐，终布衣，而名尤著者。

颐，精通医术，活有多奇中，《明史》有传。颐之子，世华，字君美，别号思惠，世华生而聪明超精，修世业，能尽卢扁之术，所试辄有奇效。曾召入太医院、官院判。子承宗、孙学礼，并以保御劳擢官。

17. 郑元

金元时吴（今江苏苏州）人，字长卿，弃吏从僧，间精医药。

18. 孟继孔

明，字春沂，亚圣公裔，宋南渡后，以医名显，世居吴门。洪武初，隶太医院。幼颖慧，习举子业，游焦澹园先生之门。父垂殁，命医世业，道术日进，声满都邑，生平存活婴稚，未可数计，每痘疹流行，间从群儿游嬉中，预决生死，无不奇中。性通脱不羁，所得金钱，悉推予贫之，随手辄尽。殁之日，囊无余物。所著有《幼幼集》

四卷，《治痘详说》一卷，书均存。其在《治痘详说》自序曰："……予素研穷于此，尚未得其奥旨。……因被逮淹禁比部二载，遂将闻人氏、钱氏、陈氏、蔡氏及《痘疹全书》《玄机》《博爱心鉴》等书，细加参详，将其已出未出，长发灌浆收靨，形色治法，肤浅易晓之说，采集及予素经验者，编成一帙，名为《治痘详说》，不特宜于东南，虽西北之人，亦不越是矣。"子三人皆能世其业，仲子景沂，尤以大方脉著。

19. 史谨

明，字公谨，《昆山人物志》字公敏，号吴门野樵，昆山人，弱冠从军。洪武末，王学士景善荐为应天府推官，未几左迁湘阴丞，寻罢，侨居金陵。少从倪瓒、高启游，高洁博学，耽吟咏，工绘事，构独醉亭，卖药自给以终其身。著有《独醉亭集》，张大复为之撰传。

20. 张伦

明，字文伯，洪武间吴县（今江苏苏州）人，世精医，工诗，高启、张羽、徐贲辈，皆以才子称之。故后，王璲为之铭。

21. 韩彝

明，凝次子，少失母，育于兄奕为后，因名贻孙，字子翼，而从从兄奭学医。洪武间，为苏州府医学正科，永乐初，奭为燕府良医正。从成祖靖难，擢院判。上问其有弟否？答以弟贻孙，尝师事臣。召授御医，改今名，字公达，赐第致和街，寻陞院判。奭肩随彝，上命并行，超陞奭为院使。上尝患腹痛，彝奏曰：圣体须用雷丸大黄木香等剂。服之，下虫六十二条。盖彝知上嗜水芹，善生虫，积久成此，病愈，赐裘马，赐第大明门内。上欲隆赏，彝奏奭子传南僋卫军，上命右府除戍，又授传官御医。奕卒，彝陈情得假归葬，并给葬费。永乐十一年（1413），彝随驾北巡归，病不能朝，上命中贵视疾，遣人龟卜，既没悼叹，赐葬祭视三品。

22. 吴讷（1372—1457）

明，字敏德，号思庵，常熟人，永乐中以知医荐至京。洪熙初用荐拜监察御史，累官南京左都副御史，刚介有为，宪度振举，正统中致仕，卒谥文恪。著有《有学集解》《文章辨体》诸书。生于洪武五年（1372），卒于天顺元年（1457），享年八十六岁。

23. 赵同鲁（1423—1503）

明，字与哲，一字于哲，吴县（今江苏苏州）人，自曾祖良仁世代业医。伟躯干，志气高迈，涉猎群书，下笔辄数千言，喜论当世事，急人之难，有裘巡检者，诬民为盗，同鲁谕之，百方不听。乃曰：若解盗将安之，于县于府于院，我必随之。裘乃止。御史王某理军籍吴下，锻炼齐民，以足其数。同鲁争之曰：军以卫民也，今诬民为军，军足民亡，何益，王为霁威，每遇饥岁，则预陈拯济方于郡邑有司。成化十七年辛丑（1481）大饥，为书上巡抚王恕，言宋元时，苏郡岁入止三十四万九千斛。至国朝乃至二百六十二万五千九百斛，地昔之地也，何加多如是。今积雨为害，吴几为沼，而征科不止，民其若何？恕赏其文，许减税，且欲荐之不果。其以术济人也，从不计酬。享年八十一岁，著有《仙华集》。

24. 赵季敷

明，字叔文，吴（今江苏苏州）人。著有《救急易方》，现通行本为二卷，书存，《国史经籍志》作八卷，曾与黄吉甫《备急仙方》合刻于河南，熊良佐《新增救急易方》八卷，亦以赵著而增广者。明高宗本序略曰：国朝永乐间，大宗伯胡忠安公有《卫生易简方》，正统间，又有赵叔文《救急易方》，黄吉甫《备急仙方》。《卫生易简方》有官板，又刊于四川，刊于浙江，《备急仙方》则刊于吴下。河南大参孙公伯大又以《救急》《备急》二方总名之下曰《备急》而刊于河南。又杨一清为《新增救急易方》序略曰：《救急易方》，集于吴人赵叔文，世之有力者，屡尝翻刻，其传亦广矣。镇江守博兴熊良佐取而阅之曰：是能救人之急而简易行者，然亦病其不备，悉合群书而附益之，参以平日所见闻，厘为八卷，门分类集，视旧本不啻倍之。

按王鏊墓志称季敷为友泰之子，友泰为友同之弟，《吴县志》友同传曰：弟友泰，泰子季敷，孙同鲁，俱世其学云。

25. 严景

明，字克企，祖名道通，姑苏人，以医业起家。景精于家学，永乐中诏太医院送名医子弟读书，景预焉，命赵友同、吴敏德教之。景方弱冠，益探阃奥，名噪都下，遂徙金陵，求治者无虚日，子弟来从学者，无间远近。景颇勇于行义，尤善吟咏。

26. 张豫

明，长洲（今江苏苏州）人，字至和。天顺中居官，御医。

27. 释景隆

明，吴（今江苏苏州）人，修行念佛之余学习医学，能为人治病用药，著有《慈济方医藏目录》，载四卷，未见。又《慈惠方》一卷存，刊行。其在《慈惠方》自序略曰：或闻湖海缁素言，及历试海上方，或医书遗失之方必录之，积以成帙，不为私淑，安可滞之于箧，不得利于人乎！故镂于版，名《慈济方》，临川冷斋先生已传于世。厥后复有所闻，亦积成帙，凡得一善，必欲与人共之，禀性而然也。今亦镂梓以广其传，或有一方二方，可以对机取用，为亦一助而已矣。是书从慈心而作，因名慈惠云。

28. 释离幻

俗姓张、善鼓琴，也精于医。

29. 黄道渊

明景泰间人，号孤山，原籍钱塘，当遇郓人卫淡邱，授以医药方技，并师事金华潘雷鉴，挟其术北上，后归憩吴下。郡人严德照抱病，不能疗，道渊适至，投以药遂愈，今其徒犹传其术。

30. 周纮

明，吴（今江苏苏州）人，成化间以医术供奉内廷，子敷牧，孙骍，均世其业，任职宫府，名动一时。

31. 刘毓

明，字德美，其先为南都人，于其高祖名季德时迁吴，遂为吴县人。毓少孤，鞠于外家徐氏，徐故，医药为业，遣学于盛寅，得其源委，成化间征为御医，蒙眷久之，乞归。

32. 刘宗序

明，吴县（今江苏苏州）人，医术有声于时，弘治间，吴县顾谦患疫，延杜祥疗病转剧，乃改延葑门刘宗序治之，疾因以减。

33. 释住想（1512—1576）

明，毗陵（今江苏常州）人，俗姓胡，本儒家子，寄育僧舍，长寻剃发，法名住想，字慎柔。因病求查了吾治而师事之，又从周慎斋游。慎斋有语录数种行世，多系住想所诠次。归里后应诊，治病辄效，时往来吴会间，里居之日少，丙子（1576）仲夏染疾，以手札招同里石瑞章（名震）。授以生平所著书，凡虚损一，痨瘵一，所札记师训一、治病历例一，医案一，后石为之刊梓，名曰《慎柔五书》，书存，并收入《六醴斋丛书》。生于正德七年壬申（1512），卒于万历四年丙子（1576）仲夏，享年六十有五。

34. 张思惠

明正德年间吴中（今江苏苏州）大疫，太医院院判张思惠移药囊于道左。

35. 沈津

明，字润卿，苏州人。正德时选入太医院，著有《邓尉山志》《吏隐录》。

36. 王谷祥（1501—1568）

明，字禄之，长洲（今江苏苏州）人，家世名医，治病多奇效，善书画，属古文词。嘉靖己丑（1529）成进士，选庶吉士，历吏部员外郎，忤尚书汪𬭤，迁真定通判，念老母乞归，隐于医。凡三十年，录古文籍至数百千卷，持躬峻洁，不妄交一人，有清望。旋李默为尚书，徐阶当国，奏起不赴曰：岂有青年解绶，白首弹冠者乎！书画在中年以后，绝鲜落笔，以医自给。

37. 李梦鹤

明，吴县（今江苏苏州）人，嘉靖间任医官。

38. 瞿介福

明，常熟人，后徙靖江，以医鸣于时。万历时邑中瘟疫流行，介福施济，所活甚众。

39. 冯躬甫

明长洲人，名其盛，字安予。幼年有文名，后弃儒取先世所遗幼科诸方书，研读探颐，久后遂窥堂奥，挟术以治里中小儿，无一不应手而起。其盛于万历二十三年（1595），博采精校，编著刻印《幼科辑粹大成》十卷，2002 年 7 月中医古籍出版社有影印线装上下二册刊行面世。原本为藏于日本国立公文图书馆内阁文库的五卷本。卷首有"吴门安予冯其盛躬甫纂辑，弟熙东冯曙升甫校正"字样。冯曙是冯梦龙的父亲，故冯氏乃世医之家。

40. 朱惠明

明，万历间，字济川，浙之长兴人，先学儒，后习岐黄家言，得云间王起云之心传，行道吴中。著有《慈幼心传》两卷，《痘疹传心录》十九卷，后者乾隆时苏州程永培为之校正刊行，朱凤翔序云：云间王起云，得心于虚明氏，虚明吾不得而知等语。考《松江府志》有王一鹏字启云，父节之，兄一凤，皆负医望，启云幼时，性落拓不羁，多与酒人游，父督过之。虚明独曰：我视此子，目力不群，当悉授我术。虚明姓沈，名惠，字民济，晚号虚明，华亭人。著有扁鹊游秦等儿科书九种，与节之为契友，名并称焉。

41. 金申之

明，嘉定（曾属苏州府，今属上海）人，著有《生雅》一书。陈仁锡为之序："……鄮城申之金君，负高俗之志，具济世之肠。初工帖括，既不得志，乃弃章句而攻于医。参研之久，集成《生雅编》，发明岁运、经髓、阴阳表里，以起百病之源，大都博而不烦，详而有要，综窍究竟，变化参伍，申之用心加惠何勤哉……"

42. 吴羲坤

明，字太元，吴县（今江苏苏州）人，精于治疫。崇祯末吴中大疫，多所全活。

43. 翁晋

明，字自昭，其先自浙之慈溪（今属浙江）流寓嘉定（曾属苏州府，今属上海），遂家焉。晋品行端方，兼善岐黄术，精扶脉理，一时罕出其右。崇祯时授太医院院判。著有《医宗摘要》行世。兄文九，亦善医，与晋齐名。

44. 郝太极

明，云南晋宁州人，天启间安蔺之乱，守沾益有功。国变后，流寓吴中，以医隐于阊门外上津桥卖药。顾亭林赠以诗曰："曾提一旅制黔中，水蔺诸酋指顾空。入楚廉颇犹未老，过秦扁鹊更能工。风高剑气蛉川外，水沸茶烟鹤涧东。桥畔相逢不相识，漫将方技试英雄。"光绪三十年（1904）邑令李超琼为之树碑于上津桥南堍，曰："郝将军卖药处。"兹则移植北堍，其墓在李继宗巷口，由李根源为之树碑。

45. 程仑

明，著有《医按》五卷，书存。其自序略曰："予先世尚文艺，广购异书。迨大父光禄公，筑园求志，益置藏书之所。于时若黄五岳、沈石田、文衡山、方寒溪，及海内诸名士相率为之题咏。……大父方伯萝山公留心坟典，其宦游东浙、西滇、南闽、北代，所至肆力搜索，多获异本。……予生不辰，既不获侍我大父，又不幸甫四龄而失我先君。""弱冠遂病失血，……乃发箧尽得《素问》、《难经》，及越人、仲景、元化、叔和、巢氏、滑氏、东垣、河间、丹溪诸名家所论著，暨历代本草，读之。""居七载而疾有瘳，户外就医之屦恒满。及母氏殁，始负笈以游。初三吴，既三楚，既梁宋，再后燕赵齐鲁。……前后几二十载。……而刀圭之役，苟幸免过。""丁巳冬，……方君……天衢，……索予曩所集《伤寒杂证》等书，付剞劂以广其传。……姑出旧所录藏百有余条，并昔人题曰《医按》，求政大方，至……所集《伤寒杂证》，未获完帙，请俟异日。"

查程仑籍贯未详，其自序中尝游吴。

46. 伍存桔

明，苏州人，精治疹痘，闻于海内，与同时张涵高、黄五芝齐名。

47. 王惟雍

明，苏州人，为海盐贺岳之师，钱琦为岳所著《明医会要》作序中，有曰"得苏医王氏惟雍之传而业益精"云。见《临江先生集》。

48. 吴容

明，福建同安人，少游吴（今江苏苏州），祝发为僧，习岐黄术，遂以方药济世，廉恕不苟取，子显，能传其世业。

49. 李垣

明，苏州人，为带下医，有名于时，僻山郑氏，向其受业，传之数代，如郑三山、郑兼山等，均负盛名。

50. 李熙春

明，字含章，吴郡（今江苏苏州）人，精于治痘。

51. 李瑾

明，字怀兹，吴江人，精研岐黄；曾与张璐玉研讨《玉函》《金匮》《千金方》等书。张曾曰：吾里有李瑾怀兹者，与余为胶漆契，博闻强记，潜心医学，君子人也，所可议者，务博而不知所宗，浅涉而未探突奥，尝与之究《金匮》、《玉函》及《千金方》书，非不有识堪资，而求所谓快心贵富，（指学问言）尚有憾焉。按张氏向少许于人，其在《医学篇》有云：王氏《脉经》，全氏《太素》，多拾经语，溷厕杂说于中，偶一展卷，不无金屑入眼之憾，他如紫虚《四诊》、丹溪《指掌》、樱宁《枢要》、濒湖《脉学》、士材《正眼》等，要皆刻舟求剑、按图索骥之说，苟非智慧辨才，乌能测其微于一毫端上哉？而《四库全书提要》曰：其言未免太自诩也。

52. 邢量

明，字用理，长洲（今江苏苏州）人，隐居莳门，以医自给。性狷介，与人无将迎，足迹不出里门，长日或不举火，客至相与清坐而已。其学无所不通，朝士有欲过之者，固谢不纳，家无余粮，对贫病者仍不受酬。

53. 周文铨

明，字汝衡，苏州人，徙家金陵，少业儒不成，弃去就医，视俗工所为，诧曰：医道止是耶？复弃去。闭门取《素》《难》《本草》诸书反复研究，探厥玄渺，始出应人之求，切脉制药，一主朱李，迥出流辈，众大骇。然病者辄愈，由此名动京国，医效籍甚，平日不以授人，人亦无能受之者。

54. 唐钦训

明，字道述。嘉定人，为熇之子，承家学业医，著有《伤寒心法》一书。

55. 姚侃（？—1477）

明，字文刚，其先吴（今江苏苏州）人，祖父始徙金陵，侃少时仍在吴从李姓学带下医，尽得其妙，人有疾勿能愈者，治之立效，性好义，邻里亲交之贫不给者，恒出其余以周之。

56. 柯炌

明，字集庵，嘉定人，增辑《汤处士保产机要》一卷，书存。该书自序曰："秦郡汤处士《保产机要》一册，余近得读之，见其简切谆复，谋付重梓。杜子莹阳又以钱处士《绣阁宝生》遗余，所言吻合。余因遍简医书，朱丹溪《产宝百问》，杨子建《十产论》，陈自明《妇人良方》，参考互订，始知汤、钱两编皆本于先哲，而疏衍详明，一览尽见。余遂以机要为主，存其确论，节其冗言，补其未备之条，载以经验之剂，至易至简，可遵可行，居家者可忽诸？至若胎前、产后各证，浩不及载，惟临产一阙，医家不能措手，故著为通俗之言，以行于世云。"

57. 王伯让

明，吴县（今江苏苏州）人，行货于闽，度鸡公岭，见一人仆于道，一妇守而泣，一童负行李，仳而俟。王善医，视其脉，暑所中耳。即取药界之而去，仆者遣童子问名氏，曰：我苏人王伯让也。

58. 周仲明

明，吴（今江苏苏州）人，习举业不第，承家业，为疡医。

59. 李枝

明，虞山（今常熟）人，字季虬。缪仲醇弟子。《先醒斋医学广笔记·李枝序》："追思承事吾师于三箸之下，五易裘葛，《本草经疏》一书，相与究尾明首，寻注合经。宣扬至理，穷极天地，每疏一品，必相顾而笑，谓仓公、仲景而在，当无奈我两人何也。余不敏于吾师，幸得子斋张公之秘焉。因为重刻此记以广其传。"

60. 郁士魁

明，字橘泉，嘉定县外冈镇人，精疮疡之术，名噪苏松两郡。有子履垣，克绍其业。

61. 许仪

明，字子韶，号鹤影子，亦号歇公，无锡人，迁昆山，官中书。画攻舅氏李采石技，而轶出其上，工篆籀，印章称能品，尤通医理，卒年七十有一，著书甚夥，有《读书乐》刊行。

62. 陆承宣

明，字凤山，嘉兴人，后寓吴，著《济人说》行世，子拱台，字明三，继业焉。

63. 汤哲

明，字浚冲，嘉定人，世居娄塘，后徙虎丘，自称愚谷道人。国子生，好蓄古鼎彝及宋元墨迹，工书精医。著有《伤寒心镜》《医学渊殊》《证治问答》《天花秘集》。

64. 都邛

明，字惟明，又作维明，号豫庵，吴县（今江苏苏州）人，精于医，著有《三余赘笔》一书。

65. 闵芝庆

明，自称西吴松筠馆主人，著有《伤寒明理论删补》四卷，《伤寒阐要编》七卷，两书均存。

查三吴中之西吴，包括丹阳郡，姑收录。

66. 袁鼒（1468—1530）

明，字臣器，吴县人。少读书不第，后家业日落，与弟霌同治生，后习医，为昆山医学训科，年逾六十卒。

67. 冯懋良

明，吴县木渎人。少失父爱，及后母生子，益厌之，逃至南都。以方书活人病，无弗效。父病，亟归视汤药，先后为父母继母治槥营葬，异母弟懋官，贫不能自给，携之南都，日分所得药资养之。

68. 黄五芝

明，吴（今江苏苏州）人，精小儿科。颇负盛誉，与同时张涵高、伍存橘齐名。

69. 叶时

明，字紫帆，为天士祖，先世为徽之歙县人，由祖封山徙于吴（沈归愚作隆山）。幼时髫龄居丧，即能为躄踊状，读书至"无父何怙"，涕泣沾襟，不能竟读，蒙师不知所以，欲夏楚之。即跽而言曰："某非懒于读也，特念无父之苦耳。"由此可知紫帆之孝行。稍长就医，有声于时。子阳生，亦精岐黄术，孙岳颁为紫帆作孝义君传。

70. 邹彬

明，字文质，临洮人，乐吴之风土因寓焉。通医药，尝论张仲景伤寒书，撰《运气或问》一卷，卒葬虎丘。

71. 赵先生

明，佚名，吴县（今江苏苏州）甫里人，注《灵枢》一书。陈仁锡序曰：余尝题壁云，简方思节茗，耻役学尊生。读赵先生注《灵枢》，益信天下最可恃者，古人不变为今人，可恨者，古本时化为今本；可怪者，自家脉理，问之医王方寸，隔垣而求洞于秦越人。夫秦越人也，得无秦越我也。夫可笑者，脏腑不自见，而辄许人有肝胆，且谁肝谁胆哉？赵先生早谢青衿，注经玄畅可传，居甫里，不交富人，须眉皓然，似一精猛读书壮男子，尤好言《三礼》。……先生图之，礼以治身为先，此亦岐伯之大旨矣。

72. 刘敏

明，吴江人，学医于盛寅，能传其术。

73. 赵开美（1563—1624）

明，常熟人，又名琦美，字仲朗，号元度、清常道人。历官刑部贵州司郎中，授奉政大夫。其父赵用贤，号字字，官至礼部尚书，谥

"文毅"。开美博闻强记，与其父皆好藏书，家有藏书室"脉望馆"。每有善本，则其父作序，而子刻之，以资实用。赵氏以校刻仲景书等而著称。翻刻后世少见的宋版《伤寒论》并辑《集注伤寒论》一书，计十卷，使后学者获益匪浅。

74. 王时勉

明，吴县（今江苏苏州）人。善观色察脉，能预言人病。徐文定公为詹事时，至苏州，闻王时勉明医，令诊之，以公脉有歇至，不敢言，公曰，吾脉素有异。

75. 陈徵

明代名医，吴县人。每于应人求医，不择贫富俱往。曾有一妇人产后得疾，邀陈氏诊治，愿以首饰三十金致谢，陈随口许诺。及至病愈，其丈夫置办酒席，携所得之首饰而至。陈曰：前所以相诺者，欲取信于君之夫妇也，首饰乃妇人所爱，吾安忍取之耶？坚决辞之而去。

76. 顾澄先

明，吴江人，称缪希雍为先生，不悉是否为其及门弟子，但称仲淳嘱其检校《本草经疏》，且为订凡例，顾且为之题词云。

77. 张濂水

明，名康忠，姑苏人。尝治董尚书浔阳不眠，用百部一两、半夏一两，董即得美睡，酬之百金。

78. 薛延卿

明，吴县人，从医业，与王肯堂同时代人。

79. 庄乐

明，字伯和，为当时名医。

80. 李怀春

明末清初人，镇湖大新桥村人。医术高超，解救了无数身患绝症的病人，留下很多救死扶伤的故事，被后人尊称为李仙人。为了纪念他，当地建造了李仙祠、李仙人庙。祠堂旁有一棵银杏树，树龄约一千四百年，直到今天时有当地妇女背靠树上祈求祛病，当地人去烧香时都会用手摸银杏树转一圈，以求无病无灾。当地迄今还保留着每年七月二十四日"轧仙人"庙会的习俗。

81. 周敬侯

清，字伯恭，长洲（今江苏苏州）人，国学生，纯孝性成，积学稽古，精医理，宋荤抚吴，重其行。

82. 侯涵

清，初名泓，字研德，自号掌亭，嘉定人。明末诸生，入清后，以事被捕，后得释。博览强记，凡经史百家、天文地理、卜筮浮图、老子之书，无所不通，尤邃于医，著有《掌厅集》《玉台金镜文》。

83. 叶朝采（？—1680）

清，字阳生，吴县（今江苏苏州）人。生于明季，卒于清康熙十九年（1680年），时年未满五十。精于医理，传父紫帆之学，兼工书画，好吟咏，善鼓琴，轻财好施。时范长倩晚年得子，生无谷道，啼不止，诸医束手。阳生至曰：此在皮里膜外，须施金刃。割之顿通。儿即为伏庵太史，后为之作传，以报其德。

84. 唐起哲

清，吴（今江苏苏州）人，康熙时，为刘默《证治石镜录》作序。序中有曰：与刘之门人刘紫谷、叶其辉善，得睹是书，并将原本补其所遗云。

85. 吴载南

清，苏州人，日本享保三年戊戌，即清康熙五十七年（1718），命征西医，吴等应日本之征，东渡讲授医学。同时应征者，尚有苏州朱来章、题松阳，杭州陆文斋，汀州周岐来等五人。

86. 朱鸿雪

清，字若瑛，康熙时常熟人。著有《方便书》十卷，又《补遗》一卷，《救急须知》一卷。钱朝鼎为之序，略曰：吾虞朱子若瑛，贫士也，心存利济，选古今名医单方，集为《方便书》十卷，《救急须知》一卷，凡有集者，不必求医，不必市药，信手拈来，立可奏效，且一览了然，贤愚共晓，家藏一册，则人可为医，谓之方便，洵不诬矣，喜为之序。时康熙十六年（1677）三月朔日。

87. 尤松年

清，康熙间吴县（今江苏苏州）人，习针灸有名于时。某姓患胸肋闷塞，久治不愈，延叶天士诊。天士曰：此胸中有凝痰，不吐则不愈，吐则药力不及，遂介松年为之针，针入痰即咯出，叶为处方而愈。其后裔尤松泉者，亦习是业，鸣于清季，所谓小日晖桥尤氏针科是也。松年当时所用的黄杨针筒，迄今尚存云。

88. 陈三初

清，康熙间，元和县（今江苏苏州）甫里人，精岐黄术，传父非池之业。三初之子，亦习祖、父业，三世为医，而三初以国手称，名噪一时，求药满户外，遇贫乏者，辄施药间赠粟帛。

89. 韩来鹤

清，康熙间吴县人。著有《伤寒意珠篇》一书，而从徐乾学《憺园集》中有序一篇。兹摘录其略如下："《伤寒意珠篇》者，吴县韩来鹤所以阐发张长沙仲景之书也。……来鹤自以其说实前人所未有，其必有所自得者，余盖不得而知也。余常操两言以求医，《曲礼》曰：医不三世，不服其药。言功已试而无疑也。物理论曰：医者非仁爱不可托，非聪敏理达能宣畅曲解不可任，言学医须读书也。来鹤魏国忠献公之后，在宋市药之禁甚严，而其家以忠献故得市，当时谓之韩府药局者也，其子孙因以医名于世。明永乐时，有院使公茂者，与戴元礼齐名，传之来鹤之大父，俱精于其术，则非直三世而已也。来鹤少而工为文章，有声乡校，困于举场者久，读书者益多，以其余闲，通其家学，与徒守先世之故方者，相去倍万也。则其所以阐发仲景之书，而自以实前人所未有者，岂不可信哉。"

90. 俞坚

清，字心一，康熙时江苏嘉定县（今属上海）人，居城北。少学医于隐士金汝铉。常起危疾，每虑药性多偏、小不慎辄致害人，著《医学慎术》一书，以发明其旨。

91. 柯琴

清，字韵伯，浙江慈溪人。博学多闻，能诗，善古文辞，弃举子业，矢志医学。家贫游吴，栖息于虞山，不以医自鸣，当世亦鲜知者。丙午（1666）秋，校正内经，名《内经合璧》，未刊行。又著《伤寒来苏集》六卷，对于前人及方有执、喻嘉言等皆有所指摘。其自序中有曰："《伤寒》为世所甚重，故将仲景书校正而注疏之，分篇汇论，契其大纲，详其细目，证因类聚，方随附之，倒句讹字，悉为改正，异端邪说，一切辨明。岐伯、仲景之隐旨，发挥本论各条之下，集成一帙，名《论注》。不揣卑鄙，敢就正高明。"又著《伤寒论翼》二卷，在甲寅（1674）年作自序，论者谓琴二书，大有功于仲景。而吴医唐大烈曰，柯韵伯立言虽畅，不免穿凿。

92. 王式钰

清，康熙年间吴县（今江苏苏州）人。字仲坚，又字翔千。为儒学世家，深沉敏洽，以诗词文章著称。清初很多文人学士，从民族气节论，不就博学鸿词科而隐于医。仲坚与喻嘉言等有交往。"以诗书世其家，以岐黄游其艺"，为逼近"医不废人"，把读书明理作为毕生的信念和追求。著有《东皋草堂医案》，现存孤本藏中国中医科学院图书馆。

93. 戈宇秀

清，康乾年间吴县人，通医学，谙药性，于乾隆初年创制戈氏半夏，治阳虚痰饮，一切顽疾怪症，效如桴鼓，实有《金匮》诸方所不逮。后设戈老二房裕庆堂。

94. 孙星衍（1753—1818）

清，字伯渊，号渊如，阳湖（今江苏武进）人。乾隆进士，授编修，迁督粮道，引疾归，寓吴门。辑刊《平津馆丛书》，收载医籍，学问渊博，著作等身，对医药辑有《神农本草经》一书。嘉庆间向任太守兆炯购得虎丘一榭园，该园原为薛生白子六郎坟庵，孙得后，修葺一新，名为忆啸园，中有授书堂，并为其太夫人建节孝祠。享年六十六岁。

95. 孙日琏（? —1756）

清，字景初，吴江人，精医，乾隆十三年（1748）及二十一年（1756），时疫大行，日琏救人甚多，以劳瘁卒。

96. 朱霞灿（1770—1842）

清，字霁堂，号素园，元和（今江苏苏州）人，善岐黄术，著有

《诗集》八卷，《文集》二卷。

97. 陆文

清，字少游，又字含章，吴县（今江苏苏州）人。乾隆五十五年
（1790）入庠，以理学名世，且精于医，尝客游河洛，所至以医学见
知于当道巨公。道光二年壬午（1822）家居，值天行时疫，曾制一方
以活人，其证吐泻腹痛，脚麻转筋，一泻之后，大肉暴脱，毙者不可
胜数。维时苏垣大医如徐炳南、曹仁伯辈，佥以脾主四肢，今病脚麻
肉脱，显然脾病，法当补土，而参术并投，迄无一效。少游取《金匮
方》中蜘蛛散一法，以蜘蛛、肉桂两物，铚为散，以本年运气应用之
药，另制汤液送服，此方一出，投无不利。徐、曹奇之，登门索方，
畀之而去，由此风行，全活无算。著有《周礼集义》《炳烛斋诗文
钞》。尝在华亭令王某幕，筹划救荒，著《救荒私议》三篇，在医学
上则著有《医门良方所见录》。

98. 张宗良

清，乾隆年间医家，字留仙，吴县人。世代业医，精于医理，尤
对咽喉一科更有心得，曾采辑前贤成方，参加临床所见，编著《喉科
指掌》六卷，刊于乾隆丁丑年（1757）。该书论喉科诸症甚详，内服
和外治验方颇多，并有针灸和制药方法，又附有图谱说明，为影响较
大的喉科专著之一。此书既出，风行一时，也是近代喉科书籍中流传
较广的一种。此书彭启丰为之序。曰："吾郡留仙张先生素精医理，
其于咽喉一科，究心益深且久，采辑成方，参以己见，条例详细，哀
集成编。自神气脉理，以及色之青红紫白，音之高下沉浮，一一皆有
注释，了然指掌，较答列眉，合诸所治之证，如灯取影，百无一失。
真济厄之慈航，拯危之宝筏，其所经验取效，盖不可胜纪。"另有

《咽喉秘集》（又名《喉科秘旨》《喉科要旨》《急救喉症全集》），系与吴氏（其名不详）合编；该书汇集张、吴治疗咽喉疾患和口腔病的宝贵经验。

张氏除以喉科著称外，对儿、伤、内、外、妇、眼、麻醉等科也积有一定经验。

99. 徐镛

清，字叶埍，号钰台，原籍松江（今属上海），流寓吴中。入籍吴县，应试，于乾隆十三年（1748）入庠，精岐黄术，有名于时，其著作详见《吴医汇讲》。

100. 谢元庆（1798—1860）

清，字肇亨，号蕙庭，有号兰圩，吴县（今江苏苏州）人，生于嘉庆三年戊午（1798）。以乐善好施，著声远近，举凡恤产保婴赈贫施衣给米等，未易悉数。精于医，喜自携药囊米券，仆仆委巷间，救人贫病。潘曾沂赠联云："一生行脚衲，斯世走方医。"盖实录也。咸丰十年庚申（1860）六月卒于黄埭，年六十有三，所辑《良方集腋》一书，至今贫病犹赖之。

101. 徐宗旸

清，吴县洞庭西山人，嘉庆间贡生，能诗，精于医，乡人趋之。

102. 韦光黻

清，字君绣，号涟怀，又号洞虚子。元和（今江苏苏州）人，嘉庆十六年辛未（1811）诸生，受业于顾元熙太史。工诗，能画，善鼓琴，精通医理，著有《在山草堂集》。

103. 胡振

清，字兆新，苏门民医，于日本享和三年癸亥，即清嘉庆八年

（1803），东渡，寓于崎岙。当地使译官问之，胡乃复曰：儒学者，设立教官，专管在学诸生，衙署学宫之旁，凡读书人考取秀才，则知府知县送入学内，教官迎进，拜孔圣后，即拜教官为老师，所谓进学之称焉。医官者，不过本地医家，寒士寂寞，官长强点充任，虽名医官，实以备承应传唤，兼治犯罪之人，每年俸谷无多，仍可在家诊治，并无学宫，亦不课教子弟。盖闾阎医士，一切衙门，俱不承应，俱读书人为多，官长延请，须用名帖，所以医学之不屑为也。三皇庙者，寺院也，有道士承应供奉，医家朔望进香，此盖就苏门一地而言之，如两直隶，恐不如此也。后文化元年（1804）甲子，天皇命征苏州胡振于崎岙，使小川汶庵、千贺道隆、吉田长祯三医士，向胡振就学。

以上照日文书抄，文字微有佶屈处。

104. 金德鉴

清，字保三，嘉庆元和（今江苏苏州）人，精于喉科，著《焦氏喉科枕秘》二卷，《烂喉丹痧辑要》一卷。

105. 周云来

清，吴（今江苏苏州）人，精妇科。嘉庆间曾与云间怀抱奇、唐松声会诊一女子，产后八朝，医妄以滚痰丸进，遂上呕下泄，延云来疗之，投人参八钱，加赤石脂禹余粮，呕泄俱止。后其家又有一生产者，医作外感治，面赤气喘，肢冷脉弱，乃延怀，云来亦至。怀见其中气空虚，欲以归脾入炮姜与之。云来曰：先补阴后补阳何如？怀曰火气既浮，敛之有何不可，遂以六味汤入肉桂、远志、枣仁，气渐平，脉渐出，怀辞归。忽复厥逆，复延余，怀以他往不及，云来用人参四钱、附子八分进之，向安，因托怀友松声唐子复与云来商温补而愈。

106. 吴生甫 （1816—1871）

清，吴县（今江苏苏州）人，为嘉道时名医金绍成（字平庄）之入室弟子，医名籍甚，生于嘉庆二十一年丙子（1816），卒于同治十年辛未（1871），享年五十六岁。

107. 石可中

清，字子克，自号讷庵居士。嘉庆间人，祖籍松陵（今苏州吴江），迁居吴趋。家贫事父母尽孝。少读书不试，去而读医，医成，能以术救人，年三十而夭。著有《韭溪草堂集》，殁前自焚之。

108. 尤世楠

清，字文叔，长洲（今江苏苏州）人。传其祖在泾之学，医名著于时，兼长制艺。试辄冠其侪偶，乾隆五十年（1785）恩贡生，嘉庆元年丙辰（1796）举孝廉方正。

109. 张爔

清，字仲华，号爱庐，医名著声于嘉道间，著有《爱庐医案》一卷。

110. 詹昱

清，字曜天，吴县人，迁居宝山，博医心存济利，嘉庆间创设"留婴公局"，悉心经理。子，启枫，名医之后，承家学，以医术知名。

111. 夏廷荣 （？—1860）

清，字秋田。吴县人，精医术。六岁时，父客死湖北汉阳。迨母殁后，寻父丧。抵汉阳，一日于丛轊中见一棺，字多剥落，唯一雨字可辨，盖其父名雨村也，告之官，数齿及沥血皆验，负之归。道光中以孝子旌，咸丰中举孝廉方正，而医术亦有名于时。

112. 李文通

清，字经畬，号听雨，长洲（今江苏苏州）人，道光二十四年甲辰（1844）岁试诸生，七龄能作听雨诗，遂以自号。曾刊《武林惠山邓尉纪游诗》。善绘芦雁，精岐黄术，悬壶于胥门万年桥北拥书楼，与钱辰、杨焕华、朱文标交好唱和，喜谈兵不为时用，遁而之丹术，后迁寓吴江之芦墟卒。

113. 吕震

清，字檠村，钱塘人，晚寓吴，道光五年（1825）举人，官湖北荆门州判，酷嗜医，诊疗辄有奇效。其治验有如，潘大史遵祁病痹服茵陈汤不效，服平胃散又不效，臆中若藏井底泥，米饮至前辄哕。吕诊之曰：湿固是矣，此寒湿宜温之，与五苓散加附子，药下咽胸次爽然。方氏子伤寒疾革，议用牛黄清心丸，吕曰：邪在腑，上蒙心包，开之是揖盗也，宜急下存阴，投以犀连承气汤，一服疾愈。叶氏女周岁遣疾将殂，仰卧胸膈如阜，吟呻拒按，吕曰：此结胸也，服小陷胸汤立效。吕酷好医书，遍览百家，而一以仲景为宗。其为医也，问切精审，不杂一他语，立方必起章；阅数刻始安。著有《内经要论》、《伤寒寻源》若干卷，陆懋修持论，多本王丙、吕震云。

114. 管庆祺

清，字心梅，又字洵美，元和（今江苏苏州）人，道光十九年（1839）庠生，为陈奂弟子，兼精岐黄。曾为奂治病，与时医异，服其药得愈。尝手批薛生白著《医经原旨》，并为奂撰年谱。

115. 彭蕴炜

清，号春湖，元和人，道光二十三年癸卯（1843）经魁，通岐黄术，官广东嘉应州兴宁县，以医术疗民病，活人无算。

116. 陈伦

清，吴县（今江苏苏州）人，祖应隆，父大绅。道光二十九年（1849），苏郡大水成灾，出仓谷千石，就里中平粜。灾后民多疾病，又感于其祖昔年乞药疗亲事，因遂研究方药而通医。重刊《济世养生集》方书，并以重金购得时人家藏秘方若干条，附益刊印行世，岁常修合经验丹丸，以济病人。

117. 顾悍

清，原名锦，字日瞿，更字述民，号少竺、涤庵、青萝山人等。新阳（今江苏昆山）朱塘人，后徙居甫里（今苏州甪直）。精医术，工书，通经史，善诗文。于青萝山馆授徒称名师。医术鸣于时，许起从其游，遂得其真传。同治中卒，年七十六。著有《用药分类》《涤庵诗钞》。

118. 朱斗

清，字嵩南，元和（今江苏苏州）人，同治四年（1865）岁科两试诸生，工书画，通医学。

119. 朱鑰

清，字东樵，长洲（今江苏苏州）人。父朱元秀，又名之励，行医济世。雍正年间名医，系士绅朱清溪之弟，在惠民药局施诊，该药局即由朱清溪捐资倡办。"……允行，清溪之弟，东樵朱子鑰绍先哲之遗范，以兴善念，克己济众，深明医理，品行端方……民病日多，东樵则隐，为怀广救生……"［雍正十二年（1734）十二月立苏州至行坊惠民药局碑］著有《惠民局本草诗笺》十卷，蒋溥为之序。略曰：吴郡东樵朱子业精和缓，疗治惠民局贫病，屡收成功。复以肘后之奇，谐之音律，著为《本草诗笺》十卷，析类分门，旨赅辞简。……是书发微阐幽，独开生面，不独津梁后学，抑且使博物君子，摩挲吟咏，详性辨功，其为金针之度者，良非浅鲜云云。

查木刻乾隆本、道光本、光绪本《本草诗笺》均有"吴郡东樵朱錀著"字样，民国秦伯未精校石印本也署有"吴郡东樵朱錀著上海秦之济伯未校"字样。朱錀字东樵，惠民乃司事。錀（音轮）不同于鑰的简体字"钥"，恐錀鑰有误，故多有朱钥之讹传，存考。

120. 殷辂

清，字新之，长洲（今江苏苏州）人，与朱斗同受业于吴宝恕之门。于同治四年乙丑（1865）岁科并试入长庠，旋徙善人桥为儒医，有名于时。

121. 李德立

清，同光年间太医院院使，四代御医世家。同治帝出天花，但据说是梅毒，却必须奉命当出痘来下药诊治，因此送了这位年轻天子之命。因为同治帝的生母心知其故，所以并未追究。

122. 敏兰居士

清末吴县（今江苏苏州）人，生卒不详，儿科医家，精于人痘术，著《增广保婴要旨》，认为痘之发必因外感，以病引病，故必须预防，接种痘苗。其种痘悉本《医宗金鉴·种痘心法》，尤推崇以"津唾蘸满痘屑塞儿鼻孔内"之"水苗法"，对人痘接种术的推广颇有贡献。

123. 程文卿

清末民国，吴县人，从师董轩卿学医，子朝麟继承家业。有门人钟平石、谢兆卿、汪震远等，均有医名。

124. 尤廷英（1847—1911）

清，字松泉，医名以字行，吴县光福镇西华（今苏州镇湖）官山里人。家贫，父为农而兼工者，幼随父习梓未成，以减轻食指，送从外祖父许竹峰习针刺，业成在光福悬壶。曾治愈青浦孝廉张家镇风疾，随张迁至青浦，向张问业，深研灵素，于是术益精，曾在崇明及吴县之横泾等处执业。最后于光绪六年（1880）迁至胥门外小日晖桥26号定居，自建新屋，求诊者门庭若市。当道如两江总督岑春煊、江苏巡抚程德全、臬司朱子榛等，都延之治疾而莫不应手愈。当时只知有小日晖桥尤针科而不名，因此同道中之诊务清淡者，租赁小日晖桥附近房屋，招徕病家。适吴县知事金元烺（绍兴人）患疾，饬差延尤。而误邀名尤季龙者，数治未效，方知有误，乃改延松泉，一针即霍然。遂即出示通告，其中有云：苏人尤松泉医士……为吴中针科独步，手到病除，远近皆知。近有尤少泉者即尤季龙在于附近冒名捏医，乡人不知，往往为其所误云云，下略。此碑当时树在尤之家门口。而松泉宅心仁厚，将"尤少泉即尤季龙"字样凿坏。尤施治所用之方法，随证而异，有用冷针者，有用热针的，有用火罐者，有则兼处方服药，当时人皆以仙针称之。尚遗有祖传及自用之医用器物一二事，传长子少泉早故，四子圭泉，以及少泉子皞民，均有声于时。今皞民之妹裕娥、月娥，子怀玉、怀琛、怀琦，女怀玢等，分布苏沪各地，盛传其业。而怀玉夫妇，主持苏州市中医医院针灸科，后调至苏州市立医院东区工作。

125. 陆润庠（1841—1915）

清，字凤石，号云洒，元和（今江苏苏州）人，九芝子，住阊门下塘原状元第。[其七世祖肯堂中康熙二十四年乙丑（1685）状元]

生于道光二十一年辛丑（1841）镇江府学，同治十三年甲戌（1874）以殿试一甲第一名魁天下，时年三十五岁也。其曾祖及祖若父三世名于医。因亦兼通医术，于光绪二十八年（1902）充管理医局副大臣，创制条规，并在京延医设局，施诊给药，年活贫病，数以千计。历任学政及典试官，因以桃李遍天下，迁升尚书大学士等职。于 1915 年卒于京师羊肉胡同旧邸，享年七十五岁，追赠太傅，谥文端。

126. 马嘉桢

清，字干生，吴县（今江苏苏州）人。光绪十五年己丑（1889年）进士，分发河南，历署西华、新野、柘城等知县。在柘城任时，适逢岁饥，分设粥厂医院，因凤知医，每亲往疗治，不避臭秽，卒以此积劳，殁于任所，光绪三十一年（1905）得旨，宣付史馆立传。

127. 郑仰山

清，字秋槎，世习带下医，住尚书里口，卒于光绪丙申年（1896），其父郑朗如均业医。其子郑乃昌为建荥阳家祠有禀告吴县知事碑记。

128. 胡礼椿

清，在苏州文山寺（桃花坞）一带行医，清光绪年间已卒。曾治愈过苏州知县母亲的伤寒症。受访者为徐寿荣，已经八十多岁，住阊门仓桥浜，胡是他丈人的父亲。

129. 胡仁寿

清，同治光绪年间吴县人，生卒不详，字悦彭，号种榆山人。

素善岐黄，于医书无所不读，居上海行医。其治病独能参以活法而不拘于泥古，诊脉投方，应手辄效，在沪上颇有声名，留《种榆山人医论》一册，不分卷，孤抄本，署"海上种榆山人"胡仁寿悦彭甫草稿。书成于光绪十六年（1890），此书专论疾病，不录方药，内有

"痰饮辨异说""血去无咎说""问疫与客论洋药"等。现藏于中华医学会上海分会图书馆，书前有谢建佐、何镛、潘蔚三篇序言，是书分二十四篇。

130. 郑文焯（1856—1918）

字俊臣，号小坡，又号叔问，别号瘦碧，晚号大鹤山人。奉天铁岭人，属汉军正黄旗。自言原籍山东高密。光绪元年（1875）举人，官内阁中书，后寓居吴县四十余年。陈中丞伯平抚苏，创存古学堂延郑为都讲大师，终身落落寡欢。擅长金石，精书画、工诗词，兼通医学。辛亥革命后，间居上海杜门不问世事。以遗老自居，靠行医、鬻书画自给。居吴县时，感于业医者疫疾治验甚少，治疾常杂投水火之剂，因叙经方之要旨，辨其本末，评述唐以前医籍，并取经籍传注所记杂家之言，为之疏证，按治经学之义例，著有《医故》《千金方辑古经方疏证》。擅词律，辑有词集《比作余音》《瘦碧词》《冷红词》《苕雅余集》。还有《古玉图考补正》《大鹤山房全集》。所著书共三十九种。民国七年（1918）二月二十六日逝世，葬于光福梓里村，康有为作墓表。

131. 王赓云

清光绪年间吴县（今江苏苏州）人。师从马培之精乎医道，既行疡术，又施药济人。悬壶钮家巷，后迁于桥巷，于光绪八年（1882）筹资开业鸿翥堂，搜集历代名医古方，用道地药材研制首乌延寿丹，回天再造丸，易老天麻丸等丸丹，深受医患欢迎。

132. 马济良（1861—1927）

清，吴（今江苏苏州）人，现在人民路饮马桥南首的马济良巷，即当年马诊所的地方。

133. 唐学吉

清，字迎川，号载张，吴（今江苏苏州）人，著作载《吴医汇讲》。

134. 祁正明

清，吴县（今江苏苏州）人，精医术，有声于时，所传医案，为叶讷人辑入《叶案存真》。

135. 周明德（1749—1823）

清，字勘斋，号希白，长洲（今江苏苏州）人。荐充四库馆誊录，叙县丞，发蜀省补用，随大师至西藏。藏中向无痘症，间有一二，即弃山谷，明德请于大臣，立药局，凡患痘者，即赴局调治，保全甚众。

136. 沈碉山

清，吴县人，精于儿科，有声于同光间，子连山，亦绍父业。

137. 沈倬

清，吴县洞庭东山人，幼孤力学，工诗文事，以医自给。

138. 沈忠

清，字德方，号丹崖，吴江人。工山水人物花卉，并精鉴藏，兼精医术，且非徒事皮毛者。

139. 沈丹彩

清，嘉定（今属上海）人，著有《医谱》一书，钱大昕为之序。略曰：沈子丹彩，吾邑世族，少时弃去举业，独究心医方五行壬遁之术，皆有神解。……乃博涉古今方书，分类采辑，辨受病之源，而得制方之用，为《医谱》若干卷云云。

140. 吕仁甫

清，吴县人。有医名。

141. 吴星曙

清，字彤翰，元和县（今江苏苏州）甫里人，甫里现名甪直镇，地兼元和昆山两县，因冒籍昆山入庠，精岐黄术，有声于时。

142. 吴浩（？—1851）

清，原名元浩，字养之，号拙存，吴县（今江苏苏州）人，为阊门外北濠东山庙道士。能诗善画梅，精岐黄术，于风瘫各症，治之尤为神效。

143. 余文本

清，字仁山，号友芝，苏州人，精于医。

144. 朱来章

清，苏州人，与吴载南等同赴日本讲授医学。

145. 朱丹臣

清，吴县人，精岐黄术。

146. 朱大鹏

清，字万程，精于医。

147. 王坚

清，字梅琴，吴县人，为拙存之徒孙。同光间为东山庙主持，其医治疯症，胜于拙存，有过之无不及。

148. 王光祖

清，字云湄，吴县人。仕奎文阁典籍，精于岐黄，有声于时，画山水清腴可爱，间作篆书，精刻玉印，善操琴，通音律，明数术，嘉庆年间卒。

149. 叶堂

清，字广明，亦曰广平。又号怀庭。传祖父天士与父奕章之术，兼精音律，度曲得吴江徐氏（釚）之传。清乾隆五十四年（1789）与冯起凤合订《吟香堂曲谱》，五十七年（1792）辑刊《纳书楹曲谱》十四卷，又《四梦全谱》八卷，钮匪石传其学。

150. 叶奕章

清，天士子，弟龙章，均习医，传父业。

151. 杨翰香

清，布衣卖药，选药精纯，不欺童叟。

152. 杨棣（？—1860）

清，吴县（今江苏苏州）人，与夏廷荣同时人，亦精医术，衍圣公赍奏厅衔。咸丰十年（1860）太平军攻克苏州，被执不屈，被鞭数千，断首惨死。

153. 冯懋

清，字桂槎，吴县香山人。父业农，幼随舅氏赴昆山习贾，昕夕自攻医理，复奋志读书，入郡学，因知名。著有《洗尘丌诗文稿》。

154. 黄国熙

清，吴县人，痘科名医庭森之子，疗痘多奇验。俞氏子六岁，痘甚稀，国熙曰：法在不治。俞改延他医治之愈。主家张乐设席，并邀国熙以致诮。国熙至，请儿视之，曰：演剧时宜避锣声。言讫辞去。主家置若罔闻。有顷，儿闻锣声发惊暴死。张氏子痘繁密，乳妪抱儿出视，国熙熟视妪，谓其主曰：令郎无恙，乳妪当死。数日后，儿愈，妪果死。人皆惊叹。

155. 闵思启（1852—1915）

清，字迪甫，昆山白塔港人。父擅伤科，卒时，迪甫年尚幼，从其姊习业，姊适苏州思婆巷殷氏，亦悬壶应诊，声著遐迩。友人曾亲见其治一脊椎脱出，嘱二人左右定位扶坐长凳上，自则由外趋入，以一足踢脱脊处，抬架而来，立行而出。传子企范、仲良，兹上海白克路（今凤阳路）永年里伤科殷震贤，为昆山正仪镇汤氏子，汤为殷氏之赘婿，亦传其术。迪甫由昆迁寓苏州仓街，术虽不如其姊，而亦名播江浙。治脱腭、折骺等，手术便捷，治无不愈。生子三人，长万青，次采臣，幼蕴石。万青及子莲官，均中年即故。采臣在昆山南街及上海白克路永年里两处诊所，门庭若市，苏寓则在潘儒巷；其子漱六早故，贯玉在上海，幼逺在昆山应诊。蕴石在苏州仓街，于1959年故世；其子石生，在当时联合诊所工作。

156. 费山寿 (1811—约1915)

清，名友棠，或作友堂，以字行，震泽人。自学中医，留心应验诸方，主用针灸法治疗痧症及急症。著《急救痧证全集》三卷，《急救喉证全集》附《刺疔合论》一册。

157. 程羹梅

清，吴县（今江苏苏州）人。少耽《灵》《素》，以活人为己任，既习内科，又从莘田治外症。事亲至孝，以亲疾吁天，愿减算以延父年。适得外疡，时莘田方远出，为他医治方所误，竟如陈子均死孝事以卒。娶仲安女鬓云，能诗，工楷，著有《花韵楼诗》，而医得李青崖之传，疗妇人病辄效。尚衣使者夫人以礼坚招，不得已应之，投剂霍然，认为寄女，由是戚党争相延治，情不能却，异乎炫术求售者也。

仲安曾患肺疽，割股肉以进而愈，羹梅之仁孝，鬓云之节孝，不得请旌，同一阙事。

158. 陆恬春

薛一瓢门下士也。医学渊深，老而道行，著有方书，未传。年八十余犹能诗，与周逋梅唱和，刻其集二卷。

159. 赵声倍

清，常熟人，博学多能，琴棋医术无不精晓。

160. 汤灏

清，一作翰，字效程，吴县（今江苏苏州）人，辑医籍中之摄生法，著《保生篇》。

161. 陈星华

清，吴县人，精于伤寒、温病诊疗。享誉声名，有门人侯子然，也是一代名医。

162. 许起（1828—1903）

清，字壬瓠，别号江左老瓠，长洲（今江苏苏州）人。从甫里（今苏州甪直）顾惺游，得其真传。曾立诗社于清风亭，唱酬其中，晚年拟修里乘，属稿未半而殁，时年七十有六。他目睹霍乱流行，死人无数，而医家每以丁附姜桂香燥温热之药投之，死于误治者亦复不少。遂发愤研读古今霍乱专著，参以己见，著成《霍乱燃犀说》上下二卷，其自序谓成于光绪十四年戊子（1888）午月。裘吉生收入《珍本医书集成》，提要略曰：是书辨霍乱之属寒属热，几如太真燃犀照怪，无形可遁。诚医家之指南，病家之宝笺也。

163. 曹维坤

清，字云洲，吴县人，从父炯学医，精于内科方脉，颇著声誉，传子锦涛及孙沧洲世其业。编有《叶氏医案存真》。同治十二年（1873）辑成《曹氏平远楼秘方》。著有《吴医方案》。

164. 曹毓俊（1837—1895）

清，字锦涛，承父云洲家学，兼攻儒书，同治四年乙丑（1865）

诸生，同治六年丁卯（1867）举人。中举后，议叙知县，乃不乐仕进，原承家学，以医济世，悬壶于苏申两地，与长子沧洲轮番值诊。生子三人，长元恒、次福元、幼元弼。于公元 1895 年卒。

165. 张惟铖（？—1860）

清，字铁耕，长洲（今江苏苏州）人。少弃举子业，贸布辽阳，卖药苏台，遂精岐黄术，尝以助饷功，议叙光禄寺署正，同时与张镜宇以医药济人，所活甚众。

166. 张海鹏（1755—1816）

清，字若云，号子瑜，常熟人。诸生，好藏书，治经之暇，以剞劂古书为己任，校刊医籍亦多，在校刻亡名氏《增广太平惠民和剂局方》十卷，其跋略曰："……要之此书，虽有朱丹溪驳辨，然当时精集群方，几经名医之论定，献于朝，行于世，所谓得十全之效，无纤芥之疑者，苟非实有足以惠民。岂竟为纸上空谈，以误世哉。虽传写或间有讹误，不可因噎而废食，余因久无刊刻之家，抄录不无亥豕，所以校对至再至三，以期详慎无误，而付之梓，尚望好我者，惠我古本，俾随时订正，幸甚幸甚。"其他所刊者，有《学津讨原》《借月山房汇钞》《墨海金壶》，收载医籍若干种。

167. 张松友

清，元和县甫里（今苏州甪直）人，受业于陈三初，精巫彭之术，尤侗有《冰生于水》之词提及。

168. 张志

清，字以柔，璐三子，习父业。璐著《张氏医通》《伤寒缵论》《伤寒绪论》《诊宗三昧》等，《内痘疹心得传》一编，稿已遗失，命由以柔纂补。璐故后，清圣祖南巡时，于康熙四十四年（1705）以父遗著五种进呈，康熙传旨另为装订备览。

169. 康时行（1645—1712）

清，字作霖，号竹林，迁居苏州。于诊务之暇，好研医史。所著《三皇药王考》为唐大烈收入《吴医汇讲》。

170. 袁觐宸

清，吴县（今江苏苏州）人，精医。

171. 祖世琛

清，字鸿范，号小帆，苏州人，著述《烂喉丹痧治宜论》，载《吴医汇讲》。

172. 徐鹤庭

清，精医。

173. 陈惟中

清，字尧心，元和（今江苏苏州）人。长洲（今江苏苏州）儒学生，家世业医，固亦以医名。清康熙四十年（1701）陈惟中对甫里志重加考辑，史料价值甚高。

174. 郑乃昌

清末民国，名公民，吴县人。祖朗如，父秋槎，素业岐黄，累世相承，父秋槎医名隆盛，研究医学极有心得，踵门求治者，如山阴道上，自晨至昃，应接不暇，每岁活人无算。衣钵相传名扬遐迩。郑乃昌曾于苏城干将坊旧宅建立荥阳祠堂，供奉先祖，以展崇报之成规，补激扬之典礼。

175. 吴士瑛

清，字甫恬，号壶芦山人，又号子虚子，暨阳（今江苏江阴）人。长于痢疾证治，自称其术传自喻嘉言之甥舒进贤，有《痢疾明辨》、《吴甫恬先生自存医案》抄本。

176. 吴元善

清，字秋山，吴郡（今江苏苏州）人。名医曹存心弟子，随师应诊，有《延陵弟子纪要》（又名《乐山先生遗案》）。

177. 陆士锦

清，字文珊，苏州元和（今江苏苏州）人，迁居奉贤县。诸生，精医理，博考张、刘、李、朱四家之说，著有《医规》《女科选注》。

178. 金永琪

清，字显扬，吴县（今江苏苏州）人，寓居上海，设酒肆于城西，喜交游，擅医术，精内外儿科。

179. 郑溶

清，字庚谟，又药圃，昆山人。诸生，乾隆年间侨寓嘉定娄塘。世传女科医术，以奇经八脉治病，医效显著，活人甚多。

180. 赵儒缙

清，字凤亭，长洲（今江苏苏州）人，寓居上海。祖传医术已历二十七世，擅治目疾。

181. 薛福（1780—?）

清，字益庭，号瘦吟，吴县人。清代医家薛雪之侄孙，师从袁枚大弟子方大章习医，嘉庆季年至王江泾悬壶行医，历十余年，后又移寓东禅寺及禾城行医。道光季年择居王江泾西陶家浜。

薛福是一位儒医，身长鹤立，聪明强记，于书"无所不窥"，吴江人李显若（王猷）《闻湖诗续钞》谓"瘦吟治疾疏方，雄谈惊座"。相乡人陆以湉《冷庐医话》颇多赞辞，如"能诗精医理""医学津梁"。著《瘦吟医赘》二卷存世，道光十九年（1839）抄本为孤本。

182. 江湛源

清，名德章，常熟人。为柳如是治病的名医，当时与江一起为柳治病的还有吴江名医郑三山（钦谕），郑乃五百年郑氏世医。江乃清代名医文虎之祖父。

183. 顾伯平

清，元和（今江苏苏州）人，精伤寒，有名于时，住甫桥西街多贵桥，子福如、孙嘉申传其业。

184. 顾世安

清，吴县（今江苏苏州）人，曾为御医。

185. 释佛宗

清，字西畴，常州陈氏子，受戒灵岩山，通医术，视童子疾，施金丹，每岁活孩可百计。

186. 题松阳

清，苏州人，与吴载南、朱来章等同时应征赴日本讲授医学。

按国人姓题者未尝见过，《中国人名大辞典》亦无此姓。按路史云：东楼公之后，又汉书功臣表，有题侯张富昌者，或即以县为氏，固不能决其必无，但或以中日通译关系，或以作者与刊印者有所讹夺，待考。

187. 薛起

清，字东莱，吴县人，薛雪之曾孙，传雪之业，有名于时，时已由扫叶庄迁至瓣莲巷矣。

188. 缪斑

清，字秉庭，一字笏岩，曰藻孙。少有至性，母宋病目，朝日舐之，百日而愈。后又病剧，亲侍汤药，遂通医理，常施丸散以济众。

189. 徐澹庵

清，名锦，苏州人。以治伤寒得名，能书善琴，延之者甚贵重，吴中医昂其价者，自徐始。为人和雅有度，后频遇于医家，相与定方，所议悉合，惜余医书六种未成，不得一请质也。

190. 钱峻

清，字青槛，苏州人，年代不详，著有《丹方类编》一卷（又作名浚，书名《经验丹方汇编》）。沈怀玉曾为重梓，徐子镕与慕琛、吴尚采诸君皆有序，新安俞焕与周朗增附重刻，仍名《丹方类编》。俞序略云："……故尝与大兄尔介、仲兄彦方，精选药料，秘制丸散，若寸金丹、催生丸及太乙灵膏，普施广送，毫不取其直，此固远近咸知者。然犹以为传药不如传方，盖传药则吾一家能辨，而传方则人人可辨也。乃网罗旧闻，摭拾新编，几费采择，而后付诸剞劂，将以布诸海内，俾远乡僻壤之家，咸得一目了然。思所以预防而疗治之，以无负余意。其有未曾经验者，概不录。书既成，仍名之曰：《丹方类编》。盖吴门钱青槛先生旧有此书，沈子怀玉曾为重梓，……余征求原本不可得，倩友抄录一通，今踵刻多方，另为开雕，而仍用其名者，不敢忘其所自也。"此书存。

191. 郑燕山（？—1940）

近代，世居人民路乐桥北，传祖业，专攻带下医，负誉吴中。中日事变时避沪，寓陕西北路慈惠北里应诊，享年七十余，子连山传其业。

192. 郑南山

晚清，精妇科。

193. 郑岐山

清代浒关人，郑资万子。自小聪敏，读书不限门径，因其幼年失怙，家贫无济，十二岁即为"童子师"。凭借父之医术行医养母，并日课夜读，攻岐黄书，"得九年之力"，学得医学成就。嘉庆己未（1799）秋，有朱梧亭媳患肝疾甚剧，经当时名医王九峰诊治于苏，服药后"更甚痛欲绝"，后经歧山治之"投药辄效"。且不自夸自诩，为百姓传诵，名噪浒地。

194. 郑召山

清，世传女科，有名于时。

195. 王杏园

清末民初人，医术理论颇高，尤精于内科伤寒病症，子小园、孙祖赓承传家业，"王门三代"医名誉满浒镇。

196. 张友樵（1754—?）

清，苏州人。人品高雅，医于平淡中见神奇，擅摹印章，得文氏法，书亦秀逸，宗衡山，名与徐炳南、曹江伯相埒。尝谓：医之事岂易言哉，非讨论而悉其源，无以施临症之功，非临症而著其效，无以验讨论之力。二者未至，不足以言医也。

197. 周仙麓

清，苏州人，善治杂症，时以奇方治奇疾，辄效。

198. 褚祚晋

年代待考。昆山人，著有《元元集》《针经指南》《医史》等书，书未见。

199. 赵信孚

清，字交如，长洲（今江苏苏州）人。诸生，通经术，擅岐黄，取与不苟。咸丰十年（1860）避乱，僦居善人桥，授徒自给，以医术济人，贫病不受谢，人皆高其行谊。无子，殁后友人为营葬山中。

200. 张岗

清，字昆南，号古樵，长洲（今江苏苏州）人。布衣，有《鹤健堂诗钞》。昆南隐于医，丰颐红颊，神情怡旷，间好古琴，诗亦多清和闲适之趣。与沙维构自号两布衣。沙维构，字斗初，清长洲人，与张昆南同住下津桥。斗初经商，昆南行医，时相酬唱，有《耕道堂集》。

201. 谢晋

清，字云屏，震泽人，修行于吴江栖真道院，早年从陈亦园学医，尽通其术，居所曰"冰壶精舍"。

202. 艾步蟾（1854—1933）

近代，吴县（今江苏苏州）人，师从同邑名医李朴存。精伤寒，1922 年当选吴县医学会首届副会长，1927 年当选苏州中医学会执行委员，孙南屏世其世。门人汪逢春与北京名医施今墨、孔伯华、萧龙友齐名，为北京四大名医之一。

203. 曹岳镇（1876—1918）

近代，字南笙，号廉洲，为御医沧洲之长子，传父业，于十七岁时即在苏州阊门西街开业，于三十余岁时，迁至上海北京路德丰里应诊，名噪一时，旋传肺痨身故。子凤韶，字伯镛，传其业，而后死于南笙者，不及一载。南笙享年四十二岁，父沧洲痛之，有悼词一篇。

204. 曹岳祐

近代，字融甫，沧洲次子，传父业，行医沪上，声名鹊起，门人甚众。于中华人民共和国成立前故世。

205. 曹惕寅（1881—1969）

祖籍安徽歙县，客籍苏州，迁居上海。世代以医相传。祖父承洲，精于外科，伯父沧洲为晚清御医。曹氏自幼习医于伯父沧洲公，从学于堂兄南笙。早岁疾病侵寻，随父北游，寄居北京二十余年，在京更从二师，习医深造，并师事林琴南学习国文。婚后南归，旋又赴沪，悬壶行医历六十余年。

曹氏医术，秉承家学，博览诸家，生平尤为推崇叶天士，认为叶氏圆机活法，不执板方以治活病，处方遣药，尤以轻灵见长。虽以内科见称，但亦兼通妇儿各科，每多借用外科的方药治疗内科的杂病。曹氏生平治病，倡"万病唯术一通"。认为一切疾病，揆其要，气机无不违知，气血流通受其阻滞。一切治疗，贵在求气机之调和，得气血之流畅。只有气血流畅，才能使百骸健而苛疾除。求通之旨，为广义之通，并非通下，通利之义。旨在求气血之得通，按其常道而流畅，溉脏腑，濡百脉，始可身轻而体健，"万病唯求一通"为曹氏毕生经验之精华，也是临床活病之南针。曹氏立方遣药，讲究组织，崇尚轻灵。诊余著述，有手记伯父小沧洲公《救急便览》一册印行。《翠竹山房诊暇录》二卷刊印。晚年手定《百通验集》《万病唯求一通》《温热性哮喘表、攻、补三法》等均为稿本待梓行。子寿民致力于针灸医术。

206. 奚缵黄

近代，字正阳，别号髯道人，吴县（今江苏苏州）人，从曹沧洲受业，曾与同学屠锡淇合编《曹氏医案》发印行世。其自著有《小儿病治疗法》一书，共分十章，民国十三年（1924）由上海中央书店印行，时已先后四版，可见亦风行一时。

207. 马士元

近代，字筱岩，昆山人，住月城湾，以喉科名于时。光绪间迁吴，得调丰巷潘伟如宅，传子觐侯，孙友常，兼习内料。孙贻绥，字师驹，留德，精儿科。友常、师驹，迄今都负籍名，筱岩弟筱岗，住昆山东门内，亦以喉科著声于时。

208. 汪逢春（1884—1949）

原名朝甲，字凤椿，吴县（今江苏苏州）人。十余岁入名医艾步蟾门下学医。光绪三十四年（1908）赴北京，担任法医，并求教于名医厉轩举。民国二年（1913）辞去法医职务，正式开业行医。由于治愈众多疑难杂症，与萧龙友、孔伯华、施今墨并称为"北京四大名医"。逢春治病重在辨证施治，师古而不泥古，尊重同行，无门户之见，诊治内伤症，主张着重护理脾胃，治疗外感。着力由表宣达，使邪外出以免内传为患。尤以擅长于治湿温著称。民国二十五年（1936）冬，组织门人成立同研小组，相互钻研，共同提高。民国三十一年（1942）在北京天安门西侧廊为国药业公会主办中药讲习班，并创办《中医月刊》，先后收有弟子二十余人。对病人认真热情，常为贫病者代付药款。其弟子辑录其门诊医案，编集出版《泊庐医案》。

《泊庐医案》序曰：业师逢春先生，吴门望族。悬壶京市逾三十年。吾夫子儒而医者也，功受业于吴中名医艾步蟾太夫子之门，精究医学，焚膏继晷，三更不辍。洎卒业，复博览群籍，虚怀深求。壮岁游京，述职法曹，又奉手于力轩举太夫子门下，学教相资，益洞一方，故诊疾论病循规前哲，而应乎气候、方土、体质，诚所谓法于古而不泥于古者也。每有奇变百出之病，他医束手者，夫子则临之自若，手挥目送，条理井然，处方治之，辄获神效。余等忝列门墙，天资浑噩，从师有年，愧无所得。民国二十五年冬，奉师命组织同砚小集，受课之余，互相研讨，凡《内》《难》《伤寒》《金匮》等书，次第理董。二十七年春，吾师更于例假之日，携诸弟子登北海琼岛，假揽翠轩，杯酒言欢，讲授诸书，或共载一舟，荡漾太液池中，师生同游，其乐何如。春风时雨之化，固不仅一日之长，终身之奉也。

汪逢春生前手写近百册医方医案，存放在大儿子处，"文革"中惨遭焚毁，所以存世资料不多。有义子、门人张绍重保存有一部，药方、丸方较多，并有膏剂处方，是很珍贵的医学资料。有门人赵绍琴为北京温病名家。

209. 祝怀萱（1901—1963）

字绍钧，又名为先。祖籍浙江海宁。随舅父清末姑苏名医郑燕山攻研岐黄。祝氏勤奋好学，博览群书，于《金匮要略》《千金方》《外台秘要》钻研尤深，擅长内妇科。1944 年与当时名医章次公诸君于苏州创办新中国医学院，讲授中医内妇科。1948 年入上海红十字医院工作。中华人民共和国成立后参加上海市第五中医门诊部的组建及血吸虫病的防治工作。1954 年调任上海市血吸虫病防治所中医内科主任，致力于血吸虫病非锑剂的中药治疗研究，被中国科学院聘为血吸虫病防治委员会学部委员、中央血吸虫病防治七人小组成员。1956 年后任上海中医学院内妇科教授。著作有《妇女病经历谈》《中医对血吸虫病的认识和治疗》。女祝珊珊，学生姜宜孙继其业。

210. 王闻喜（1887—1956）

近代，亦作问羲，字心安，吴县（今江苏苏州）人，寓苏之柳巷，从儿科陈凤起习医，于少霞为再门人，所业甚精。对复兴中医，多所努力，任苏州题学会常务委员兼秘书等职，中华人民共和国成立后，在苏州市卫生局整理成药，即以王氏平日所著成方歌括，经众审定，兹刊印通行之《苏州市中药固有成方配本》，即附其便读歌括。尚有《金匮方歌括》一稿，用钢笔缮写，存家未刊。王善六法，喜度曲，精奕，可谓多才多艺。享年六十九岁。

211. 汪星伯（1893—1979）

吴县（今江苏苏州）人，出身望族，睿智聪颖，琴棋书画、篆刻鉴赏、医学无不精通。他说：毕生较有心得者，其一为中国医学，其二为国画。

星伯是汪森宝之子，读过东吴大学，广泛涉猎传统文化艺术，精通书画古琴，还深研中医，悬壶济世。医学传承来自陆润庠，上可追溯到润庠先祖陆九芝。汪星伯擅长伤寒、温病、杂病，妇科为尤长。来往于沪、苏、宁三地，"转辗凡二十年，治人虽多，而其道未显。"医术精湛，画名被医名所掩。

212. 吴子深（1894—1972）

名原，字华源、子深，号渔邨。别署桃坞居士，吴县人。早年曾从舅父曹沧洲学医，深得其精髓。家为吴中望族，收藏宋元古画甚富，又喜作画，得李醉石、周乔年、顾鹤逸等人指点，与吴湖帆、吴待秋、冯超然齐名，誉为海上"三吴一冯"。1949年移居香港，行医鬻画。1972年3月24日卒于印度尼西亚。

213. 陆兰生

望亭人。治蛇咬，传弟子何福林。

214. 慧峰和尚（1888—1966）

俗姓秦，江苏如皋人。早年从费伯钧学医，后居洞庭西山金铎山法华寺为僧，为法华寺住持。主治中医内科，尤精妇科。凡病家邀请出诊，风雨无阻，不分贫富贵贱，一视同仁。苏州、上海等地慕名前来求医者甚多。1950 年任西山卫生协会副主任。1956 年参加西山联合诊所，任主任。曾当选为吴县人大代表，1966 年于西山病逝。

215. 王有仁

民国吴县（今江苏苏州）望亭人，治疗痈、疽、流注。能指诊辨脓，力量之术惊人。

216. 李万卿

吴县木渎人，善治外疡。对外疡重辨证，常用外治辅助内治，相互得益。若阴寒内盛之候，用"回阳玉龙膏""阳和解凝膏"始克奏效。若阳热炽盛之证，用"芙蓉散""如意金骨散"能见显效。

217. 徐景藩（1927—2015）

吴江人，出身中医世家，十三岁随父徐省三学医，二十岁学成开业行医，长期从事中医临床教学工作，擅长脾胃病的治疗。1958 年参与创建江苏省中医院，1959 年到江苏省中医院工作后又到南京中医大学创建内科教研组，是南京中医大学教授，历任江苏省中医院院长、江苏省中医研究所所长，是江苏省名中医，首届国医大师称号获得者。著述有《徐景藩脾胃病临证经验集萃》刊行，参加编写《中医内科学》《现代中医内科学》等教材，女丹华、孙女心田，承传其业。

218. 沙星垣（1912—1995）

苏州人。1927 年即师从中医经绥章，学成后在苏州开业行医。1952 年参与江苏省中医院筹建，1963 年加入南京军区总医院开展中医工作，长期担任中医科主任主持工作，是全国著名的中医临床专家，研制外用止痛中药和内服止血中药为临床服务。阐明中医临床治疗急性心肌梗死的辨证用药，开展中医治疗乙型脑炎研究，获卫生部科研成果奖，著作有《中医护病学》《中医食养疗法》等刊行出版。

219. 吴怀棠（1917—2011）

名文槃。江苏省名中医。

1934年，高中毕业后师从苏州名医经绶章，学成后开业行医。精研岐黄医学，专攻伤寒温病，视病不分贫富，常怀割股之心，遣药重在效用，誉满苏城。中华人民共和国成立后，在苏州中医联合诊所工作。1956年奉调参加苏州市的中医教育工作，任卫生局教研办公室主任。

行医教学六十余年，临证严谨，善于总结经验，对经方解释、辨证用药，常有自己独到见解。治温病师法叶、吴，治伤寒杂病师法仲景，用药轻清简洁，治重症用药不畏其猛，治常病用药不显其繁。临证中常教导后学把握"辨证（证候）→辨病（病种）→再辨证（证型）"的方法非常实用，在苏州地区的培养中医后人、开展中医教学工作中卓有贡献。主编《固有中药成方配本》，著述有《伤寒论提要》《全匮讲义》存世。

220. 奚凤霖（1917—1996）

苏州人，江苏省名中医。

早年师从吴门著名温病专家侯子然、经绶章。敏悟好学，尽得师传。在治疗伤寒、温病诸症时兼取两者之长。当汗则汗、当清则清、当下则下，纵使疑难顽症，则随其不同证候，分清主次，视其缓急，选方用药，常得心应手，获效桴鼓。1937年悬壶苏州，开业以来，求医者摩肩接踵，对贫病者舍诊施药，名闻一时。1952年，联合黄一峰、葛云彬、王寿康等名医创建苏州市中医诊所。之后协同筹建苏州市中医医院。行医六十多年，孜孜汲汲，学而不倦。他常说："书不熟则理不明，理不明则识不清。"于温病多采自叶、薛、吴、王，杂病则推崇三张（张仲景、张景岳、张锡纯）。不墨守成规，结合临床辨证施治，以至融会贯通。临诊中对肺、肾、心等病均有深入研究，治疗多有特点。晚年，尤其大力推动与组织仲景学术研究，为振兴苏州中医作了极大贡献。曾主编《苏州市老中医学术经验集》，编印《中医论治心血管病经验集》，有《奚风霖医论集》印行出版。

221. 陈松龄（1913—1992）

江苏省名中医。少小攻读儒书，自学经史，旁览岐黄，精研仲景方书，深知活人济世之道。于1935年考进苏州国医专科学校，深造攻读。研得历代名家之长，于金元四家尤多启发。1937年毕业后，自设"延椿医庐"悬壶行医。1956年，参加苏州市中医院工作，临诊治疗，行医五十多年，匪有懈怠，勤于总结观察临床经验，积录数百医案加深辨证施治体验。自20世纪50年代以来尤其对血液性疾病多加探索，双轨诊断，诊病辨证结合，发挥中医药治疗优势，深得同道赞誉、病家信赖。门人华润龄承传其业。编著《本草歌诀》一册，油印本。有《血液病经验》出版发行。

222. 俞大祥（1921—2018）

江苏省名中医。苏州人，师从外科唐祥麟学习中医，少受师训，博览群书，有较深的理论造诣，曾致力于中医教育三十余年。主编全国统编教材《中医学概要》，参编《长江医话》。临床擅治脾胃杂病，重调慎补，动静求恒，有《以补中益气法治疗脑动脉硬化症的体会》《用芍药甘草汤为主治愈重症伤筋流注》等多篇论文发表。

223. 金绍文（1913—1993）

金氏儿科世医第四代传人。昭文胞弟，承传家业。从私人开业医生到成立联合诊所二人一起创业。昭文奉调入京后，绍文担纲诊所业务，门诊量一天一百多号，诊所业务蒸蒸日上。后来诊所扩大发展，由几个联合诊所合并成立了金阊人民医院。

金绍文在儿科临床中就小儿常见的腹泻、麻疹、哮喘、疳积等病均有药到病除的疗效。研制的"羚珠镇痉散"作为新药生产推广，有较好的疗效和应用价值，系江苏省名中医。于 1993 年逝世。绍文子士璋，曾孙羲和传承医业。门人众多，有陈协和、汪介民、戴大权、程子诚等，传其业。

224. 金士璋 （1940—2012）

儿科名医金绍文子。士璋中学毕业以后，即师从苏州名医吴怀棠，后随名医黄一峰侍诊，长期在医疗临床一线工作，有丰富的诊治经验和较高的中医学造诣。即使在"文革"期间，仍热衷于学习中草药知识，在苏州市较早推广应用连钱草（金钱草）治疗胆结石，用蜀羊泉（白英），木莲（鬼馒头）治疗肿瘤，以及用紫珠草治疗上消化道出血等病症，都获得较好的疗效。

金士璋医术高超，在病人中享有盛誉，得到政府多种嘉奖，是江苏省名中医。

225. 金百川 （1857—1930）

名学海，字百川。祖籍浙江山阴（今绍兴），太平军兴迁吴县(今江苏苏州)，拜沪上名医朱滋仁为师，六年后悬壶沪上，医名甚望。其子养田，侄绎声，门人葛养民、刘鹤一等十余人业医。

226. 薛藩 （1867—1937）

字文元，江阴人。从同乡名医柳宝诒学医，学成入沪，在虹口等地行医，任中国医学院院长，是近代中医教育的先驱者。

227. 徐相任（1881—1959）

名尚志，原字相宸，后改相任，晚号无私老人，吴县（今江苏苏州）人。早年随岳父费绳甫学医于上海，壮年悬壶海上。曾任职于上海中国红十字会附设时疫医院，以中医药治疗霍乱等症。又任神州国医学会常务委员。民国三十四年（1945）加入中国民主促进会，并任中央委员。中华人民共和国成立后，任职于上海市中医文献馆。行医五十余年，以治内伤杂病者居多，外感与时疫次之。尤擅治霍乱，用温燥与芳香之品，回阳固脱，多获良效。于内科调理病，以培补为主，以为唯正气内存，则邪不可干。徐氏治医，主张不拘于一家之言，通古淹今，择善而从。徐氏对治疗时疫，见解有独到之处。尝谓：无湿不成霍乱，无寒霍乱不危险，命行阳气不失守，霍乱不至于死。认为：霍乱是阴寒而非热症，其危象是脱而非闭。治疗霍乱时，以回阳固脱为急切要务，自订脱疫方多首。徐氏临诊达五十余年，既以治疗时疫见称于世，亦擅理虚之长，尤为可贵者在从事社会活动中，不自矜持，虚己乐闻。徐氏曾编著印行《中国生理学补正》《鼠疫良方汇编》《徐氏霍乱论》《时病常识》《急性险疫证治》《在医言医》《中华列圣记》《中华国医科目暨各科系统表草案》等。《闭疫证治》书稿，已散佚。哲嗣福民、利民绍继其业。

228. 殷秀达（1896—1962）

字履鸿，吴县用直人。早年从兄殷骏生学医，民国四年（1915）考入南通医学院。毕业后，曾与同学在丹阳设宏仁诊所。民国十一年（1922）回用直设立诊所行医。

229. 黄文东（1902—1981）

字蔚春，吴江人。1916年入上海中医专门学校，受业于孟河名医丁甘仁。1921 年毕业后返原籍震泽行医十多年。由于黄氏待人仁厚，济人甚众，博得百姓的爱戴和信任。1931 年应丁甘仁之孙丁济万院长之邀，返上海中医学院任教。1956 年后任上海第十一人民医院、上海中医学院龙华医院内科主任。上海市中医学会理事长、中华全国中医学会副会长。1978 年为上海中医学院院长。黄氏对《内》《难》二经和仲景学说深入钻研，对李东垣、叶天士著作探索尤勤。在学术思想上，非常重视调理脾胃，其处方用药不尚矜奇炫异，常挽逆证于轻灵之方，起沉疴于平淡之剂，恒为同道和学生称颂。著作颇多，主编学院多种教材及全国《中医内科学》教材，有《黄文东医案》存世。

230. 严二陵（1901—1981）

吴县（今江苏苏州）人。十七岁师从林衡甫，熟读医学经典，披阅各家学说，刻苦钻研医术，1921 年在沪行医。1923 年上海温病流行，严氏选用"轻可去实"法拯救重危病人，不计其数，故而颇负盛名。与名医石筱山、顾筱岩，誉为沪上三鼎，后入岳阳医院。严氏治病注重后天脾胃，极其推崇叶天士的"脾宜升则健，胃宜降则和"的论述。尤其对久病或病后调理之时，常用资助后天之法来培补先天之本。遣方用药多用甘温、甘平、甘凉之剂，用药力求精而少，轻而灵，但能恰到好处，药到病除。严氏临床诊治妇女为多，故对肝病的由来、分类和治疗均有独到见解。其子庆宗，女美君、瑞君均得其传。门人董建华继承师业，为当今全国名中医。

231. 党波平（1900—1970）

无锡人，字恒勋。祖传世医已历六代，承父党金镛（五代）衣钵，得真传，复从外祖父"江南名医"胡最良习针灸、儿科推拿秘法，终兴党家医业。后入上海市针灸研究所工作。波平弟波静承世传。擅用"灵龟八法"（又称奇经纳甲法），隆于沪上。

232. 黄鸿舫（1879—1945）

字伊莘，号耕生。江苏无锡梅村人。从师于吴县针灸名家虞觉海，尽得其传，学成后，悬壶沪上四十二年，登门求治者接踵而至，一时称盛。曾参与神州医药总会议事，任教于神州医药专门学校针灸科，担任沪南神州医院针灸科主任等职。平生以仁术济世为矢志，曾谓门下曰："医虽小道，然操生杀大权，应怀割股之心，勿贪货，戒骄懈，方为良医。"平时与朱少坡、徐小圃、包识生等交往甚密。子黄羡明，字香圣，又名皥。上海中医学校毕业，私淑孟河丁甘仁，又从伤寒杂病名家包识生，学医承父针灸术，随姐夫姚寅生习妇科，与陆瘦燕、杨永璇称海上三大针灸名家。

233. 殷受田（1881—1932）

吴县（今江苏苏州）人，幼科名医殷萃田之子。早年习儒，后弃而攻医，尽得家传之秘。悬壶沪上，声名颇著。1911年，参与创建上海市中医研究所，历任中国红十字会上海红会理事、副会长，上海市卫生局医士考试委员会委员。著有《殷受田儿科医案类辑》，现存抄本，子殷震一，继承父学。

殷氏对中医儿科造诣颇深。认为小儿脏腑娇嫩，形空未充，故发病易，传变快。小儿寒暖不能自调，乳食不知自理，一旦调护失宜，则外易为六淫所侵，内易为饮食所伤。因此外感时邪和肺、脾二脏的病证更为多见。

殷氏临床经验丰富，无论是对痧、痘、惊、疳古代四大儿科要证的诊治或是对呕吐、泄泻、腹痛等常见病，或是感冒、痢疾、暑温等时行病及各种杂证的医治，都强调辨证施治，并针对小儿病症的特点，拟出标本兼治的、疗效显著的药方。

234. 郭柏良（1884—1967）

别名纶，号闲云居士。江苏江阴人，自幼好学，专攻医书，先后从师叶杏林和苏州名医盛亮臣，五年以后，学成开业，适值是年时疫流行，病人接踵而至，蜚声沪上，尤其深得广东病人信仰。曾任上海粤商医院医务部主任，每天早上 7—9 时义务应诊十余年，风雨无阻，从不间断。1932 年起任上海市国医公会常务理事，创办中国医学院并任院长。郭氏得意门生，有安徽屯溪程道南，上海刘义方、王惠仁，江苏镇江赵心棣，广东伍颂文，香港肖琼秀等，其子郭少柏亦传其业。

郭氏治病，从理论到实践都遵循《内经》"治病必求其本"的原则，或先治其标而图治其本。

235. 周小农（1876—1942）

名镇，别字伯华。无锡人，邑中名医周憬之子。少时体弱多病，乃习医。初事锡邑邓羹和，旋即师从张聿青，学业益进，卒业后旅居上海业医。中年返乡行医终老。周氏擅长内科，对于温热时病，妇科和幼科的调理尤为应手。一生行医四十余年，著述颇多，修订其先人所辑《卫生简易方·周氏集验方合刊》一卷，续辑《周氏集验方续编》一卷，以及自辑《惜分阴轩医案》四卷（晚年又续三卷后易名为《周小农医案》）。长子逢儒，承继其业。

周氏行医于江南水土之地，诊治病例以温邪湿热及内伤杂症居多，其学术渊源近于叶天士、吴鞠通一派，并博采古今诸家之说，吸取精华，融会贯通。周氏酷爱收藏医籍，对孤本秘籍尤不惜重金以求。又颇喜民间单方验方。临证以谨慎、周密见长，于四诊中尤重问诊。对温病的治疗重视兼夹证的辨别。对虚体夹实邪之疑难杂症多以清养达邪、虚实兼顾作未雨绸缪之计，处方用药间有药味较多之大方。

236. 张汝伟（1894—1966）

名谔，字汝伟。常熟颜港人。幼年从唐君良为师，擅中医内、妇、喉诸科。初在家开业，20 世纪 20 年代迁沪上行医，业务一时鼎盛。曾执教于上海中医专门学校，1923 年任《常熟医学会月刊》编辑，1956 年受聘任上海市中医文献研究馆馆员。

张氏对《内经》《难经》《伤寒论》《金匮要略》以及金元以来诸家学说钻研颇深，覃思竭虑。在阴阳五行及脉象学说方面每抒己见。一生勤于著述，孜孜不倦，对医史研究有素。曾主编《中国历代医史》（内部铅印）。

张氏临证，对于内伤杂病，认为第一要辨虚实。虚实既明，治病便胸有成竹。至于虚实夹杂之证，应当随证辨治，灵活运用治法，不可拘执成见，为治病之要诀。综观其脉案，一般都不采用成法套方，对前辈医家关于"一病有一病之方，只有因病主方，并无主方应病之理"的论点则倍加推崇，认为是颠扑不破的名言。其治妇女病，认为除治肝为其扼要治法外，必须顾及奇经。对于慢性喉病除内服外吹药物外，每每叮嘱病家要重视摄生。

237. 王显夫（1891—1976）

名达，字澹盦，吴县（今江苏苏州）人，后迁居沪上崇明桥镇定居。王氏祖先从医已四代，素以妇科、内科方脉著称。在其父镜泉公督教下，自幼研读医学典籍，贯通要领，掌握精髓。二十岁悬壶上海。王氏晚年，潜心著述，秉承家学及历代先贤论著，结合自己几十年的临床实践，将三十多种常见病症，逐篇阐述，撰成《王氏医述》。又著《澹盫医案》，内有中风、伤寒、温病、房劳、暑病、秋燥等六门，凡三十三个案例，大都属于疑难重病，各诊首尾齐全，20世纪70年代曾油印问世。

238. 政颂文（1898—1966）

太仓浏河镇人。政氏中医外科六世相传，名闻太仓、嘉定、宝山一带。后进入上海南洋医科大学学习西医，毕业后回乡，随父政楚珍协同行医，仍以中医外科为主。1937年后，全家迁至嘉定定居开业，1951年参加娄塘镇第一联合诊所直至退休。

在外科诊断及治疗上运用四诊八纲，重点辨别疮疡阴阳厥逆，既重视局部的病变，又注重整体的情况，分清虚实，采取不同治疗方法，内治用消、托、补三法。外治用膏药围敷、掺药刀法等，是政氏外科特点。

239. 顾定云

原籍无锡，民国年间至浒关挂牌行医，名噪当地，求医者门庭若市，数年后买地建屋，广收学生，曾在《苏州明报》登载广告，在苏城"定期门诊"。吴济之、朱介生为其门人。

240. 陈良夫

生卒不详，吴江同里人。师从嘉善名医吴树人，医名远播苏南、沪上，从其游者青年才俊三十余人，有《陈良夫经验专辑》刊行。其婿徐石年承继其业，石年子春霖继业医。

241. 朱润苍（1909—1960）

昆山周庄人，家境殷实，自幼从祖父学四书五经，接受了良好的传统文化教育，十三岁能吟诗作文，稍长随浙江嘉兴名医朱斐君学习中医。朱斐君（1893—1954），浙北名医，因医术高明被人称为"朱一帖"，施诊送药，名噪一时。1933年朱斐君筹建"紫阳医舍"，出版《紫阳医舍月刊》，抗战时期避居上海租界继续行医。

朱润苍学成之后回周庄镇的南湖街开设诊所，有朱斐君题赠"朱斐君夫子授朱润苍诊所"匾挂。朱润苍又是一个文学青年，收藏了不少书籍，广泛涉猎，具有较高的文学修养，有《贞丰八年血泪录》日记体一书存世。周庄，古称贞丰，《贞丰八年血泪录》一书由周庄人唐湛声作序，与陶煦《贞丰里庚申见闻录》相提并论，为地方志乘之重要文献。《贞丰八年血泪录》所记从民国二十六年（1937）八月初七到民国三十四年（1945）七月初十止，时间跨度八年。朱润苍在周庄结交文人墨客，与费公直结为忘年交。

242. 郑静侯（1900—1981）

又名思远，吴县（今江苏苏州）人。初从南京罗哲初学内科针灸。后行医于苏州、常熟及上海等地。从事中医工作六十余年，擅治视神经萎缩及肠胃病，尤精针灸。临床上常针、药并用，有独特的取穴及针刺手法，并善于运用子午流注配穴，其取穴少而精，疗效显著。曾发表论文十余篇，绘制出《子午流注灵龟八法逐日推算图》。

243. 钱选青（1911—1986）

无锡人，初读私塾，十五岁即拜乡医田镛和攻读医书。三年后复从师无锡王志邓继续深造，学成悬壶沪上，诊治内妇杂病，颇得病家信任。中华人民共和国成立后曾任北郊区卫生工作者协会负责人，上海市第一届中医学会理事等职，1956年调入江湾医院中医科工作。

钱氏临证，擅长内妇科，精于调理气血，遣方用药主张轻灵，认为人体有自然抗病能力，多半疾病，只需顺应机体自然、稍稍拨动，气血流通即能祛邪复正，不可用峻药猛攻。钱氏临床近六十载，积累了丰富的经验，但不善写作，后由其门人总结其临床经验，编入《验方汇编》《宝山县老中医经验选编》及刊载于《上海中医药杂志》等。其子天雷、门人达美君承继其学。

244. 殷震贤（1890—1960）

字邦良，昆山正仪人，出身于世医之家，自幼好学，聪颖敏达。伤科医术由其父殷致祥亲授，更获昆山闵家伤科闵老太的传授。弱冠之年，来沪行医，悬壶于上海白克路，并刻苦攻读于依利沙白医学院，学习西医知识，熟悉解剖生理，细辨病理全貌，逐步改进和发展了殷氏伤科特色。在伤科手法和外用膏药上屡获褒扬，名噪一时，成为上海殷氏伤科的奠基人。子伯阳、孟超、家骅、女家玉、家瑜皆业医，其中家骅继承伤科事业，尽得心传。

245. 张震夏（1922—1976）

又名建华，无锡人。幼年深痛母病失治，乃有志于岐黄之术。十三岁负笈至江阴拜当地名医吴仁育为师，学习中医内、妇科，兼读经史古文。五年后，又师从上海中医儿科沈葆如，1940年后在苏州城内应诊。自设诊所"求放心室"。1948年赴沪，应邀任上海市纯红慈善会内、儿科医师。1956年聘至上海中医学院任教。

张氏治学根于《内经》，熟谙仲景之书，擅长温病临床辨证论治。善治内、妇科杂病怪症。执教二十余年，教书育人，备受师生赞许。编著《医林遗珠——张震夏的医疗经验》一书，未梓行。

246. 姚心源（？—1947）

近代，字滋常，吴县（今江苏苏州）人，姚文藻长子，心源师从名医徐勤安问业，术益精，著有《海上效方》一册等。

247. 费拙夫

近代，住因果巷，精于调理，治痨瘵有独到处。子荫甫，为伤科闵采臣之婿，传父业，中岁即卒。

248. 尤学周 （1899—1960）

江苏无锡人，先后在锡、沪行医。

249. 顾九皋

住葑门虹板桥，业医。1931 年春三十一岁死于猩红热，曾在伯乐中学任教。其子顾容川，为苏州早期的中共党员，容川，名海基，其兄毓基（字秀夫），姐荇基，妹寿基、淑基。

250. 徐子荃

徐氏乃徐达后裔。徐子荃，在上海挂牌行医。子荃侄吉人，民国时人，1920 年前后由黄芦迁吴县浦庄寿椿堂坐堂行医。吉人子树隆，树隆子徐亮，在苏州手表壳厂工作，徐亮姐夫邵金良，苏州砖瓦厂退休，由金良向苏州中医博物馆送来捐物。其后裔捐赠诊室木质牌匾，字样有："御医陈莲舫夫子传徐子荃内外大小方脉。珠溪陈廉芳夫子传徐子荃内外大小方脉。"

251. 徐景南

苏州中医，行医在民国二三十年代。乃乾隆年间武举徐长庆后裔。有祖业，徐氏梓荫义庄旧址在盛家带 27-30 号，控保建筑。

252. 陆耀岩 （1886—1950）

字维石，原籍江苏崇明（今上海市崇明区），民国初期定居洞庭东山，直至终老。内外科中医。

青年时在南通启东从师学习中医中药，性本聪颖，又刻苦钻研，竟致既通中药业务，又精内外医术，初一悬壶，即知名于乡里。

东山严氏族人，筹建严大德中药铺于殿前街，乃礼聘迎至东山，经理其事，成为严大德药铺创始人，且附诊所为病家治病。以当地白沙枇杷，精制成膏，为消痰止咳之妙药，远销沪宁，声誉卓著。三十多年来，愈人无数，并每年均应邀参加惠安堂送诊，晚年身患肾病，犹带病应诊不辍。

253. 陆自量（1906—1966）

吴县（今江苏苏州）黄桥乡人，与梅占春同为王有仁门人。精岐黄草木，擅治时病与湿热病，善栽草植药。对疑难五毒杂症尤精医理，并临床经验丰富，著书述谈、医德高尚，饮誉一方。

254. 梅占春

为望亭名医王有仁门人，擅内外科，家住浒关下塘北街。

255. 姚仲良

为浒关七代祖传妇科，其妻亦能医，善为妇女用药堕胎。

256. 邹仲文、曹文康

均师承无锡章治康学习中医外科，邹仲文有喉科家传秘方，疗效显著，慕名求医者踵接。其子邹文生，继父业从医，擅内外科，传扬章治康医术。

257. 李澍人

师从苏州名医李畴人，医理业务基础扎实，学成回浒关行医，擅内外科，尤长于伤寒等症。与吴子湖同门，有医名。

258. 朱祖德

师从朱丹轩，盛得师承，医理颇高，又得祖传疗科秘籍，尤其是疔疮痈、蛇丹疮疑难症均能治愈。颇得病家信任，其妻女也得其真传，继承家业。

259. 叶瑞隆

吴县（今江苏苏州）木渎人，家传内、儿科，有丰富的中医药理论和临床经验。"甘草粉蜜汤"治胆道蛔虫症数十例，疗效显著。

260. 张芝亭

清末民初，吴县斜塘人，创人痘旱苗法接种于健康儿童，预防天花，在当时取得一定的预防和减轻症状的效果。治疗天花并发症有一套完整的透发、解毒、清热、托浆、补血、外敷治疗方法。

261. 周绍山

吴县太平人，精于妇科，技术精湛。善于审证求因，凡由内伤七情，导致月经失调、经前乳胀、梅核气等症，方拟舒肝理气，活血通络；诊治妊娠恶阻，方用"乌术半夏汤"，疗效均好。

262. 周卫道

病儿吴国梁之父吴文标赠"国家之光，人民之福"匾。1952年1月，吴国梁患疾，范瑞桢、王良根先生介绍求治，由周卫道医师诊愈。此匾文曰：扬针灸之术，有超科学之功能。匾额藏苏州中医药博物馆。

263. 王心武

民国时无锡人。住苏州平江路大柳枝巷，传称"王伤科"。陈锦云为一退休工人，多次出让中医药小器械。王心武为其岳母之父。

264. 郑健初（？—1991）

住吴县唯亭河南街，四代悬壶行医，郑健初在唯亭跨塘有医名，平生烟酒不沾，唯独喜欢养花种草，院内树木千余棵，宅院十多亩，有铁树、含笑、蜡梅，系郑健初手植，已有六十多年历史，其中柏树有百年以上历史。有四棵六十多年历史的铁树，还有几百盆盆景，面临改造拆迁。郑家种花养草的名声超过了家传医名。有子郑昌德。

265. 唐贵如

吴县（今江苏苏州）唯亭人。施用枯痔法治疗痔疮。传子唐国权，国权自制改良枯痔散及枯痔液压缩结扎挂线等法治疗痔瘘，方法简便，疗效满意。

266. 江忍庵

近代，吴（今江苏苏州）人，为中国医药会会员，著有《中国药物新字典》一册。其自序略云：费一载之光阴，竭半生之心力，从事修订，别出心裁，务求简括，不取烦冗云云。此书由上海广益书局印行。

267. 许鸿文

近代，字鹤丹，医名以字行，为大椿之子，自金墅迁苏城阊门外悬壶，能传父业，精外科，门庭若市，声闻遐迩。

苏州山塘街许宅原系苏州中医外科许鹤丹私宅。许宅雕花楼坐落于新民桥旁，南临山塘街，房屋坐北朝南四进，总面积约二千四百平方，是苏州清朝建筑，被文管会列为控保古建筑。由苏州民营企业家周炳中先生投资修复。

268. 徐伯年

民初名医，擅内科，门人多人，其中徐炳兴得先生医术，颇有盛名。有门人王永亮、陆惠安、徐佳楣等。

269. 宋纶一

近代。吴县人，医术有名于时。

270. 余伯陶

近代，字德壎，嘉定人，著《鼠疫抉微》四卷。

271. 程南生

为苏州名医经绶章最小的学生，在浒关求医者颇多，后病故黄埭。

272. 朱丹轩

从学苏州经绶章，坐诊浒关后，求医者众，医理颇高。

273. 葛文彬

自制伤药止痛丸，主治一切伤痛（秘方于 1959 年献出），治疗骨折用纸板或小夹板固定，愈后功能恢复良好。

274. 胡开荪

吴县（今江苏苏州）用直人，专治骨伤，葛云彬大弟子。

275. 史文高

吴县人，业伤科，是名医葛云彬连襟，在上海杂技团工作。

276. 吴志云

吴县木渎人，女，系五代疗科，家传秘方，外治提脓排毒，内治清热解毒，临证多年，治愈不少疗疮重症。

277. 李仰之

吴县金山人。采用脱痔散及秘制中药药线结扎痔核，痛苦少，疗效好。

278. 何福林（1919—1974）

无锡人。中华人民共和国成立前，在吴县（今江苏苏州）乡区捕蛇和卖蛇为生。中华人民共和国成立后，曾师从望亭蛇医陆兰生。1958 年在石湖上方山建立毒蛇防治所，被聘为蛇医。至 1970 年先后收治毒蛇咬伤病人一千五百余人，疗效卓著。1970 年调入金山人民公社医院，主持蛇伤专科。与省、地区有关单位协作，开展医治蛇伤研究，后在临床应用中西医结合治疗蛇伤取得成功。并在院内建立毒蛇饲养场，对蝮蛇综合利用作出了贡献。在苏州卫生局举办的毒蛇防治训练班上，无保留地传授防治蛇伤的方法经验。曾被聘任为苏州地区毒蛇防治研究小组组长，是江苏省毒蛇防治协会会员。

279. 秦均天（1933—2021）

吴江平望人，原籍平望镇溪港村人。溪港秦氏四代中医及今五代。其父秦东园为一代名医。

传统中医学的特点和优势

中医学是一个庞大的科学体系，元气论作为中医理论的基石，阴阳五行学说构建起中医理论的框架，而五脏六腑藏象理论是中医理论的核心。同时，它还具备整体观念、辨证论治的鲜明特点。

整体观念

中医学认为人是一个有机整体，人体的各个组织器官在结构上既独立存在又相互沟通，在功能上相互协调，所以在病理上也就相互影响。同时，生存在自然界中的人与外界环境也有着千丝万缕的关系。人必须适应自然才能维持自身稳定的功能活动，维护人体内外环境的统一。这是中医学整体观念的两个方面。

人以五脏为中心，五脏大致代表了人体的呼吸、循环、消化、泌尿、内分泌等五大功能系统，它是通过经络与六腑、五官九窍、四肢百骸等组织器官组成的一个统一的整体。人的各个脏腑组织虽有着各自不同的功能，但这些不同的功能作为整体活动中的一个组成部分，一方面会受到整体活动的制约和影响，另一方面又会影响到其他脏腑组织的功能活动，在平衡协调状态下维护机体的整体统一性。

在整体观念的指导下，人靠脏腑组织正常地进行各自的功能活动，既不太过，也无不及。同时，还要依靠脏腑组织间的互相协调统一。只有这样才能使整体功能处于正常的稳定状态之中。人体的脏腑组织以及互相之间的关系极其复杂，先人们就借助了阴阳学说和五行学说来诠释，由"亢则害，承乃制，制则生化"的认识出发，达到阴平阳秘，既协调又制约的平衡统一，并使整个机体处于生化不息的稳定状态之中。

人生活在自然环境中，环境中存在着人类赖以生存的必要条件。外界环境的变化，可以直接或间接地影响人体，机体必然会作出相应的反应。若这类反应轻微，可表现为生理性反应；若这类反应超过了一定范围，就会出现代偿反应；若进一步发展，机体不能适应外界的变化，那么就有可能表现为病理性反应，最后导致疾病的发生。

在一年四时变化中，根据五行五气学说，一年之中有春温、夏热、长夏湿、秋燥、冬寒四时的气候变化的规律，自然界的生物就有春生、夏长、长夏化、秋收、冬藏的生理性过程，而人在环境中就必须去顺应季节气候的变化。"天暑腠理开……天寒则腠理闭"，腠理即皮肤的卫外功能。人体春夏阳气升发于外，气血容易趋向体表，故出现皮肤松弛，汗腺易开，汗出溱溱。秋冬时阳气收敛内藏，气血闭行于内，故表现为皮肤致密，汗腺紧闭，少汗多尿。这些都是人们在生活中可以体验到的事实。人们还发现，一年四季中，处于生长发育阶段的青少年的生长速度也是不一样的。春夏身高的增长速度明显较秋冬为快，这与季节气候对人体功能活动的影响有关。

古人将一日分为四时，"朝则为春，日中为夏，日入为秋，夜半为冬"。昼夜的温度变化虽然没有四季变化那样明显，但长期以来的规律性昼夜更替，使人的功能也产生了类似季节规律性变化的特点。"故阳气者，一日而主外，平旦人气生，日中而阳气隆，日西而阳气已虚，气门乃闭"（《内经》），说明了体内气的活动随昼夜的规律性变化而波动。这一变化与现代生理学研究所揭示的体温一日内波动曲线十分吻合。现代生物学的研究还证实，几乎体内所有的功能活动都有显著昼夜节律变化的特点。

昼夜变化对疾病过程也有影响。一般疾病大多是白天病情较轻，傍晚加甚，夜间最重。《灵枢》中云："夫百病者，多以旦慧昼安，夕加夜甚。"这是因为昼夜之间自然界的阳气的变化激发了人体内的阳气随着朝始生、午最盛、夕始弱、夜半衰的规律性而变化。

如"心病者，日中慧，夜半甚，平旦静。"（《素问》）这种认识基本上与现代医学临床上发病情况吻合。

"善言天者，必应于人；善言古者，必验于今；善言气者，必彰于物。"天、地、人是一个统一的整体。"天人相应"是中医学的一个根本观点。人，作为"天"的一个子系统，强调人与"天"的相适应性。这里"天"指的是宇宙，"人与天地相参"，"人能应四时者，天地为之父母"。"天人相应"的正确意义，其理论价值和实践价值已被公认，并成为全球医学关注的热点。宇宙医学、环境医学、气象医学、时间医学，一时纷纷兴起，这些都是现代医学研究中新的分支，也构成了对中医学的挑战。目前，人天关系的许多因素发生着剧烈变动，"人天不应"的矛盾日益突出。因此，许多未遇到过的医学问题凸现在面前。试看，生存环境在不长的时间里恶化到从未有过的境况，地球"热昏了"，过度地破坏环境成了人类的罪孽。

天人相应，人类的功能并非仅是一味地受到戕害。因为人类有主动适应环境的能力，并且在一定程度上有改变环境的能力。人类可以避害趋利以减少疾病的发生。"动作以避寒，阴居以避暑。"（《素问》）"栖息之室，必常洁雅，夏则虚敞，冬则温密。"（《寿亲养老新书》）这些都是人们适应环境、行之有效、朴素简单的具体措施。

辨证论治

接触过中医学的人都知道中医有一个辨证论治的特点。比如一旦伤风感冒以后，因为感冒的性质有"热"性的和"寒"性的区别，因此治法用药会有不同。

确实，辨证论治是中医认识疾病和治疗疾病的一个重要方法，是中医所必须掌握的一种基本方法，这是中医学体系中的又一特点。

辨证论治包括辨证和论治两个方面。所谓"证"，就是指机体在疾病状态下与发展过程中某一阶段的多方面的病理表现特征的概括。这个病理特征包含了病因、病变部位、性质、程度以及疾病可能发生变化的综合。同时还涉及患者的年龄、体质等一些自身固有的因素。这些内容反映了疾病过程中的某一个阶段的病理变化的本质，所以"证"的概念要比单纯的症状或某一病名要全面得多，比较深刻和精确地揭示了疾病变化的实质。

有了"证"以后，"辨"就是关键了。辨有审辨、甄别的意思，是指在望、闻、问、切四诊方法中搜集资料、掌握的症状与特征。在中医理论指导下，通过分析、综合、归纳，最后判断为某种性质的"证"。因此，辨证的过程就是对病进行全面的确切的判断过程，也可以说是一个分析过程，一个找出主要的病理特点的过程。

根据辨证的结论，判断为某一病与证以后，选择和确定相应的治疗方法，这就进入了实施治疗的程序，所以称之为"论治"。辨证是确定治疗原则和方法的前提和依据，论治则是在辨证的基础上，选择治疗疾病的手段和方法，并且加以实施。所以辨证论治的过程就是认识疾病和治疗疾病的过程。治疗的效果又可以来检验辨证与论治的正确程度。辨证与论治是诊治过程中前后衔接、相互联系、不可分割、先后实施的两个方面，是理论和实践有机结合的体现，是中医的理、法、方、药在临床上具体应用的体现。

中医学认识疾病和治疗疾病是强调辨证的，但也很注重辨病。医圣张仲景先生所著《金匮要略》一书中就有关于中风、历节、肺痈、胸痹、消渴等病名的记载。辨证时的关键在于分辨证型，抓住疾病的病理本质，以便可以决定正确的治疗原则和有效方法。辨病还仅仅是对一种疾病的命名称呼而已。比如，感冒这是一个病名，常可见到恶寒、发热、鼻塞、头痛等症状，但考虑到致病因素和机体反应的不同，往往同样一个病却可表现出不同的证型。

需要分辨出是风寒性感冒还是风热性感冒，这就涉寒、热属性的不同。只有辨别清楚后，才能确定应该用辛凉解表法还是辛温解表法，以至用药上的截然不同。这样才可以避免在治疗用药上的盲目性与偶然性，减少失误，提高疗效。头痛是一个病，但常见的病因病理有肝阳、风寒、风热、痰湿、瘀血等因素，为了得到合理和满意的治疗，就必须对头痛病进行辨别。分析出它的本质特点，然后可以决定用平肝潜阳、疏散风寒或风热、化湿或祛瘀的方法，达到缓解疼痛、治愈疾病的目的。可见辨证论治的合理性与有效性是中医学指导临床、诊治疾病的基本法则。使人们辨证地去对待病和证的关系，既可以看到一种病可出现的多种不同的证，又可以看到不同的病在其发展过程中的某些阶段可以出现类似的证。因此，在临床治疗时还可以根据辨证结果，来采用"同病异治"和"异病同治"的方法。实际上，中医治病的主要着眼点不是"病"的异同，而是取决于"证"的差异。相同的证，代表着不同的病的共同本质，所以可以用基本相同的治疗方法。不同的证，即使是同一种病，其病理本质不同，就必须用不同的方法治疗。故有"证同治亦同，证异治亦异"的训诫，这就是辨证论治的精髓所在。

中医学与现代医学是两种不同的学科体系，有不同的认识方法和思维方式。现代医学是从局部出发，针对人体不同结构病变采取单方面的拮抗性治疗。中医学却迥然不同，它是从整体着眼，针对功能变化采取多方位的调节性治疗。就以上所述及的"天人相应"、整体观念、辨证论治的基本特点，延伸出了中医学的新的研究内容。如辨证与辨病的结合，同病异治与异病同治的适用，这些在中医学临床实践中已取得了确实疗效。掌握好中医辨证论治的客观性，重视"治未病"的预防为主的特点，更注重于人体功能态偏颇过程中的早期治疗，则可防微杜渐，防患于未然。当前，医学界对基因的研究方兴未艾。我国已确立了从"疾病基因组学""功能基因组学"入手研究的策略。中医学治疗的优势就在于功能调节，并能对功能基因进行调控，或在基因水平上调控细胞凋亡，从而达到治疗目的。估计在这一领域中医药会有领先一步的优势。

如何充分发挥中医学"长于调控"的优势，是中医学将在 21 世纪对生命科学发展作出贡献的基点。

主要参考书目

[1] 崔月犁主编《中医沉思录》，中医古籍出版社，1997 年。

[2] 何足道：《中医存亡论》，华夏出版社，1996 年。

[3] 邓铁涛主编《中医近代史》，广东高等教育出版社，1999 年。

[4] 陈乐平：《出入"命门"》，上海三联书店，1997 年。

[5] 何裕民主编《中医学导论》，上海中医学院出版社，1987 年。

[6] 马伯英：《中国医学文化史》，上海人民出版社，1994 年。

[7] 何时希：《中国历代医家传录》（上、中、下三册），人民卫生出版社，1991 年。

[8] 湖北省中医药研究院编《经史百家医录》，广东科技出版社，1986 年。

[9] 贾得道：《中国医学史略》，山西人民出版社，1979 年。

[10] 姒元翼主编《中国医学史》，人民卫生出版社，1984 年。

[11] 陈邦贤：《中国医学史》，商务印书馆，1957 年。

[12] 任应秋编著《中医各家学说》，上海科学技术出版社，

1986 年。

[13] 陈慰中：《西方的中医五行学说》，学苑出版社，1990 年。

[14] 李经纬主编《中医人物词典》，上海辞书出版社，1988 年。

[15] 马一平主编《昆山历代医家录》，中医古籍出版社，1997 年。

[16] 杨荣国：《中国古代思想史》，人民出版社，1973 年。

[17] 小野泽精一、福光永司、山井涌编著《气的思想》，上海人民出版社，1990 年。

[18] 胡孚琛：《魏晋神仙道教》，人民出版社，1989 年。

[19] 赵明、薛敏珠编著《道家文化及其艺术精神》，吉林文史出版社，1991 年。

[20] 麻天祥：《反观人生的玄览之路》，贵州人民出版社，1994 年。

[21] 周高德：《道教文化与生活》，宗教文化出版社，1999 年。

[22] 张应抗、蔡海榕主编《中国传统文化概论》，上海人民出版社，2000 年。

[23] 萧文苑：《唐诗情韵》，世界知识出版社，1994 年。

[24]《苏州大学学报》（吴学研究专辑）1992 年第 1 辑

[25] 潘力行、邹志一主编《吴地文化一万年》，中华书局，1994 年。

[26] 周治华主编《苏州全国之最》，江苏科学技术出版社，1994 年。

[27] 吴趋：《姑苏野史》，江苏文艺出版社，1992 年。

[28] 石琪主编《吴文化与苏州》，同济大学出版社，1992 年。

[29] 顾禄：《清嘉录》，上海古籍出版社，1986 年。

[30] 杨晓东：《灿烂的吴地鱼稻文化》，当代中国出版社，1993 年。

[31] 李嘉球：《苏州状元》，上海社会科学院出版社，1993 年。

[32] 俞志高编著《吴中名医录》，江苏科学技术出版社，1993 年。

[33] 秦文斌主编《吴中十大名医》，江苏科学技术出版社，1993 年。

[34] 唐笠山：《吴医汇讲》，上海科学技术出版社，1983 年。

[35] 曹仁伯：《琉球百问》，江苏科学技术出版社，1983 年。

[36] 佘振苏、倪志勇：《人体复杂系统科学探索》，科学出版社，2012 年。

[37] 李峰、汤钰林编著《苏州历代人物大辞典》，上海辞书出版社，2016 年。

[38] 施杞主编《上海历代名方枝集成》，学林出版社，1994 年。

[39] 谢观等编著《中国医学大辞典》，中国中医药出版社，1994 年。

[40] 詹一先主编《吴县志》，上海古籍出版社，1994 年。

[41] 殷岩星主编《浒墅关志》，上海社会科学院出版社，2005 年。

[42] 陈冠六：《苏州历代名医录初稿》稿本

[43] 杨循吉等《吴中小志丛刊》，陈其弟点校，广陵出版社，2004 年。

[44] 张昶《吴中人物志》，陈其弟校注，古吴轩出版社，2013 年。

后记一

在我三十多年的行医生涯中，钟情于吴中医学研究已经有了二十个年头。因为是从兴趣出发，自发性的研究，所以往往经常念及，始终没有放弃，以至无暇旁及。

作为吴文化组成内容之一的吴门医派，有可追溯到汉唐的文字记载。无论在正史或野史中涉及的医家不下千百，医学古籍汗牛充栋，御医多，世医多，吴地又是温病学说的发祥地。这些特点，丰富了吴门医派的内涵。科学文明已经走到 21 世纪的今天，在苏州经济建设蓬勃发展之际，政府又十分明智地倡导与推行吴文化的研究，所以吴医文化研究也有了走上一个新台阶的机遇。

志高、湛仁、伟勇、庆江诸君及本人都是对吴中医学研究投缘的人，工作之暇的交流，自然地会涉及中医学及吴中医学的话题，可谓孜孜汲汲，自作多情，就学术修养以及对学问的追求都有相近的认识基础。因为研究已经有这么多年了，回眸之际，《吴中医集》《吴中名医录》《吴医荟萃》《吴中十大名医》《吴中秘方录》等，竟然形成了如此之多的文字，说明时光没有虚掷。近日里对吴门医派的战略研究以及苏州中医药博物馆（吴门医派博物馆）的开馆在即，油然有种欣慰之感。世人看好中医的发展，它曾经有过辉煌的过去，恩泽了黎民百姓；更希望它有灿烂的明天，造福于更广大的人类。感谢苏州大学出版社给予本人的机会以及 陆鼎一 老师的勉励，在整理资料的基础上，将自己的所思所虑，草就拙著，权作自己对吴中医学的认识，它可能是吴文化研究史上飘零的一叶，若能得到志趣者的青睐，或能为爱好者提供一份文字资料，也就夙愿得偿了。学力不及，还敝帚自珍，愧疚有加矣。脱稿之际，心中十分感谢拙荆为我保障了撰写的时间，走笔数言，是为记。

华润龄于医悟斋

2002 年 2 月

后记二

　　中医学躬逢盛世，进入 21 世纪以来的二十多年间，苏州市中医药事业有了很大的发展。

　　苏州市中医医院进一步扩建移址。

　　苏州中医药博物馆建成开放。

　　苏州吴门医派研究院成立。

　　中国中医科学院研究生院落户苏州。

　　中医药又重新渗透到各级医疗机构的临床中去，广为人民群众接受和热捧。

　　……

　　这是苏州中医学史上华丽的篇章。

　　中国本土的中医药学以及脍炙人口的吴门医派，走过了千百年。黄连素、麻黄素、青蒿素是现代医药工业发展的成果，但都借助了中医药学的原创。我们有悠久的、丰沛的中医药资源，当下还有什么可以守正创新的热点，还有什么可以发掘并加以研究的潜力呢？

　　西学东渐改变了中国。西医学成为医学主流。在医学的大舞台上，孰中孰西，我们不必争先恐后。人们看到了西医学的热点，我们也要看清中医学的优势。"医学乃安身立命之根本"。在"疾病观"面前，不能忽略了"人"的客观存在。很多明白的人都知道，医学是"治人"的学问，"治病"是治疗"带病的人"，不能见病不见人。中医药完全可以扬长避短，发挥优势，树立更合理的、更人性化的治疗观。诸如：慢性非感染性疾病、流行性传染病、各类肿瘤顽疾、复杂性免疫性疾病以及现代文明病等。这些影响人们身体健康和生命的病种，具有反复性、难治性的特点。我们试从中医学的原点出发，发挥"治未病"观念，是当今亟需且有先进性的医学观念。这是中医学的价值所在，值得大力宣传普及，福佑百姓。这或许就是振兴中医、弘扬吴门医派的重要课题。我们应该有所主张，加以研究，自信地向人们宣示，中医药学对人类健康和生命有呵护与保障的巨大作用。既守正，又创新，吴门医派偕同新安医学、孟河医派、越医流派等，一起成为历史上曾经有过的引领医学发展的中坚。

人是科学研究的主体，其复杂程度日益受到人们的关注。20 世纪80 年代兴起了复杂系统科学的研究，是世界科学的前沿。整体观、系统观对人体科学研究具有指导性价值。它和中医学理论是非常契合的。

钱学森先生晚年致力于复杂系统科学的研究。他对中医学进行了深入的研究，认为"一部分的中医学是精密科学"。他在中医学深厚的文化哲理和先进性内涵的基础上，开创性地提出了建立人体系统科学学科的主张，尤其关注生命科学的研究，把中医现代化研究作为复杂系统科学研究的范本。他明确指出"医学的前途是中医现代化。……医学的方向是中医，不是西医，西医也要走到中医的道路上来。"中医现代化将成为中医未来化，它的发展会引起一场科学革命。

　　这当然不是我们现在很多人正忙于用西医的方法来解释中医、提高中医的方法，不是中西医结合，不是中医的西化。中医的现状貌似进步，但中医观念的大面积丧失致使优势的衰落，不得不引起中医人的深思和觉醒。我们不能仅仅满足于享受历史的荣誉，而应对中医学持续的进步有认真的思考，乃至承担历史的责任。望闻问切、辨证论治我们还能掌握多少？在传承创新的潮流中还能否完整、熟娴地掌握好？如何有效地发挥出中医药优势，去解决别人还不能解决好的问题？

　　在中医西化的大流中，可喜地看到还有一群热爱中医学、立志研究吴中医学的青年才俊，这是难能可贵的一股清流。顾子珂溢是其中一位。他多年来不废时日，有追求、有想法，热衷于收集整理吴门医派的珍贵文献和遗存，有志于从文献整理到临床研究，踏实承传，一往情深，值得爱惜和鼓励。本书修订之际，邀约其协助工作，希冀在传承中推进，守住底线，无愧岐黄。此心安处，可取真经。

　　拙著问世二十年来，我也常在温故知新的学习中，有积累、有沉淀。这次修订给了一次机会。现将书中部分作了订正，部分或有增删，并将"吴中医事碑记"以及"吴中名医补遗"作为附录，对吴中医学爱好者与研究者提供一份辅助材料。学无止境，然学力有限，文中错漏之处望方家不吝指谬。

华润龄于医悟斋

2023 年 9 月